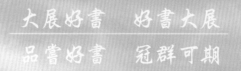

大展好書　好書大展
品嘗好書　冠群可期

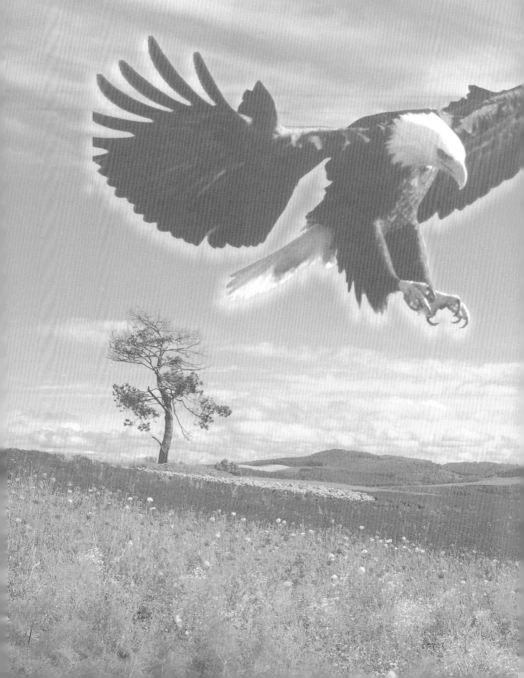

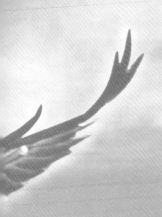

大展好書　好書大展
品嘗好書　冠群可期

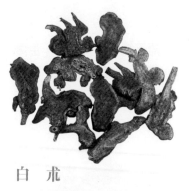

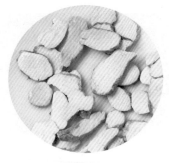

白 朮

　　補氣健脾，燥濕利水，止汗安胎。燥濕利水宜生用，補氣健脾宜炒用，健脾止瀉宜炒焦用。

山 藥

　　益氣養陰，補脾肺腎，固精止帶。補陰生津宜生用，健脾止瀉宜炒用。

老中醫百病特效驗方

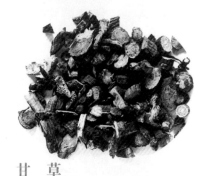

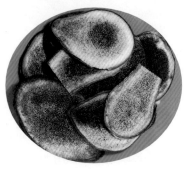

甘 草

　　益氣補中，清熱解毒，祛痰止咳，調和藥性。濕盛、浮腫者不宜用。

鹿 茸

　　壯腎陽，益精血，強筋骨，調經。是補陽要藥，用時宜從小量開始，緩緩增加。有熱性病者忌用。

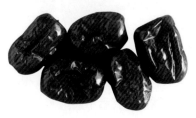

大 棗

　　補中益氣，養血安神，緩和藥性。

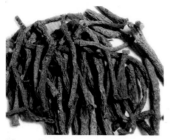

仙 茅

溫腎補陽，強筋骨，祛寒濕。是治療陽痿、遺尿的良藥。陰虛火旺者忌服。

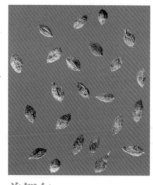

益智仁

暖腎固精縮尿，溫脾止瀉。

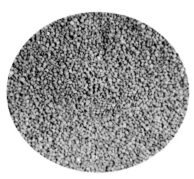

菟絲子

補腎固精，養肝明目，止瀉，安胎。

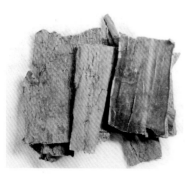

杜 仲

補肝腎，強筋骨，安胎。有較可靠的降壓作用。

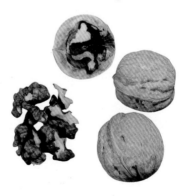

核桃仁

補腎，溫肺，潤腸。止咳喘宜連皮用，潤燥宜去皮用。

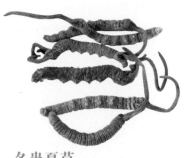

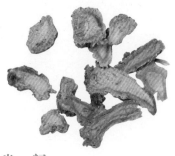

冬蟲夏草

益腎壯陽，補肺平喘，止血化痰。凡病後體虛者，均可用此藥與雞肉、鴨肉、豬肉燉湯服用。

當　歸

補血活血，調經止痛，潤腸。當歸是婦科調經補血要藥。補血用當歸身，活血用當歸尾，補血活血用全當歸。

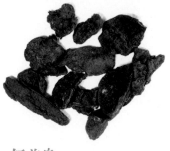

何首烏

生首烏截瘧解毒，潤腸通便。製首烏（生首烏以黑豆汁蒸製而成）補益精血，固腎烏鬚。

熟地黃

補血滋陰，益精填髓。是生地黃加黃酒蒸製而成，為補血滋陰要藥。

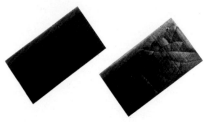

阿　膠

補血止血，滋陰潤燥。是補血佳品，用於各種出血證。胃弱便溏者慎用。

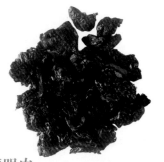

龍眼肉

　　補益心脾，養血安神。是
一味性質平和的滋補良藥，用
於老弱體衰、產後、病後氣血
不足者。

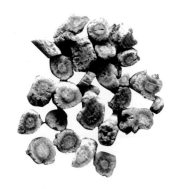

沙　參

　　是一味養陰清肺藥，北
沙參重在益胃生津，南沙參
重在化痰益氣。

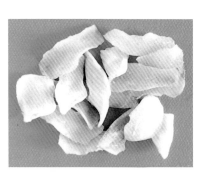

百　合

　　養陰潤肺止咳，清心安神。
為止咳良藥，生百合能清心，製
百合能潤肺。

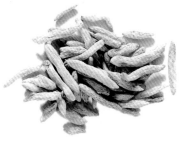

麥門冬

　　養陰潤肺，益胃生
津，清心除煩。

玉　竹

　　養陰潤燥，生津止渴。

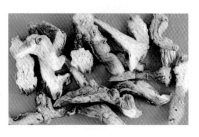

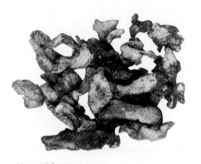

黃　精

　　滋陰潤肺，補脾益氣。黃精含有黃精多糖，是一味抗衰老、去疲勞、增強免疫力的良藥。

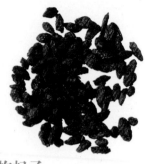

枸杞子

　　補肝腎，明目。是一味抗衰老、保肝、降血糖的常用補益中藥。

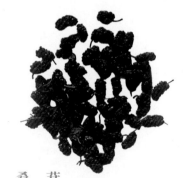

桑　葚

　　滋陰補血，潤腸生肌。常吃可烏鬚髮。

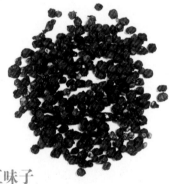

五味子

　　宜肺腎，澀精止瀉，寧心安神。研末內服對慢性肝炎轉氨酶升高者，有治療作用。凡有實熱、咳嗽等患者不宜用。

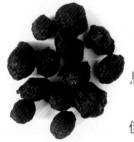

烏　梅

　　止渴生津，止瀉安蛔。是解暑止渴的佳品。凡感冒、有實熱者不宜用。

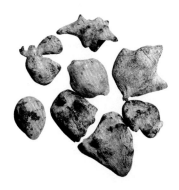

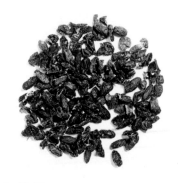

五倍子

斂肺，止瀉，固精止遺，斂汗止血。有濕熱瀉痢者忌用。

山茱萸

補益肝腎，收斂固澀。為補腎固精的良藥。有濕熱、小便淋澀者不宜用。

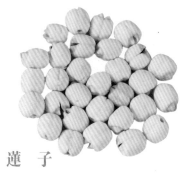

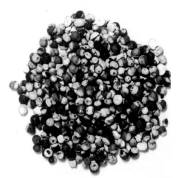

蓮　子

益腎固精，補脾止瀉，止帶養心。

芡　實

益腎固精，健脾止瀉，除濕止帶。

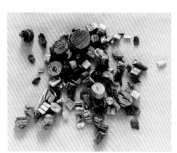

桂　枝

發汗解表，溫通經脈，助陽化氣。凡外感熱病、陰虛火旺等病人忌用。

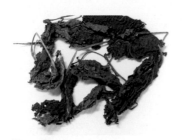
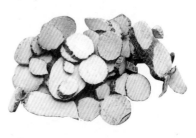

紫 蘇

發汗解表，行氣寬中。是一味治療風寒感冒的常用藥。

白 芷

解表散風，通竅止痛，消腫排膿。是一味美容、治療皮膚病的特效藥。

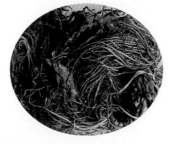
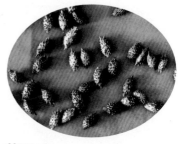

老中醫百病特效驗方

細 辛

祛風散寒，止痛，溫肺化飲。是治療頭痛的要藥。陰虛陽亢頭痛，肺燥傷陰乾咳者忌用。有小毒，要在醫生的指導下應用。

蒼耳子

散風除濕，通竅止痛。是治療鼻炎的良藥。血虛頭痛不宜用。服用過量易中毒。

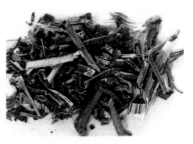

薄 荷

疏散風熱，清利頭目，利咽解鬱。是用於風熱感冒的首選藥。體虛多汗者不宜用。

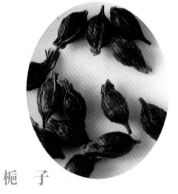

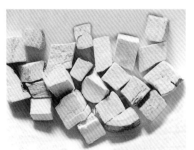

菊 花

疏散風熱，明目解毒。是一味明目降壓的常用藥。黃菊花（杭菊花）疏散風熱，白菊花平肝明目。

葛 根

解肌退熱，生津止渴，生陽止瀉。葛根含有黃酮類成分，能擴張冠狀動脈血管和腦血管，能降血糖，是一味保健良藥。

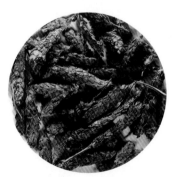

梔 子

清熱瀉火，涼血解毒。生梔子瀉火，炒梔子止血。脾胃虛寒者不宜用。

夏枯草

清肝火，散鬱結，降血壓。脾胃虛弱者慎用。

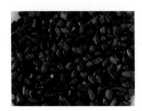

決明子

清肝明目，潤腸通便。與菊花一起泡水喝能降壓。脾胃虛弱者不宜用。

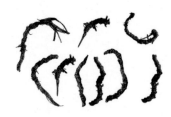

黃　連

　　清熱燥濕，瀉火解毒。是治療腹瀉的首選藥物。脾胃虛寒者不宜用。

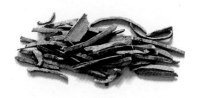

黃　柏

　　清熱燥濕，瀉火解毒，退熱除蒸。易損傷胃氣，脾胃虛寒者忌用。

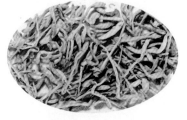

銀　花

　　清熱解毒，疏散風熱。是一味抗病毒的良藥。脾胃虛寒、氣虛瘡瘍膿清者忌用。

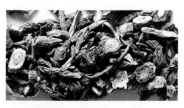

板藍根

　　清熱解毒，涼血利咽。是一味抗病毒的特效藥。脾胃虛寒者忌用。

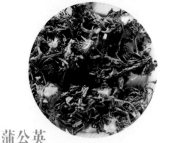

蒲公英

　　清熱解毒，消腫散結。外用是治療乳腺炎的特效藥。服用劑量過大易致緩瀉。

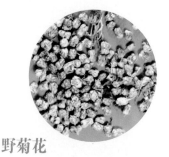

野菊花

　　清熱解毒，利咽止痛。煎湯外洗可治療濕疹和皮膚瘙癢。

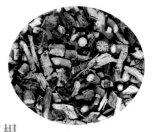

山豆根

清熱解毒，利咽消腫。是一味治療咽炎的良藥。服用過量易引起嘔吐、腹瀉、胸悶等。

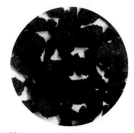

生地黃

清熱涼血，養陰生津。脾虛便溏者不宜使用。

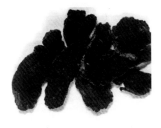

玄　參

清熱涼血，滋陰解毒。脾胃虛寒者不宜服用。

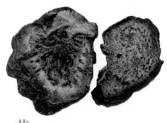

大　黃

清熱瀉火，止血化淤，解讀攻積。生大黃瀉下力較強，在湯劑中應後下或泡水服；酒製大黃活血作用較強，用於淤血證；大黃炭則用於出血性疾患。

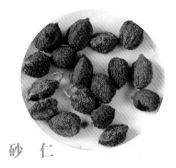

砂　仁

化濕行氣，溫中止嘔。是一味助消化良藥。

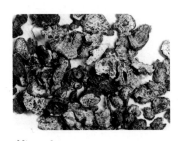

蒼　朮

燥濕健脾，祛風濕。

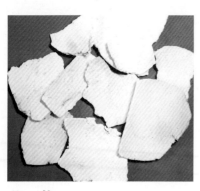

茯 苓

利水滲濕，健脾安神。是一味作用平和的抗衰老良藥，著名的宮廷點心茯苓餅就是以茯苓為主要成分做成的。

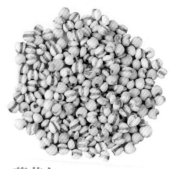

薏苡仁

利水滲濕，健脾除痺，清熱排膿。是一味利濕美容的良藥，具有較強的抗癌作用。

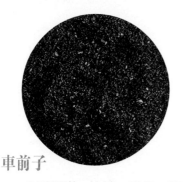

車前子

利尿通淋，止瀉，明目，清肺化痰，含有黏液質，煎煮時要用紗布包起來。

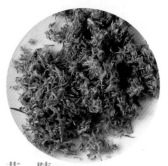

茵 陳

清熱利濕，利膽退黃。血虛萎黃患者慎用。

乾 薑

溫中散寒，回陽通脈，溫肺化軟。

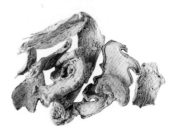

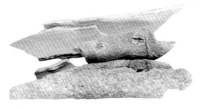

肉　桂

補火助陽，散寒止痛，溫經通脈。是一味調味中藥。

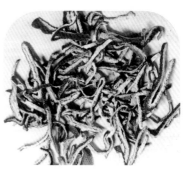

橘　皮

理氣健脾，燥濕化痰。用於止咳溫胃。

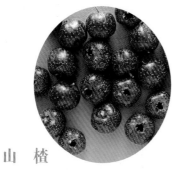

山　楂

消食化積，行氣散瘀。是一味消食降脂降壓的常用中藥。生山楂用於消食散瘀；焦山楂用於止瀉止痢。

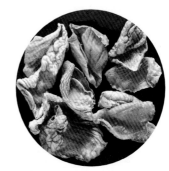

雞肉金

消食健胃，澀精止遺。用於飲食積滯、小兒疳積等。

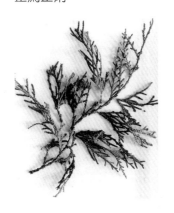

側柏葉

涼血止血，化痰止咳。止血多炒炭用；化痰止咳生用。外用可治燙傷或脫髮。

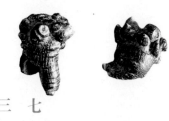

三 七

活血止血，化瘀定痛。是
一味止血化瘀的良藥。

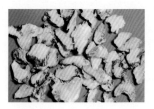

白 及

收斂止血，消腫生肌。內
服可止血，外用可消炎。是一
味美容常用藥。

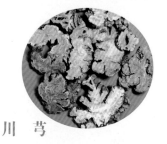

川 芎

活血化氣，祛風止痛。凡
陽虛火旺、多汗及月經過多者
應慎用。

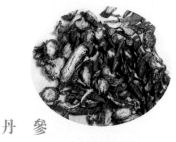

丹 參

活血調經，涼血消腫。是
一味治療動脈硬化、冠心病的
要藥。

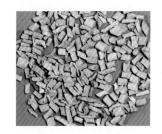

牛 膝

活血通經，補肝腎，利
水通淋。是一味補腎壯骨的
良藥。活血通經宜生用；補
腎宜酒製後用。腎虛滑精、
脾虛便溏者不宜用。

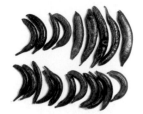

皂 莢

通竅祛痰，祛風殺蟲。用
於止痰喘、開竅等。外用可治
皮癬、烏髮。內服劑量過大可
引起嘔吐、腹瀉。

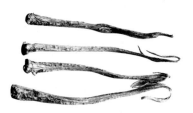

桔 梗

宣肺化痰，利咽，排膿。用於咽痛、咳嗽痰多。用量過大易致噁心，不宜注射給藥。

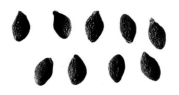

胖大海

清肺化痰，利咽開音，潤腸通便。

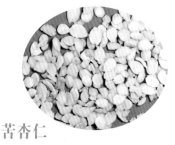

苦杏仁

止咳平喘，潤腸通便。用於咳嗽氣喘等。有小毒，用量不宜過大。

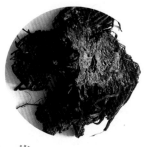

紫 菀

潤肺化痰止咳。外感咳嗽用生品；肺虛久咳用蜜炙品。

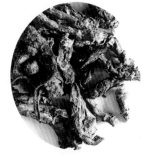

款冬花

潤肺止咳化痰。外感咳嗽用生品；肺虛久咳用蜜炙品。

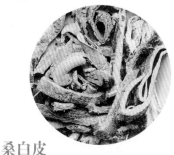

桑白皮

瀉肺平喘，利水消腫。瀉肺利水、平肝清火生品；肺虛久咳用蜜炙品。

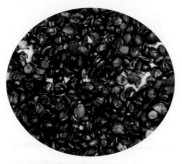

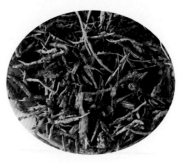

酸棗仁

　　養心益肝，安神，斂汗。是一味防治神經衰弱的良藥。

遠　志

　　寧心安神，祛痰開竅，消散癰腫。有胃炎及胃潰瘍者慎用。

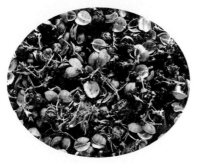

合　歡

　　安神解鬱，活血消腫。

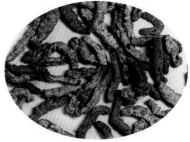

僵蠶

　　息風止痙，祛風止痛，化痰散結。散風熱宜生用；其他宜炮製後用。

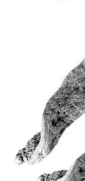

天　麻

　　息風止痙，平肝通絡。是一味祛風濕、止痹痛的良藥。

中醫保健站：24

老中醫
百病特效驗方

李　浩　張豔玲　崔玉琴
主　編

大展出版社有限公司

內容提要

《老中醫百病特效驗方》基於對中國傳統中醫藥文化的挖掘和發揚，滿足廣大老百姓的健康需求而編寫。該書由從事中醫藥臨床工作多年的醫師，遵循中醫理論並結合臨床實際整理編撰而成。

本書系統介紹了中醫特效驗方的組成原則、劑型、煎服方法及使用原則。重點介紹了內科疾病、外科疾病、婦科疾病、兒科疾病及美容等 200 餘種疾病的特效驗方，同時，針對每個驗方的組成、功效、用法及醫師對該方的點評做了詳細的描述。本書文字通俗易懂，驗方簡便實用，對社會大眾群體的防病治病及保健需求，具有很好的實用價值。

編著者名單

主　編	李　浩	張豔玲	崔玉琴
編　委	王玉強	王洪霞	石桂珍
	孫　欣	孫　剛	嚴哲琳
	張彥東	張海峰	張　志
	張幼慈	張力國	吳林瑾
	吳立旗	段立慧	姜　凱
	唐學會	崔玉琴	崔彩虹
	韓鳳蘭	韓平欣	韓冬彥

前　言

隨著社會的進步，人們生活水準的不斷提高，社會模式發生明顯轉變，人們迫於生活、工作狀態的強大壓力，疾病譜愈加明顯轉化，衛生健康狀況受到嚴峻考驗，同時，基於各種不利因素的參與，「亞健康狀態」也嚴重困擾各層次的年齡人群，不同程度地影響著人們的生活質量。

面對 21 世紀嚴峻的健康趨勢，注重生活質量的提高和綠色藥物的推廣引起人類社會的廣泛關注，中醫理論的框架是以人為本，整體觀察，辨證論治和形神統一，其理論的昇華來源於臨床，臨床經驗的積累來源於與疾病的長期抗爭。

民間散傳的有效驗方和簡便易行的經驗方，是中華傳統中醫藥文化中的重要組成部分，同時，也使得中醫藥學科的優勢和特色愈加顯現，尤其對難治病的防治作用被廣為接受。

中醫藥文化歷史悠久，源遠流長，其理論的不斷

昇華，防病治病乃至保健經驗的積累，在古老的傳統中國文化中凸顯優勢。基於對中國傳統中醫藥文化的挖掘和發揚，滿足廣大老百姓的健康需求，我們編著了《老中醫百病特效驗方》。

　　本書由從事中醫藥臨床工作多年的醫師編寫。作者遵循中醫理論並結合臨床實際，參閱了大量的文獻資料，收集民間廣為傳用的簡易效方，整理編撰成書。為滿足人們的生活需要，提高生活質量，我們選納臨床療效確切的方劑，採用病證結合，以病為綱，以證為目，廣泛徵求中醫藥界名醫名家的建議，幾易書稿，編撰成本書。旨期讀者可據病依證選方，按方配製，真正成為家庭防病治病的良方。書中如有不妥之處，望讀者及同道予以指正。

編著者　於北京

目 錄

總論　特效驗方概述

各論　常見疾病特效驗方

老中醫百病特效驗方

老
中
醫
百
病
特
效
驗
方

目

錄

老
中
醫
百
病
特
效
驗
方

總論

特效驗方概述

一、偏方、驗方組成原則

偏方、驗方是以中醫學基礎理論為指導，在中藥理論的基礎上經過歷代醫藥學家的實踐，逐步完善的。中國醫學歷史悠久，內容豐富，方藥書籍浩如煙海，在防病治病和中華民族的繁衍生息中發揮了巨大的作用。在民間和醫學界長期的醫療實踐中積累了大量的偏方、驗方。偏方、驗方有如下特點：

（1）療效確切，取材簡便，組方精良，便於應用。

（2）注重病症結合，選方施治，針對性強。

二、特效驗方的劑型

中藥方劑常見的劑型有湯、丸、散、膏、酒等劑型，本書常見的劑型有以下幾種：

1. 湯劑（煎劑）

湯劑是將藥物混合後浸入水或酒中，煎熬一段時間，去滓取汁製成的液體劑型，是古今應用範圍最廣泛的一種製劑，適用於急性病或一般雜病，既可內服，又可外用。具有吸收快，療效好，加減方便的特點，最能適應個體病變的治療；但有口感不甚滿意和攜帶保存不便等缺點。

2. 散劑

散劑將乾燥藥物研成細粉，混合起來，即為藥劑。分內服和外用兩種。內服：可直接用水沖服（藥量較少時），或以水煎汁服用（也稱煮散）。外用：可直接塗於患部或點敷或吹入口鼻等。具有製備方法較簡單，易於攜帶，藥量小，節約藥材，經濟實惠，吸收較好的特點。

3. 丸 劑

丸劑將藥物研成細粉，加入蜜、水、糊、酒、醋、藥汁等賦型劑，製成球狀的固體製劑。吸收緩慢，但便於攜帶與保存，服用方便等，也是臨床廣泛使用的劑型。特別是慢性虛弱性疾患在應用湯劑獲得一定療效後，可將該處方製成丸劑，緩慢治療。一些疑難病應用藥性峻猛或有毒、礙胃之品，為了緩和其藥性，也可製成丸劑。

丸劑又根據賦型劑的不同，分為蜜丸、水丸、糊丸、濃縮丸。

（1）蜜丸：是將藥材細粉用煉製過的蜂蜜作賦型劑製成的丸。蜜丸性質柔潤，作用緩和，並有矯味和補益的作用，適用於慢性病。

（2）水丸：為將藥物細粉用冷開水或酒、醋，或其中部分藥物煎汁等起濕潤、黏合作用，用人工或機械製成水丸。較蜜丸易於崩解，有吸收快、易於吞服的特點。適用於多種疾病。

（3）糊丸：是將藥物細粉用水糊、麵糊等製成丸劑。糊丸黏性大，崩解時間比水丸、蜜丸緩慢，服後在體內徐徐吸收，既可延長藥效，又可減少藥物對胃腸的刺激。

（4）濃縮丸：為將方中某些藥物煎汁濃縮成膏，再與其他藥物細粉混合乾燥、粉碎，以水或酒或方中其他部分藥物煎出液製成丸劑。其優點是含有效成分高，體積小，劑量小，易於服用。

4. 酒 劑

酒劑古稱「酒醴」，後世稱為「藥酒」。一般用白酒或黃酒浸製藥物，或加溫同煎，去渣取液供內服或外用。

多用於體虛補養，風濕疼痛或跌打扭傷等。酒劑不宜於陰虛火旺病人。

5. 條　劑

條劑是將桑皮紙黏藥後捻成細條線，或將桑皮紙捻成細條後再黏著藥物而成，是外科常用的製劑。用於插入瘡口，化腐拔管。還有將艾葉和藥物研成粗末，用紙包裹成圓條，供灸治用，又稱「艾條」。

6. 線　劑

線劑是將絲線或棉線浸泡於藥液中，並與藥液同煮，經乾燥而成的一種外用製劑，用於結紮瘻管或贅肉，使其自行萎縮脫落。外科肛腸科常用。

三、　特效驗方的煎法

煎法是指煎藥的方法。因湯劑是臨床常用劑型，歷代醫家對於湯劑的煎法很重視。徐靈胎《醫學源流論》說：「煎藥之法，最宜深耕，藥見效不效，全在乎此。」

1. 煎藥用具

煎藥最好用陶瓷器皿中的沙鍋、沙罐，因其化學性質穩定，不易與藥物成分發生化學反應，並且導熱均勻，保暖性能好。還可用白色搪瓷器皿或不銹鋼鍋。不主張用錫鐵鍋煎煮，以避免降低溶解度，或使某些藥物用後發生沉澱，甚至發生化學反應。

2. 煎藥用水與次數

煎藥用水必須無異味，潔淨澄清，一般以水質純淨為原則，如自來水、甜井水或蒸餾水都可，用水量視藥量大小而定，一般以浸過藥物 3 公分左右為宜。

煎煮次數：一般來說，一劑藥可煎 3 次，最少應煎 2次。

3. 煎前浸泡

中藥飲片煎前浸泡既有利於有效成分的充分溶出，又可縮短煎煮時間，避免因煎煮時間過長，導致部分有效成分耗損、破壞過多。一般藥物可浸泡 20～30 分鐘，以種子、果實為主的藥物可浸泡 1 小時。夏天溫度高，浸泡的時間不宜過長，以免腐敗變質。

4. 煎煮火候及時間

煎煮中藥還應注意火候與煎煮時間適宜。煎一般藥宜先武火後文火，即未沸前用大火，沸後用小火保持微沸狀態，以免藥汁溢出或過快熬乾。

解表藥及其他芳香性藥物，一般用武火迅速煮沸，改用文火維持 10～15 分鐘左右即可。有效成分不易煎出的礦物類、骨角類、貝殼類、甲殼類藥及補益藥，一般宜文火久煎，使有效成分充分溶出。

5. 煎藥方法

一般藥物可以同時入煎，但部分藥物因其性質、性能及臨床用途不同，所需煎煮時間不同。有的還需作特殊處理，甚至同一藥物煎煮時間不同，其性能與臨床物煎煮時間不同，其性能與臨床應用也存在差異。所以，煎製湯劑還應講究入藥方法。

（1）先煎：如磁石、牡蠣等礦物、貝殼類藥物，因其有效成分不易煎出，應先入煎 30 分鐘左右再納入其他藥同煎；川烏、附子等藥因其毒性劇烈經久煎可以降低，也宜先煎。製川烏、製附片也應先煎半小時再入它藥同煎，以

確保用藥安全。

（2）後下：如薄荷、白豆蔻、大黃、番瀉葉等藥因其有效成分煎煮時容易揮散或破壞而不耐煎煮者，入藥宜後下，待它藥煎煮將成時投入，煎沸幾分鐘即可。大黃、番瀉葉等藥甚至可以直接用開水泡服。

（3）包煎：如蒲黃、海金沙等因藥材質地過輕，煎煮時易飄浮在藥液面上，或成糊狀，不便於煎煮及服用；車前子、葶藶子等藥材較細，又含澱粉、黏液質較多，煎煮時容易粘鍋、糊化、焦化；辛夷、旋覆花等藥材有毛，對咽喉有刺激性，這幾類藥入藥時宜用紗布包裹入煎。

（4）另煎：如人參等貴重藥物宜另煎，以免煎出的有效成分被其他藥渣吸附，造成浪費。

（5）烊化：如阿膠等膠類藥，容易黏附於其他藥渣及鍋底，既浪費藥材，又容易熬焦，宜另行烊化，再與其他藥汁兌服。

（6）沖服：如芒硝等入水即化的藥及竹瀝等汁液性藥材，宜用煎好的其他藥液或開水沖服。

老中醫百病特效驗方

四、特效驗方的使用

由於病症的複雜及患者的個體差異以及對症狀的理解分析的主次不同，我們雖將所有偏方驗方作了分類，並附上用法功效和醫師點評，但未必與具體病情一一吻合。一個疾病有其基本的特徵與表現，但每種疾病在不同的發展階段其主症又不是一成不變的。這就需要在有經驗的醫生指導下選用藥，並可根據病情和個人體質作適當的加減變化，才能真正發揮其「靈驗」和「特效」的作用。

對每一方我們詳細記載其性味、功用、劑量、使用方法和療程，還對其禁忌、主要配方加減、現代藥理知識的研究作了介紹，但僅憑幾百個方不能解決每個疾病的所有問題。現就如下幾個方面提出使用注意事項。

1. 明確診斷後用藥

　　疾病對人體的反映可能是某一系統，也可能是某一系統影響其他系統或同時波及幾個系統或新病引發舊病、潛在病，要注重診斷。筆者曾在中國中醫科學院西苑醫院風濕免疫科門診看過一老太太，四肢關節疼痛，無食慾而消瘦乏力，經檢查懷疑胰腺占位性病變。這說明科學進步了，診療水準也提高了，我們要利用現代診療手段，要望聞問切，也要做相應的化驗和檢查，明確診斷，進行中西醫結合治療。

2. 用藥劑量因人而異

　　體質不同，用藥劑量也不同。年輕人合適的，小兒老人則需減量，脾胃虛弱者更是如此。退熱藥要燒退停藥，通便、利水藥也要中病即止，滋補之品要循序漸進，不可驟補、急補。慢性病也要按療程服用，吃 1～2 個療程停1～2 週再服，既可保護脾胃，又不至於耐藥，所謂「有胃氣則生，無胃氣則死」，就是在治療和防病中時時不忘固護胃氣，才能達到養病治病、延年益壽的目的。

3. 中青年要注意職業病和心身疾病的調治

　　當今社會工作壓力大，充滿了競爭，也帶來了挑戰和機遇。中青年的職業病和心理問題愈發突出。如長期處於緊張壓力狀態下的腦力工作者，多有頭痛、失眠、胃炎甚至焦慮症，而超負荷的體力勞動者又常見腰肌勞損、風濕關節炎等。在調整心態、注意勞逸結合的基礎上，及時治

療，是必要的，也是保持精力體力的重要一環。人到中年，機能和體力都開始走下坡路。有人在 70 歲沒什麼病，生活品質很高，不光是先天，與長期的規律生活，與注重小病並及時治癒很有關。

4. 老年人不可濫補

老年人服用補益之品，是延年益壽、防病祛病、提高抵抗力的途徑之一，但服用補益之品要遵循以下原則：

（1）**養生方因人而異。**《內經》云：「陰平陽秘，精神內守，病安從來。」選用補益之品一定要在醫生指導下，並考慮適當的加減，還要考慮季節和環境因素，如冬吃蘿蔔夏吃薑等，是指冬季人們為了禦寒多吃辛溫之品，祛寒暖胃，但會導致裡熱內生而出現口腔潰瘍、牙齦出血、鼻出血、痔瘡復發等，服用蘿蔔導滯化積而祛內火。糖尿病患者為陰虛火旺之體，鴨肉為乾涼不熱，食而不膩，補而不燥，正適合補虛且不助熱；羊肉則甘溫助火，引動虛火而生口乾、盜汗等症，但少量服用也是無妨的。

（2）**祛病即養生。**有的老年人有好幾種慢性病，藥也吃了一大堆了，還要找偏方驗方來專門養生，殊不知祛病是健康的前提，控制好病情在治療這些方面下工夫是當務之急，也是養生的重要手段。有一老病號有嚴重的肺心病，咳痰喘憋幾十年，但日常生活注意預防感冒，疾病復發後馬上治療，不吃肉，只吃雞蛋和饅頭，每天聽小曲唱小調，也高壽到 80 歲。

老年人有慢性病並不可怕，關鍵是如何減緩疾病的發展過程，在選用適當偏方驗方的基礎上注重調攝飲食和情志，即「祛病即養生」，這樣的長壽老人也是很常見的。

各論
常見疾病特效驗方

第一章
內科疾病

咳　嗽

方1

組成：半夏 9 克、枇杷葉 12 克。

用法：水煎服，一日 3 次。連服 1 週。

功效：燥濕潤肺，化痰止咳。

醫師點評：半夏性燥，能走能散，既能燥濕化痰，又能降逆止嘔、散結消痞；枇杷葉性平，具有化痰止咳、和胃降逆之功，二藥伍用，一燥一潤，增強潤肺止咳之力，適用於感冒引起的咳嗽、咽癢、氣喘、咯清稀痰液，日久不癒者。

方2

組成：桑白皮 12 克、地骨皮 12 克、紫菀 12 克。

用法：水煎服，一日 3 次，連服 1 週。

功效：清熱、鎮咳、抗菌。

醫師點評：桑白皮有抗菌作用，地骨皮、紫菀有抗病原微生物作用，三藥伍用，以清熱、鎮咳、抗菌為主，適用於感冒初期、氣管炎、發熱、咳嗽、氣促、口乾、手足心熱者。

老中醫百病特效驗方

方 3

組成：杏仁 10 克、桑葉 12 克。

用法：把杏仁打碎，二藥同煎，一日 2 次，連服 2 週。

功效：鎮咳祛痰，平喘抗菌。

醫師點評：二藥均有抗菌作用，杏仁偏於鎮咳、祛痰、平喘，潤腸通便；桑葉疏風清熱，清肝明目，還具有降糖、利尿作用。二藥伍用，適用於呼吸道感染、急性扁桃體炎引起的發熱、咽痛、乾咳、口渴或乾咳、痰少而黏、大便乾燥者。

方 4

組成：紫菀、陳皮各 2 克。

用法：紫菀、陳皮二藥用蜜炙後，水煎服。一日 2 次，連服 2 週。

功效：理氣寬胸，化痰止咳。

醫師點評：紫菀有止咳化痰之功，有抗病原微生物的作用；陳皮行氣、祛痰、抗菌。無陳皮者，可用橘子皮，用鹽水泡後去澀味。二藥伍用，痰可祛，嗽可寧。用於內傷、外感、寒嗽、熱咳以及胸悶不舒、咳嗽吐痰等症。

方 5

組成：矮地茶 30～60 克。

用法：水煎服，一日 3 次，連服 1 個月為 1 療程。

功效：止咳祛痰，利水滲濕，活血化痰。

醫師點評：矮地茶又名野枇杷葉，具有鎮咳、祛痰、平喘、抗病原微生物及抗過敏作用。用於慢性支氣管炎引起的咳嗽，喘促痰稠或發熱者效佳，還可以與天門冬、百

各論　常見疾病特效驗方

部同用，對肺結核、結核性胸膜炎有較好的療效。

方6

組成：白前、前胡各9克。

用法：水煎服，一日3次，1個月為1個療程。

功效：祛痰，降氣止咳，宣散風熱。

醫師點評：白前清肺降氣，祛痰止咳；前胡宣散風熱，降氣消痰。若外感風寒、內熱或濁痰蘊肺咳嗽多痰時。應以白前清肅肺氣，降氣化痰，用前胡宣散風熱，下氣化痰。白前重在降氣，前胡偏於宣肺。二藥伍用，一宣一降，肺之清肅功能恢復正常，故痰可去，嗽可寧。二藥相互為用，不論新感咳嗽，還是年久咳嗽，均有良效，實屬止咳之上品也。

方7

組成：魚腥草、野蕎麥根各25克。

用法：水煎服，每日2次。

功效：清熱解毒，活血散瘀，祛痰濕，消癰腫。

醫師點評：魚腥草具有抗病原微生物、增強免疫功能、鎮咳、平喘、止血、利尿及鎮痛、抗炎、抗癌等作用；野蕎麥根具有抗炎、祛痰、抗癌的作用，臨床應用於肺膿瘍、肺炎、咽喉腫痛、外科局部感染、閉經、產後血瘀腰痛、痛經、關節炎、痢疾及肝炎、消化不良等症。兩藥同用，功擅清肺熱，祛痰濁，適用於痰熱咳嗽，肺癰病。症見：發熱咳嗽、痰色黃稠而難咯出或壯熱不退、咳吐黃稠膿痰、氣味腥臭，伴有胸悶疼痛、口燥嚥乾、舌質紅、苔黃膩、脈滑數等。

方 8

組成：川貝母 6 克、雪梨 1 個。

用法：將梨洗淨，沿蒂用小刀挖 1 小孔，除去梨核，將川貝母納入梨中，以梨蒂蓋好填藥之孔。再用乾淨竹籤扦定，放入砂鍋中水燉；或於碗中放少許冰糖隔水蒸燉，待梨爛湯成，飲湯食梨，每日 1 次。視病情輕重，可連服食 3～5 日。

功效：化痰止咳，清熱散結，滋陰潤燥。

醫師點評：川貝母味苦、甘，性微寒。入心肺經。本品苦泄甘潤，微寒清熱。它既能清肺涼心，潤肺化痰，又能開鬱散結，清泄胸中鬱結之火。雪梨有清心、潤肺、生津解渴之功。二藥伍用，用於治療外感風熱咳嗽、肺虛乾咳、痰少咽燥、痰火鬱結、咳嗽黃稠、肺癆咳嗽、痰中帶血、甚或咯血等症。

方 9

組成：麻黃、罌粟殼各 4.5 克。

用法：水煎服，一日 2 次。

功效：宣肺平喘，利尿消腫，收斂肺氣，止咳

醫師點評：麻黃宣肺平喘，利水消腫，發汗解表；罌粟殼斂肺止咳，澀腸止瀉止痛。二藥伍用，相互制約，相互為用，止咳平喘甚妙。治療劇烈咳嗽，或久咳不止，咳痰不多者確有實效。但因罌粟殼內含嗎啡、可待因、那可汀和罌粟鹼等，故不宜久服，否則易成癮。

方 10

組成：百合粉 45 克、粳米 60 克、冰糖適量。

用法：粳米煮成粥，粥將成時放入百合粉、冰糖，再

各論　常見疾病特效驗方

煮片刻即可食用。每日1～2次。

功效：潤肺止咳。

醫師點評：百合具有潤肺止咳，清心安神作用，與粳米、冰糖合用，臨床應用於治療肺結核、慢性氣管炎、支氣管擴張、硅沉著病、肺炎中期及後期。症見咳嗽氣喘或痰中帶血、久咳、消瘦的病人。

方11

組成：枇杷葉、鮮竹葉、蘆根各23克。

用法：將藥物洗淨切粗末，放入砂鍋內加水600毫升煎煮15分鐘，去渣濾汁，趁熱放入白糖、食鹽各少許。飲服每次100毫升，一日2次。

功效：清熱生津，止咳平喘。

醫師點評：枇杷葉具有祛痰止咳，清熱涼血，解毒消腫作用；鮮竹葉能清熱除煩，利尿；蘆根具有清熱生津，止嘔利尿作用。三藥伍用能清熱生津，止咳平喘，適用於感冒、急性氣管炎、急性感染等引起的發熱咳嗽、咳痰稠黏、煩渴、尿少，舌燥少津、咽喉疼痛等症。

方12

組成：胖大海4枚、茶葉4克、冰糖適量。

用法：沸水沖泡蓋上杯蓋，20分鐘後，即可飲用，少量頻飲，隔4～6小時再加沸水沖泡1次。

功效：清肺、止咳、化痰，潤腸通便。

醫師點評：此方可治療肺氣閉鬱、痰熱咳嗽、聲嘶、急性扁桃體炎、熱結便秘。症見乾咳、聲嘶失聲、咽喉乾燥、大便秘結者。但胖大海有緩瀉作用，故有胃痛、腹瀉的患者勿服。

方 13

組成：石葦 30 克、天南星 6 克。

用法：水煎服，一日 3 次。

功效：止咳化痰，祛風止痙。

醫師點評：石葦具有利水通淋，涼血止血之功，其藥理作用有利尿、排除尿路結石、消除蛋白尿，鎮咳、祛痰、平喘，抗病原微生物、升高血細胞及血小板等。製天南星具有燥濕化痰，祛風止痙之功，其藥理作用有祛痰、抗驚厥、鎮靜、鎮痛、抗癌、抗病毒等。二藥伍用，對急慢性支氣管、支氣管哮喘、矽肺胸痛效佳，症見咳嗽、咯血、哮喘、喉鳴氣逆、胸悶納差等。

方 14

組成：知母、川貝母各 9 克。

用法：水煎服，一日 3 次。

功效：滋陰清熱，化痰止咳。

醫師點評：知母苦寒，氣味俱厚。可上行入肺，中行歸胃，下行走腎。具有滋陰降火，消痰止咳，潤燥滑腸的作用。川貝母苦甘而涼，氣味俱清，走上焦，入心肺，能散胸鬱結之氣，化痰止咳。二藥伍用，並走上焦，清氣滋陰、降氣潤燥、化痰止咳的力量增強，主治陰虛燥咳所致咳嗽痰少、久咳不癒、口乾舌紅、小便黃等症。

方 15

組成：杏仁、桃仁各 9 克 。

用法：搗碎同煎，一日 2 次，連服 3～7 天。

功效：止咳平喘，活血止痛，潤腸通便。

醫師點評：杏仁具有潤能通便，溫可宣滯的作用，它

各論　常見疾病特效驗方

既有發散風寒之能，又有下氣平喘之力。桃仁有破血行瘀，滑腸通便之功。二藥伍用，治療上呼吸道感染、急性扁桃體炎、急性支氣管炎、流行性感冒、肺炎所致的發熱、乾咳或乾咳少痰而黏、咽痛、便秘等症。

急性上呼吸道感染

方1

組成：青蒿 5.5 克、黃芩 12 克、薄荷 5.5 克。

用法：水煎服，每日 2 次。

功效：清熱解毒。

醫師點評：青蒿、黃芩清熱和解；薄荷辛涼透表。三藥伍用，主治流感，證屬風熱外感型。症見發熱，以夜間尤甚，不咳不吐，無自覺不適，不惡寒，有時微汗，小便正常，大便微燥，咽稍紅，無咽痛，心肺未聞異常，舌苔中後薄黃，脈數有力者。

方2

組成：麻黃 6 克、生石膏 30 克、牛蒡子 12 克、僵蠶 12 克。

用法：冷水浸泡半小時，武火煎沸 1 刻鐘後取藥液服，每日 1 劑分服。

功效：疏風宣肺，通腑泄熱。

醫師點評：麻黃宣肺平喘，發汗解表；生石膏清熱瀉便解熱、抗炎；牛蒡子疏散風熱，解表透疹，利咽消腫。三藥伍用，具有疏風泄熱，解毒利咽，通腑利便之功，用於小兒流感，急性上呼吸道感染等發熱、咳嗽、無汗咽紅、扁桃體腫大、大便乾等邪熱壅閉型，療效尤佳。

方3

組成：黃芪50克、白朮 30 克、防風 30 克、百合 40 克。

用法：以上諸藥共為細末，每次 10 克，每日 2 次，開水沖服，7 天為 1 療程。一般 1～2 療程即癒。也可改為湯劑（上方諸藥劑量均減半）水煎服用，一般 4～7 劑即可。

功效：補益脾肺，強衛固表。

醫師點評：本方是運用補益脾肺之法治療體虛感冒的常用方劑，凡屬習慣性感冒多次發汗，發汗過多，損傷衛陽，致表虛不固，常出虛汗，感冒時有發作，數月不癒者皆可以本方治療。臨床應用時，若素有慢性鼻炎而鼻塞不通者可加蒼耳子；兼有頭痛，鼻塞者可加羌活；見咳嗽吐白痰者加杏仁；兼心慌氣短者可加太子參。

方4

組成：生黃芪5.5克、羌活 16 克、當歸 13 克。

用法：水煎服，每日 1 劑分服。

功效：益氣養血，解毒散寒。

醫師點評：黃芪益氣固表扶正；當歸補血；羌活疏散表寒，正氣一足則邪從汗出。本方對素體虛弱、感受風寒、微熱而惡寒、頭痛劇烈、苔薄白、脈浮濡者療效佳。

方5

組成：蒼朮 6～9 克、藿香 9～12 克、石菖蒲 3～6 克。

用法：水煎服，每日 1 劑，分服。

功效：芳香宣化，健脾化濕。

醫師點評：本方用於感冒為濕邪侵於表裡之證。方中蒼朮燥濕健脾，袪風除濕，芳香健胃；藿香芳香化濕，和

各論　常見疾病特效驗方

中止嘔，發散表邪；石菖蒲芳香化濕，開竅醒神。三藥伍用，對夏秋季的感冒如惡寒重、發熱輕、頭脹身痛、胸悶、脈沉滑、苔白膩者效佳。

急性咽炎

方1

組成：射干 12 克、黃芩 12 克、桔梗 12 克。

用法：水煎服，每日 1 劑，分次服。

功效：清熱解毒，祛痰利咽。

醫師點評：射干抗炎、解熱、止痛；黃芩解毒解熱、平喘、消炎、抗變態反應；桔梗祛痰鎮咳、抗過敏、抗菌。三藥同用，用於發熱、惡寒、咽喉腫赤，逐漸糜爛成膿。

方2

組成：鮮野薔薇根 120 克。

用法：藥挖出後，洗淨土，劈成粗塊，煎汁備用，飲煎汁，以 2 小時內服完頭煎汁為佳。

功效：除風熱，利濕熱。

醫師點評：野薔薇根味苦澀，無毒，入陽明經，具有除風熱，利濕熱的作用，故可治咽喉痛癢，語聲不出，口舌糜爛等症。

方3

組成：山豆根 9 克、射干 12 克、桔梗 9 克。

用法：上方諸藥以清水 650 毫升，浸泡 30 分鐘後煎煮；每劑煎 2 次，共取汁約 320 毫升，待藥稍涼後分 2 次服用，以飯後 2 小時緩緩咽下為宜。

功效：疏風化痰，清熱解毒，消腫利咽。

醫師點評：本方適用於咽部各種急性感染如急性喉痺、乳蛾、喉風、咽喉腫痛等。方中山豆根善清肝胃之熱，為消喉腫、咽痛之要藥；射干疏風散熱，化痰利咽；桔梗宣肺利咽，還可引藥上行至病處而奏速效。

若遇惡寒發熱，脈浮數，表邪重者加薄荷；痰多、苔膩者加僵蠶；身熱、邪熱熾盛者，加梔子；口乾舌紅、苔少，屬陰虛火旺者，加麥門冬；大便乾澀不爽者，加瓜蔞仁；肝經火旺者加生白芍；咽喉紅腫甚者，加赤芍；便溏者，射干減半量用。

方4

組成：山慈姑 12 克。

用法：水煎服，1 日 1 劑，分 3～4 次服。

功效：清熱解毒，消腫止痛。

醫師點評：山慈姑又名金果欖、金牛膽、九蓮子，金獅丁。具有清熱解毒，消腫止痛的作用。用於白喉、口腔炎，急性咽喉炎，扁桃體炎。對咽喉潰爛者，研細粉再加冰片少許吹喉，有較好的療效。

慢性咽炎

方1

組成：荸薺粉 90 克、山慈姑 20 克、冰片 5 克。

用法：先將山慈姑研成細末，與荸薺粉和勻，然後加入冰片，緩緩研勻，至微細末，以密封保存備用。用時取藥粉少許，含口、待其津液徐徐而生，緩緩漱口，使藥物與津液溶於一體，慢慢吞咽。每日 3～6 次。

功效：疏風清熱，解毒利咽。

醫師點評：咽喉腫痛，多由風火熱毒引起。方中荸薺性急涼瀉，清熱利咽；山慈姑清熱解毒，消腫止痛；冰片清熱利咽，疏散風熱。全方共奏疏風清熱，解毒利咽的功效。

方2

組成：牡丹皮 15 克、桔梗 12 克、赤芍 15 克。

用法：將上藥加水浸泡 40 分鐘，放火上煎煮約 15～20 分鐘，每劑藥煎 2 次，將 2 次藥液混合，每日 1 劑，分 2 次溫服。

功效：活血涼血，疏風宣肺，排膿利咽。

醫師點評：牡丹皮具有降溫解熱、抗炎、抗過敏、鎮痛、止血、祛痰等作用；桔梗能開宣肺氣，祛痰排膿；赤芍具有清熱涼血，祛瘀止痛作用。三藥同用，可疏風宣肺，活血涼血，排膿利咽，適用於慢性咽炎，屬陰虛有熱，復受風邪者，症見咽乾、微痛、聲音略嘶啞等症狀的患者。服用本方忌菸酒、禁辛辣之物。

方3

組成：板藍根 25 克、玄參 25 克。

用法：水煎服，每日 1 劑，分 2 次服。

功效：清熱解毒，滋陰降火；清利咽喉，消腫止痛。

醫師點評：板藍根味苦性寒，功專清熱解毒，清熱涼血，利咽消腫；玄參甘苦而寒，質潤多液，功擅瀉火滋陰，清熱涼血，養陰潤燥，除煩止渴。二藥均為苦寒，故協同為用，以增強清熱解毒滋陰降火，清利咽喉，消腫止痛之功。對陰虛火旺，虛火上炎所引起的咽喉腫痛，口

乾、口渴、舌紅、脈細數等症者效佳。

慢性鼻炎

方1

組成：防風、銀柴胡、烏梅各 12 克。

用法：水煎服，每日 1 劑，早晚分服。

功效：御衛固表，抗過敏。

醫師點評：防風為治風通用之藥，具有解熱、抗炎、鎮痛，抗驚厥等作用；銀柴胡退虛熱，清疳熱；烏梅斂肺、澀腸、生津、安蛔、固崩止血。三藥伍用，治療感冒後，症見鼻塞鼻癢、清涕不絕、噴嚏連作、苔薄白、脈細無力者效佳。

方2

組成：肉桂 10 克、鹿角霜 15 克、蒼耳子 10 克。

用法：水煎服，每日 1 劑，分次服。

功效：溫補腎陽，散寒止涕。

醫師點評：肉桂辛甘大熱，為益火消陰、溫補腎陽要藥。鹿角霜鹹溫，有溫補肝腎、強筋骨、活血消腫作用；蒼耳子甘苦溫，祛風濕，兼通鼻竅。三藥同用，功擅補腎散風寒，通鼻竅止涕。適用於鼻鼽病。症見噴嚏頻頻、鼻流清涕、鼻癢、窒塞酸脹，發作時後頭腦空虛、倦怠乏力、四肢不溫、夏不覺熱、冬倍感寒、背常有冷風吹之患者。

方3

組成：黃芪18 克、丹參 18 克、辛夷 12 克。

用法：水煎服，一日 1 劑，分 2 次服，1 個月為 1 療

程。

功效：益氣活血，祛風通竅。

醫師點評：黃芪能補氣升陽，益衛固表；丹參能活血祛淤；辛夷能散風通竅。三藥伍用，功擅益氣固表，活血祛淤，散風通竅。症見晨起即發，鼻眼耳咽部俱癢，鼻塞不通，噴嚏多，伴有大量清水樣涕淋漓而下，雙側下鼻甲肥大蒼白水腫，舌苔薄白，脈弦。

方4

組成：斑蝥、白芥子各24克。

用法：將上2味藥研極細末，以50%二甲基亞碸調成軟膏狀。用時取麥粒大一團，置於20公分×20公分的膠布中心，貼於穴位上，貼治穴位為內關和外關（均雙側），交替貼治，每週1次。4次為1療程，必要時可連續貼2～3個療程。一般貼後3小時（兒童2小時）去膏藥，即起水疱；逐漸乾癟結痂，水疱不可擦破，若破裂，用紫藥水塗搽。注意局部清潔，一般不感染，不留疤痕。

功效：抗過敏，通鼻竅。

醫師點評：本方適用於不分季節，稍覺受涼即鼻癢、噴嚏，早晨發作尤劇，曾用抗過敏藥、激素藥均無效果者。

方5

組成：辛夷12克、蒼耳子12克。

用法：水煎服，每日1劑，分2次服。

功效：散風寒，通鼻竅。

醫師點評：辛夷能散風通竅，其中所含的揮發油，有收縮鼻黏膜血管的作用。蒼耳子能祛風濕，兼通鼻竅。兩藥同用，適用於鼻淵病，症見發熱惡寒、頭額及目脹痛、

鼻塞流涕或腥臭、苔薄、脈浮數。

急性扁桃體炎

方1

組成：生石膏 90 克、金銀花 20 克、玄參 20 克。

用法：水煎服，每日 1 劑，分次 2 服。

功效：清熱解毒。

醫師點評：石膏辛甘大寒，為清陽明氣分熱邪之要藥；金銀花味甘性寒，氣味芳香，既可清透疏表，又能解血分熱毒；玄參味甘、苦、鹹，性寒，能清熱養陰，解熱散結。三藥同用，適用於急性扁桃體炎，症見高熱、面赤息粗、頭痛、口乾、口渴欲飲水、雙側扁桃體腫大、舌紅苔黃而乾、脈滑數。若素體陰虛加麥門冬；素體陽盛加牡丹皮；素體肥胖痰濕者加蒲公英。

方2

組成：蒲公英 40 克、金銀花 20 克、野菊花 15 克。

用法：水煎服，一般每日 1 劑，分 2 次服。

功效：清熱解毒，利咽消腫。

醫師點評：咽喉疾病以痰火為多，急性熱病更是以邪熱大毒多見。方中蒲公英可清熱解毒，消癰散結，利濕通淋；金銀花、野菊花為清熱解毒之良藥。三藥同用，適用於咽痛、發熱、吞咽時痛疼明顯、口臭、苔薄黃，脈數。檢查見兩腭扁桃體充血腫脹，腺窩口可見白色或者白色分泌物附著，頜下淋巴結腫大觸痛。如有風熱表證者加牛蒡子；見風寒表證者加荊芥；高熱、口苦者加黃芩。

方3

組成：大青葉 40 克、馬勃 5 克（包煎）、生甘草 6 克。

用法：先將上藥用水浸泡 20 分鐘，再煎煮，每劑煎約 100 毫升，每劑煎 2 次，將 2 次煎出的藥液混合，每日 1 劑，分 3～4 次服用。

功效：清熱解毒，祛腐，消腫止痛。

醫師點評：大青葉清熱涼血，消腫止痛；馬勃去腐拔毒，對膿性分泌物有清除作用，煎煮時用紗布包上，縫好；生甘草清熱解毒，調和諸藥。三藥同用，共奏清熱解毒，消腫止痛，祛腐之功效，適用於急性扁桃體炎，急性化膿性扁桃體炎，症見發熱、咽喉疼痛、乳蛾紅腫、有白色腐物者。

方4

組成：薄荷 9 克、桔梗 12 克、僵蠶 2 克。

用法：上藥先用水泡 45 分鐘，煮開後再煎 10 分鐘，每劑煎 2 次，將 2 次藥液混合備用，每日 1 劑，分 2 次服。

功效：疏散風熱，清肺散結，化淤利咽。

醫師點評：薄荷宣發解表，疏散風熱，破結氣利咽喉；桔梗、僵蠶宣通氣血，祛風化淤，清肺散結。適用於風邪外襲、肺胃蘊熱所致的急性扁桃體炎或慢性扁桃體炎急性發作、扁桃體周圍腫、急性咽炎等。症見咽喉痛、發熱、惡寒、頭暈、不能吞嚥。

方5

組成：蒲公英 30 克、黃芩 25 克、板藍根 30 克。

用法：加水 500 毫升，煎至 300 毫升，每日 1 劑，分 2 次服，小兒用量酌減。

功效：清熱解毒，抗菌消炎。

醫師點評：本方適用於急性扁桃體炎，方中用藥為常見傳統的清熱解毒類中草藥，根據近代藥理研究證明，分別有抗菌、抗病毒、清熱、解毒、消炎的作用，療效頗佳，臨床應用時配合柴胡注射液，效果更好。

急性支氣管炎

方1

組成：桑白皮 16 克、麻黃 8 克、麥門冬 15 克。

用法：水煎服，每日 1 劑，早晚各服 1 次；病情重者，日服 2 劑，分 3～4 次水煎服。

功效：辛涼解表，清泄肺熱，宣肺止咳，養陰生津。

醫師點評：本方治療急性支氣管炎，即中醫肺熱咳嗽。症見發熱、咳嗽、氣粗、痰多黃稠、口渴喜冷飲、小便少色黃、大便乾、舌苔黃、脈數。若兼見惡風、頭脹痛、咽痛可加板藍根 32 克；乾咳少痰、咳痰不爽、鼻咽嚨乾燥、舌苔薄黃少津可加沙參 30 克；身熱煩渴、咳嗽氣粗、痰多黃稠、胸悶胸痛可加全瓜蔞 30 克；若身熱午後熱甚、心煩、口渴多飲加天花粉 15 克。

方2

組成：川貝母 12 克、地龍 18 克、款冬花 15 克。

用法：水煎服，每日 1 劑，分早晚各服 1 次。

功效：宣肺清熱，化痰止咳。

醫師點評：川貝母能化痰止咳，清熱散結。地龍可清

熱息風，平喘，通絡，利尿。款冬花潤肺下氣，止咳化痰。三藥同用，共奏宣肺清熱，化痰止咳之功，對咳嗽頻作、痰多、涕黃稠、發熱、口渴者效佳。

方 3

組成：紫菀 18 克、蟬蛻 12 克、杏仁 12 克。

用法：水煎服，每天 1 劑，分早晚各服 1 次。

功效：疏風透熱，通宣肺氣。

醫師點評：紫菀具止咳化痰的作用；蟬蛻能疏散風熱，透疹止癢，祛風解痙，退翳明目；杏仁可止咳平喘，潤腸通便。三藥同用，共奏疏風透熱，通宣肺氣之功，對初起發熱咳嗽、咽喉疼痛等症的急性支氣管炎效佳。

方 4

組成：炙麻黃 12 克、杏仁 10 克、丹參 15 克。

用法：水煎服，每日 1 劑，早晚各 1 次，3～6 天為 1 療程。

功效：宣肺化痰，活血利氣。

醫師點評：本方主要治療咳嗽日久，感受時邪所致的寒邪壅肺，氣機不暢，鬱久成淤證。症見咳嗽、痰多、咳時痛掣胸腹、咳嗽影響睡眠和飲食、不喘、舌淡紅苔薄白、脈浮滑。若有黃痰者加魚腥草 30 克；痰量多質稀者加製半夏 16 克。

方 5

組成：金銀花 30 克、菊花 15 克、杏仁 12 克。

用法：每劑煎 2 次，將杏仁搗碎，頭汁用冷水 600 毫升先將三藥浸泡 45 分鐘，然後煮沸 10 分鐘即可；二汁加冷水 450 毫升煮沸 6 分鐘，勿過煮。也可將藥物放入熱水

老中醫百病特效驗方

瓶中，用沸水沖泡 2 小時後，代茶飲服。

功效：疏風清熱，化痰止咳。

醫師點評：本方治療急性氣管炎，證屬風熱咳嗽。症見發熱咽痛、咳嗽頻頻、稍氣促、不思食、舌尖紅、脈細數者。如咽喉腫痛甚者去杏仁，加玄參 24 克；肺熱偏盛體溫較高者，加黃芩 15 克；咳嗽較劇者，加前胡 12 克；氣急較甚者加地龍 18 克；宿有痰飲者，加半夏 15 克。

慢性支氣管炎

方 1

組成：白前 18 克、黃芩 18 克、桔梗 12 克。

用法：水煎服，每日 1 劑，分早晚各服 1 次。

功效：清熱化痰，止咳宣肺。

醫師點評：本方主要適用於慢性支氣管炎急性發作期。症見咳嗽、咳痰、嗆咳頻作、痰黃白量多、平臥則喘、口乾喜飲、苔薄膩、舌尖紅、脈細數。如寒喘痰多者加炙麻黃 9 克；痰黏稠厚濁者加地龍 18 克；咳喘氣虛者加黃芪 25 克；陰虛痰飲者加麥門冬 15 克；納呆便溏者加砂仁 9 克。

方 2

組成：淫羊藿 18 克、菟絲子 25 克、功勞葉 18 克。

用法：水煎服，每日 1 劑，早晚各服 1 次。

功效：補腎平喘。

醫師點評：本方用於頑固性咳喘，適用於慢性支氣管炎的遷延期向緩解期轉化階段表現為肺脾腎虧虛者。如果胸悶納呆者加厚朴 15 克，畏寒肢冷較甚者加附子 6 克，陰

各論　常見疾病特效驗方

虛內熱者加生地 18 克。

方3

組成：杏仁 12 克、瓜蔞 24 克、半夏 12 克。

用法：水煎服，每日 1 劑，分早晚各服 1 次。

功效：清熱祛痰，寬胸平喘。

醫師點評：本方主治痰熱壅肺，肺氣不宣型的慢性支氣管炎。症見咳喘、胸悶、胸痛、喘促少氣、咯白色泡沫痰或黃痰量多、質稠、咳嗽以晨起或夜間為重、面色㿠白、神疲、口唇晦滯、舌質紫暗、苔薄黃微膩、脈弦滑。

方4

組成：製大黃 9 克、炙麻黃 12 克、生石膏 30 克。

用法：水煎服，每日 1 劑，早晚各服 1 次。

功效：清熱化痰，宣肺平喘。

醫師點評：本方治療慢性支氣管炎急性發作。方中生石膏清泄邪熱；製大黃祛痰下氣；炙麻黃化痰平喘。三藥同用，以祛邪熱為主，清下合用，達到上病下治，使肺中邪熱由大腸而走，痰熱清，肺氣順，喘咳自平。

方5

組成：黃芪30克、地龍 12 克、百部 15 克。

用法：水煎服，每日 1 劑，早晚各 1 次，10 天為 1 療程，共服 3 個療程。

功效：鎮咳祛痰，平喘消炎，扶正固本。

醫師點評：黃芪有扶正固本作用；地龍清熱平喘，其定喘作用為抗組織胺而擴張支氣管；百部止咳，具有降低呼吸中樞興奮性及抑制咳嗽反射作用。三藥配伍，標本兼顧，扶正祛邪。

方 6

組成：柴胡 12 克、全瓜蔞 30 克、大黃 9 克。

用法：水煎服，每日 1 劑，早晚各服 1 次。

功效：疏肝通腑，化痰止咳。

醫師點評：柴胡疏通肝氣，調通氣機。全瓜蔞祛痰止咳，佐以大黃通腑瀉下。腑氣一通，全身的氣機也隨之而暢，痰濁亦隨氣而下。本方用於因氣鬱痰壅伴腑氣不通所致的慢性咽炎、支氣管炎。症見反覆咳嗽、痰黏色黃、咯之不爽、伴咽喉不舒、口乾喜飲、大便秘結、苔薄黃膩、脈弦滑者效佳。

方 7

組成：炙麻黃 9 克、生石膏 32 克、魚腥草 30 克。

用法：水煎服，每日 1 劑，早晚各服 1 次。

功效：清熱化痰，宣肺定喘。

醫師點評：方中炙麻黃發汗解熱，鎮咳，抗過敏，利尿，興奮中樞，抗疲勞；生石膏解熱，增強免疫功能，抗炎，解痙，鎮靜及催眠；魚腥草抗病原微生物，增強免疫功能，鎮咳平喘止血、利尿。三藥同用，治療痰熱哮喘，症見咳喘、吐白痰、不能平臥、煩躁咽痛口渴、下肢不腫、舌紅、脈弦滑。

方 8

組成：葛根 32 克、杏仁 12 克、百部 15 克。

用法：水煎服，每日 1 劑，5～7 劑為 1 療程。

功效：解痙止咳，化痰平喘。

醫師點評：葛根對胃平滑肌和支氣管平滑肌有明顯的解痙作用。杏仁、百部、化痰平喘，宣肺止咳。三藥伍

各論　常見疾病特效驗方

用，治療慢性支氣管炎反覆發作，症見咳嗽、氣短、痰多、精神軟弱，動則氣急，頭暈腰酸，苔白膩，脈濡滑者。用本方時若寒痰阻肺者加炙麻黃 9 克，痰熱阻肺者加桑白皮 15 克；肺氣不足者加黃芪30 克，肺陰不足者加麥門冬 18 克；腎不納氣者加山茱萸 18 克。

方 9

組成： 五味子 12 克、訶子 9 克、罌粟殼 12 克。

用法： 水煎服，每日 1 劑，分早晚各服 1 次，連服 7～14 天。

功效： 止咳平喘，斂肺固本。

醫師點評： 本方善治慢性支氣管炎緩解期，方中五味子味酸，性溫，善收斂耗散之肺氣，溫補虧虛之腎氣；訶子酸平斂肺平咳喘，有緩解氣管平滑肌痙攣之作用；罌粟殼止咳平喘。三藥伍用，補肺斂氣而止咳平喘，溫腎固本而納氣歸源。以扶正為主，兼化痰止咳，祛邪不傷正是本方的特點。對有兼證者，可加減應用。若外感風寒者，可加炙麻黃 9 克；若外感熱者可加金銀花 30 克；若外感濕邪者可加藿香 15 克；若兼痰濕者可加半夏 15 克；若兼虛寒者可加乾薑 9 克；若兼陰虛者可加麥門冬 18 克；若兼痰熱者可加黃芩 15 克。

方 10

組成： 生黃芪25 克、白芍 12 克、杏仁 12 克。

用法： 杏仁搗碎，水煎服，每日 1 劑，早晚各服 1 次。

功效： 益氣固表，調和營衛，止咳化痰。

醫師點評： 本方治療慢性支氣管炎急性發作，屬於肺氣虛弱，衛陽不固，腠理空疏，免疫力低下者。故在治療

時應以扶正為先，兼祛表邪，疏通氣機。方雖平淡，但切合病機，藥到病除。

肺　炎

方1

組成：魚腥草 36 克、黃芩 16 克、百部 15 克。

用法：水煎服，每日 1 劑，分 2 次服。

功效：宣肺清熱，化痰止咳。

醫師點評：魚腥草有清熱解毒，消癰散結之功，是控制肺部炎症的要藥；黃芩擅清肺熱；百部鎮咳化痰。三藥伍用，共奏宣肺清熱，化痰鎮咳之功。治療因濕邪壅遏，痰熱交阻於肺所致的肺炎，症見發熱、寒戰、咳嗽、胸悶、咽痛、喉癢、氣急、口乾、大便不暢、苔黃、脈浮滑數者，有較好的療效。

方2

組成：生石膏 48 克、製大黃 9 克、杏仁 12 克。

用法：杏仁搗碎，水煎服，每日 1 劑，分 2 次服。

功效：宣肺通腑，清熱散結。

醫師點評：生石膏清除裡熱；製大黃通瀉腑氣，釜底抽薪，以解上焦肺金之熱壅；杏仁宣開肺氣。三藥伍用，共奏清熱宣肺、通腑熱結之功。主要治療因濕熱之邪犯擾於肺，傳於大腸的大葉性肺炎，症見惡寒發熱、無汗、咳嗽胸痛、噁心、嘔吐、腹痛便結、舌紅苔黃膩、脈滑數者。

各論　常見疾病特效驗方

支氣管哮喘

方1

組成：烏梅 18 克、生黃芪30 克、蘇子 14 克。

用法：水煎服，每日 1 劑，每日服 4 次。

功效：養陰柔肝，益氣利肺，祛風平喘。

醫師點評：本方主要治療風哮，適用於患者多有哮喘病史，但常因特異氣味或因心情不快、氣候寒冷而發作。症見胸悶氣急、煩躁不安，繼而胸脇脹痛、喘息不止、喉中痰鳴、難以咳出、面色不華、時而潮紅、口咽乾燥、大便不爽、乏力自汗、易患感冒、舌紅苔少脈弦細。

方2

組成：炙麻黃 9 克、地龍 18 克、杏仁 12 克。

用法：水煎服，每日 1 劑，分 3 次服。

功效：宣肺平喘，清熱化痰。

醫師點評：本方對較頑固的哮喘病有療效，症見咳嗽、咳痰不爽、胸脘窒悶、氣急不能平臥、痰多白沫、夾有黃稠痰、流涕、食慾差、舌質淡、苔薄膩、脈滑數者療效確切。

方3

組成：炙麻黃 8 克、細辛 3 克、蘇子 12 克。

用法：水煎服，每日 1 劑，分 4 次服。

功效：溫陽化痰，宣肺平喘。

醫師點評：本方多治療兒童哮喘。患者多為素體陽虛，外邪引動伏痰，痰隨氣動，阻於氣道，肺氣壅塞，久之痰淤互結，宣肅之氣難復，症見晨起咳嗽、哮鳴氣促、

痰多白沫、多嚏、納差、苔薄白膩、舌質淡、脈細滑者。

方4

組成：大黃 24 克、地龍 18 克、全瓜蔞 24 克。

用法：水煎服，每日 1 劑，每日服 4 次。

功效：通腑泄熱，宣肺化痰，止咳平喘。

醫師點評：大黃味苦，有攻積導滯，通腑開胃，消炎鎮痛，清熱解毒，瀉火涼血，活血化瘀，利膽退黃之功；地龍有清熱息風，平喘，通絡，利尿之功；全瓜蔞有清肺化痰，理氣寬胸，滑腸通便之功。三藥伍用，共奏宣肺化痰，通腑瀉熱之效。主治肺熱鬱閉，痰涎壅盛所致的哮喘，症見面紅目赤、口渴煩躁、小便黃赤、大便秘結、咳嗽憋氣、鼻翼扇動、喉間痰鳴、口唇發紺、舌質紅、苔黃膩、脈滑數等症。

方5

組成：麻黃 9 克、杏仁 12 克、射干 12 克。

用法：將藥用冷水浸泡 1 小時，煎沸後再煎 10 分鐘左右，取藥汁，接著加水煎熬 2 煎，兩次藥液加在一起，分 3～4 次服，當天服完。

功效：宣肺化痰，降氣定喘。

醫師點評：本方具有宣肺化痰，降氣定喘的功效，適用於症見：咳嗽，痰吐不爽，胸悶氣急，喉間有哮鳴，夜臥不得安枕，苔薄白，脈浮滑數者。在臨床上，哮喘的病人較多，需辨證加減治療。如有口渴煩躁，痰黏，舌紅苔黃者加石膏 30 克，浙貝母 12 克；形寒肢冷無汗、痰白呈泡沫狀、苔白滑者加桂枝 9 克；咽紅乳蛾腫癢、痰稠、舌紅脈數者，加牛蒡子 12 克；溲黃便秘者，加黃芩 16 克；

各論　常見疾病特效驗方

腹脹脅痛、咳喘氣逆者，加萊菔子 24 克；脘腹痞脹，口黏納差，苔白膩者，加厚朴 12 克；如有頭痛、鼻塞多涕者，加辛荑 12 克。

方6

組成：補骨脂 18 克、五味子 18 克、吳茱萸 6 克。

用法：水煎服，每日 1 劑，分 4 次服，當日服完。

功效：補腎納氣，斂肺平喘。

醫師點評：本方中補骨脂補腎陽，納氣平喘；五味子斂肺平喘；吳茱萸溫補腎陽。三藥配伍使用，具有補腎納氣，斂肺平喘之功，為治療腎陽虛型喘症的有效方劑，其症見：晨起咳喘，甚則短氣喘促，伴有形寒腰酸，咳前喉癢，平嘔，吐出白色黏液痰後稍舒適，大便稀，小便清長，舌淡，苔白，脈沉遲等症。

方7

組成：前胡 14 克、炒牛蒡子 12 克、炙蘇子 14 克。

用法：水煎服，每日 1 劑，分 3 次服。

功效：清熱化痰，宣肺補腎。

醫師點評：方中前胡降氣化痰，宣散風熱；加用牛蒡子，以加強宣散風熱的作用；加用蘇子以增強降氣化痰平喘。三藥配伍使用，共奏清熱化痰平喘之功，治療因反覆感受時邪，肺衛受之，肺有鬱熱，熱盛傷陰所致的哮喘，症見：咳嗽頗劇，形寒身熱，呼吸困難，咳痰不出，脈細數，舌質紅者。

方8

組成：炙麻黃 9 克、葶藶子 12 克、烏梅 18 克。

用法：水煎服，每日 1 劑，分 4 次服，當日服完。

功效：宣肺，平喘，化痰。

醫師點評：本方主要治療因感冒誘發的支氣管哮喘，症見喘息不得臥、胸悶汗出、咳痰稀薄、色白而有泡沫、舌苔白滑、脈弦緊。在臨床運用本方時，應辨證加減。若寒證者，加細辛 4 克；若見惡寒發熱、頭痛者，可加荊芥 9 克；若痰熱證者，加魚腥草 30 克；兼肺腎陰虛者，加麥門冬 24 克；兼肺腎氣虛者，加補骨脂 24 克。

方 9

組成：葶藶子 45 克、地龍 18 克、桑白皮 32 克。

用法：水煎服，1 日 1 劑，分 3 次溫服。

功效：滌痰利肺，解痙平喘。

醫師點評：葶藶子降氣化痰，劫哮平喘；地龍息風止痰，宣暢氣道；桑白皮瀉肺平喘，降上逆之氣。三藥配伍，共奏滌痰利肺，解痙平喘之功。運用本方還需辨證加減。若兼風寒外束、肺氣不宣者，加炙麻黃 9 克；痰熱壅肺者，加魚腥草 32 克；濕痰壅盛者，加半夏 12 克；大便不通者，加製大黃 12 克；肺腎兩虛、真元欲潰者，加太子參 24 克、山茱萸 18 克。

支氣管擴張症

方 1

組成：柴胡 12 克、前胡 15 克、茜草根 18 克。

用法：水煎服，每日 1 劑，分 4 次服完。

功效：平肝清肺，涼血止血。

醫師點評：本方治療因肝火犯肺、痰熱內壅、灼傷肺絡所致的支氣管擴張，症見面色萎黃、咯吐黃痰、咯血鮮

紅、動則多汗、氣促、無發熱、口淡納少、苔薄膩、脈細滑數。

方2

組成：魚腥草 60 克、薏苡仁 45 克、三七粉（沖服）5克。

用法：水煎服，每日 1 劑，分 3 次服。

功效：清肺解毒，涼血止血。

醫師點評：本方治療支氣管擴張效果頗佳，症見發熱、咳痰黃白而黏、有時有膿血痰、口乾、胃脘脹悶、納差、小便熱、大便不暢、舌苔黃膩、脈滑者。

方3

組成：魚腥草 30 克、黛蛤散（包）18 克、牡丹皮 18克。

用法：水煎服，每日 1 劑，分 3 次服。

功效：清肺平肝，解毒化痰，涼血止血。

醫師點評：魚腥草清熱解毒化痰；黛蛤散清金制木，抑肝之旺，使肺金無炎灼之害；牡丹皮涼血止血。三藥配伍，共奏清熱化痰止血之功，治療因痰熱傷陰，虛火傷絡引起的支氣管擴張有良效，症見咯血伴咳、痰中帶血、口渴欲飲、舌紅苔薄、脈滑而數者。

方4

組成：百合 60 克、仙鶴草 32 克、白及 24 克。

用法：水煎服，每日 1 劑，分 3 次服完。

功效：滋陰清肺，止血寧絡。

醫師點評：肺主降氣，腎主納氣，肺失宣降，腎不納氣而出現咳喘。咳喘傷及肺陰，陰傷絡破則咯血，口燥咽

老中醫百病特效驗方

乾，胸脇疼痛等症乃生。本方適用於咳嗽、痰中帶血、咽乾、舌燥、心煩、脇痛、脈沉數。方中百合養陰清肺；白及收斂止血；仙鶴草消炎止血寧絡。三藥合用，共奏良效。

方5

組成：沙參24克、黃芩18克、茜草炭24克。

用法：水煎服，每日1劑，分4次服，每6小時1次。

功效：養陰清熱，涼血止血。

醫師點評：本方治療支氣管擴張，症見咯血、噴逆胸悶、頭目昏眩、大便秘結、舌紅赤、苔深黃。方中沙參養陰清熱；黃芩清瀉肺熱，瀉火解毒；茜草炭涼血止血。三藥伍用，共奏養陰清熱，解毒止咳，涼血止血之功。

方6

組成：大黃（後下）12克、黃芩24克、三七粉（沖服）6克。

用法：水煎服，每日1劑，分3次服。

功效：清熱解毒，寧絡止血。

醫師點評：本方治療支氣管擴張，症見咳痰、咯血、口乾苦、欲冷飲、溲黃便乾、咽紅、呼吸急促、舌紅苔薄黃、脈數者。方中大黃清熱通腑；黃芩瀉肺止咳；三七涼血止血。三藥伍用，善於還腑瀉熱，導熱下行，釜底抽薪，肺熱痰祛。煎煮湯藥時注意，大黃含有揮發性成分，應在黃芩將要煮好時放入，以保持其有效成分。

方7

組成：太子參30克、黃芩炭24克、浙貝母24克。

用法：水煎服，每日1劑，分2次服。

功效：益氣養陰，清肺止咳，寧絡止血。

各論　常見疾病特效驗方

醫師點評：本方主要治療肺虛內熱型的支氣管擴張，症見反覆咳嗽、咯血、咽癢唇燥、口乾欲飲、舌胖質紅、脈細弦數。方中太子參益氣養陰；黃芩炭清熱解毒止血；浙貝母瀉肺止咳、化痰止血。三藥伍用，共奏益氣養陰，清肺寧絡之功。臨床運用，療效確切。

阻塞性肺氣腫

方1

組成：葶藶子 36 克、浙貝母 24 克、沉香（後下）9克。

用法：水煎服，用文火煎煮，每日 1 劑，分 3 次溫服。

功效：化痰止咳，納氣平喘。

醫師點評：本方為治療肺實腎虛型的肺氣腫常用方劑，症見咳喘反覆發作、面色暗滯、語聲不揚、咳嗽氣急、痰多色白、口乾不飲、苔黃膩、脈沉細。方中葶藶子瀉肺化痰利水；沉香濕腎納氣平喘；浙貝母化痰止咳。三藥伍用，有行有補，有燥有潤，降納並施，標本兼顧，療效確切。臨床運用本方，可辨證化裁，如見胸悶心悸氣急者，加薤白 12 克；如見畏寒肢冷者，加肉桂 9 克；咳嗽甚者，加百部 18 克；咳痰黃稠者，去沉香，加黃芩 18 克；咳痰不暢者，加瓜蔞皮 24 克。

方2

組成：山茱萸 24 克、紫石英 24 克、地龍 24 克。

用法：水煎服，每日 1 劑，分 3 次服。

功效：補腎納氣，解痙平喘。

醫師點評：本方治療本虛標實型的肺氣腫，症見咳喘

不能平臥、動則尤甚、痰少、面紅、自汗、腰膝酸軟、畏寒肢冷、舌苔薄白、脈沉細。方中山茱萸益精填髓，補腎納氣；紫石英重鎮降氣而平喘；地龍使氣道通暢，以活絡解痙。三藥合用，標本兼顧，以求肺氣平，腎氣納，其喘自止。補不留邪，宣不散氣，使氣機通達，療效顯著。

方3

組成：百合50克、桑白皮30克、杏仁18克。

用法：水煎服，每日1劑，分3次服。

功效：清熱潤肺，止咳化痰，宣肺定喘。

醫師點評：本方適用於肺氣腫之有肺熱陰虛者，症見咳嗽、吐白沫痰、痰中帶血絲、胸悶發熱、喘重時不能平臥、雙腿浮腫、腹脹悶、活動受限、脈沉細數、舌苔薄白而乾、舌質淡紅。方中百合清熱潤肺，止咳化痰；桑白皮止咳化痰定喘；杏仁宣肺定喘化痰。三藥伍用，清熱而不傷陰，宣肺而不散氣，扶正祛邪兼治，為咳喘之良方。

方4

組成：萊菔子24克、生山藥60克、玄參32克。

用法：水煎服，每日1劑，分2次服。

功效：順氣化痰，止咳平喘，扶正益肺。

醫師點評：本方善治老年人因痰多氣滯，氣鬱化痰所致的肺氣腫。症見咳嗽氣喘、呼吸困難、痰極多質黏、帶有泡沫、胸滿悶痛、舌紅少津、脈細數。方中萊菔子消食化痰，使氣順痰消，咳逆自平，故以其治其標實。山藥味甘，補肺脾腎，其性能滋陰又能利濕，能滑潤又能收澀，最善寧嗽定喘，且其性甚和平，而重用之。玄參氣薄味厚，善滋陰液，又清肺之燥熱，療肺熱咳喘最宜。三藥伍

用，既能治標實，又能治本虛，兼而清虛火，共奏止咳定喘之功，為老年痰喘之效方。

方5

組成：炙麻黃 12 克、補骨脂 24 克、車前草 36 克。

用法：水煎服，每日 1 劑，日服 3 次。

功效：宣肺止咳，平喘利水。

醫師點評：本方善治因肺氣閉塞，失於宣降，不能通調水道，在上為喘，在下為腫。症見咳嗽、咳吐白色泡沫黏痰、胸悶氣急、夜間不能平臥、晨起兩眼浮腫、雙下肢明顯凹限性水腫、尿少、舌紅、苔薄白膩、脈小滑。方中炙麻黃宣肺止咳平喘；車前草利水消腫；補骨脂濕腎納氣。三藥合用，共收喘平腫消之功，臨證靈活運用。

慢性肺源性心臟病

方1

組成：製附子 12 克、茯苓 36 克、炙甘草 12 克。

用法：先將附子先煎 1 小時後再與茯苓、炙甘草共煎半小時。每日 1 劑，日服 2 次。

功效：溫補脾腎，化痰行水。

醫師點評：本方適用於肺心病，症見咳嗽、痰白而黏、動則喘促上氣、神疲心悸、小便少、足腫、大便溏薄、四肢及背部寒冷、不欲飲水、舌苔白滑、質淡、體胖、脈沉小無力者。方中茯苓溫脾陽以化痰飲，附子大熱可溫腎壯陽，炙甘草寧心氣以製附子之過。

方2

組成：葶藶子 18 克、製附子 12 克、益母草 48 克。

用法：將附子先煎 1 小時後，再將餘藥同煎半小時，每日 1 劑，水煎 2 次，分 2 次溫服。

功效：強心利水，瀉肺定喘。

醫師點評：方中葶藶子強心利水，瀉肺定喘；附子溫腎強心；益母草對改善肺心病的瘀血狀態效果甚佳。三藥配伍用於治療肺源性心臟病、呼吸衰竭並發心力衰竭者效極佳。

方3

組成：黃芪32 克、益母草 36 克、桑白皮 18 克。

用法：水煎服，每日 1 劑，分 2 次服。

功效：益氣強心，止咳平喘。

醫師點評：本方適用於治療肺心病，症見咳嗽痰多、短氣乏力、動則加劇、心悸、下肢浮腫、舌質紫、苔薄白、脈沉細數者。臨床應用本方時，咳痰多者加杏仁 12 克；咳痰黃黏者，加黃芩 15 克；水腫明顯者，加車前草 30 克；面唇紫紺瘀血者，加當歸 12 克；氣急喘甚者，加紫石英 24 克；畏寒怯冷者，加補骨脂 18 克；噁心、嘔吐者加半夏 12 克。

彌漫性間質性肺纖維化

方

組成：山茱萸 24 克、蘇子 18 克、三棱 15 克。

用法：水煎服，每日 1 劑，分 2 次服，一個月為 1 療程。

功效：補腎益肺，活血化瘀，宣肺平喘。

醫師點評：特發性彌漫性肺間質纖維化患者常見胸悶

憋氣、咳喘、乾喘無痰、雙下肢浮腫、口唇及四肢末端發紺、並隨病情的加重而增加、舌下靜脈淤滯，舌象紫暗，伴有瘀血內阻之體徵。方中山茱萸補腎益肺；蘇子斂肺定喘；三棱活血化淤、軟堅散結。三藥伍用，共奏補腎益肺、宣肺定喘、活血化淤之效，對治療特發性彌漫性肺間質纖維化有較好的效果。

肺膿腫

方1

組成： 魚腥草 45 克、雞蛋 1 個。

用法： 魚腥草加水 500 毫升浸泡 1 小時，煎沸即可，濾出藥渣，雞蛋打入內，攪和。每天 2～3 次，徐徐咽下，連服 1 個月為 1 療程。

功效： 清熱解毒，滋陰養血。

醫師點評： 魚腥草清熱解毒，為治療肺癰特效藥，其有效成分均在揮發油中，煎煮時間稍長，即隨蒸氣揮發散失而失效。故本品煮沸為止，不易久煎。雞蛋白和黃有潤肺利咽，清熱解毒，滋陰養血之功。兩藥伍用，攻邪為主，兼能扶正，相輔相成，故療效顯著。若患者咯出血時，此湯宜溫服，但不宜太熱。

方2

組成： 魚腥草（後下）36 克、杏仁（打碎）12 克、黃芩 18 克。

用法： 加水 600 毫升，以文火濃煎至 200 毫升，空腹分 4 次服，5～7 天為 1 療程。

功效： 清熱解毒，宣肺化痰。

醫師點評：魚腥草清熱解毒，杏仁宣肺止咳、瀉熱通便，黃芩清熱、燥濕、瀉火、解毒、止血。三藥伍用，為治療肺膿腫的有效方劑，臨證應用時需隨證加減，初期邪鬱衛表，伴發熱惡寒者酌加淡豆豉 16 克；極期有高熱汗出、煩躁不寐等熱毒熾盛表現者，加金銀花 32 克；末期癰腫內潰，可見咳吐膿血或帶鮮紅血，痰量大增且味臭者，加敗醬草 18 克；熱盛加柴胡 12 克；痰中帶血者加三七粉 3 克沖服。

方3

組成：太子參 18 克、敗醬草 18 克、冬瓜仁 24 克。

用法：水煎服，每日 1 劑，分 4 次服。

功效：益氣潤肺，清熱排膿。

醫師點評：方中太子參益氣潤肺，敗醬草清熱解毒，冬瓜仁排膿止咳。三藥同用，共奏益氣潤肺，清熱排膿之功，主治素體肺氣不逆、痰熱壅阻，氣急、痰臭，帶血為肺癰者，症見咳吐膿痰、其味臭穢帶血、精神萎靡、動而氣急、下午可見兩顴泛紅、舌苔薄、脈濡數者效佳。

方4

組成：浙貝母 48 克、全瓜蔞 36 克、魚腥草（後下）32 克。

用法：水煎服，每日 1 劑，每劑煎汁共 800 毫升，分 4 次口服。

功效：清熱解毒，宣肺化痰，排膿散結。

醫師點評：方中浙貝母化痰止咳，清熱散結；瓜蔞清肺化痰，利氣寬胸，滑腸通便；魚腥草清熱解毒。三藥伍用，主治因燥熱傷肺、痰熱鬱結所致的吸入性肺膿腫，症

見發熱、咳嗽、吐痰黃稠、其味腥臭、胸脇引痛等。

方5

組成：蘆根 36 克、桔梗 16 克、桃仁 12 克。

用法：水煎服，每日 1 劑，日服 2 次。

功效：清肺熱，化瘀血，解毒祛痰排膿。

醫師點評：方中蘆根清熱生津，止嘔，利尿；桔梗清肺排膿；桃仁活血化瘀。三藥協用，切中病機，故能迅收全功。適用於肺癰之毒瘀相結期即成癰期，症見發高燒、咳嗽、吐黏膿痰、有臭味、胸部疼痛、呼吸促、口乾渴、舌質紅、苔黃、脈滑數有力等。

方6

組成：金銀花 45 克、浙貝母 18 克、皂刺 12 克。

用法：水煎服，每日 1 劑，日服 4 次。

功效：清熱解毒，清腫潰堅，逐痰排膿。

醫師點評：方中金銀花清熱解毒，並具有較強的抗炎及清熱作用；浙貝母化痰止咳，清熱散結；皂刺祛痰，開竅。三藥伍用，寒溫並用，清熱解毒，清腫潰堅，祛痰排膿。用於治療肺膿腫熱毒壅肺，療效顯著，症見發熱、呼吸急促、頻咳聲重、胸悶疼痛、口渴欲飲、舌質紅、苔黃、脈滑數者。

方7

組成：薏苡仁 36 克、白豆蔻 9 克、杏仁 12 克。

用法：水煎服，每日 1 劑，分 3 次溫服。

功效：芳香化濕，清宣肺熱。

醫師點評：本方用於治療外感風熱或痰熱壅肺，結聚成癰，其症主要以咳吐膿痰、右胸疼痛、口乾脈數為主，

其表證不存，惟痰熱壅肺，故以芳化痰濕，清宣肺熱為治。

硅沉著病

方1

組成：黃芪36克、漢防己36克、木香9克。

用法：水煎服，每日1劑，分3次服，3個月為1療程。

功效：益氣保肺，化痰止咳，寬胸理氣。

醫師點評：硅沉著病多由石塵傷肺，氣血凝滯，痰淤互結而成，其治療原則應當化痰止咳、寬胸理氣、益氣培元。方中防己祛痰濕、利水，實驗研究證明能使實驗性硅沉著病動物肺內蘇丹IV及PAS陽性藥明顯減少和消失，肺泡間隔蛋白多糖熒光強度減弱，硅沉著病結節內膠原纖維以及蛋白多糖團塊鬆解斷裂，硅沉著病結節中心填充物減少，臨床用於治療硅沉著病可收到較好效果。再加木香寬胸理氣，黃芪益氣保肺，三藥配合可收到化痰止咳，寬胸理氣，益氣保肺之效。

方2

組成：黃芪32克、丹參32克、木香9克。

用法：水煎服，每日1劑，水煎2次混合，分2次服，3個月為1療程。

功效：益氣補肺，寬胸理氣，化淤通絡。

醫師點評：硅沉著病是一種慢性疾病，中醫學認為「久病多虛」，「久病入絡」，再加硅沉著病病人肺部易反覆感染，致肺虛不能衛外，每易感冒導致肺氣虛加重，

從而出現氣虛血淤，治宜益氣補肺，活血化淤，寬胸理氣，從而使體內氣血恢復正常運行，促進臟腑、經絡有關組織的修復與再生。方中黃芪益氣補肺；木香寬胸理氣；丹參活血化淤，三藥伍用，對治療硅沉著病有較好的療效。

肺　癌

方 1

組成：魚腥草 30 克、蚤休 30 克、蜈蚣 4 條。

用法：水煎服，每日 1 劑，一日 3 次。

功效：清肺解毒，除痰散結。

醫師點評：肺癌患者以痰毒淤滯型及氣陰兩虛為多見。前者可能與肺癌患者痛有定處，瘀血咯血，舌質黯紅，舌下青筋顯露，面色黯黃，脈弦等有關；後者多與罹病日久耗氣傷陰有關。如偏氣陰兩虛者加西洋參 12 克；肺虛痰熱者加川貝母 9 克；痰毒淤滯加薏苡仁 30 克；咳嗽氣促者加百部 12 克；咯血加仙鶴草 30 克；胸痛者加元胡 20 克；高熱不退加生石膏 30 克。

方 2

組成：白花蛇舌草 30 克、生半夏 18 克、薏苡仁 30克。

用法：水煎服，一日 3 次，連服 1 個月。

功效：清熱解毒，健脾化痰。

醫師點評：本方用於肺癌咳嗽、胸痛、吐黃稠痰，時有低熱，口苦口乾，嘔噁納差，頭暈，神疲乏力，大便不爽，苔薄黃膩，脈濡數。如咯血者加大薊、小薊各 10 克；口淡食差加藿香 12 克；腫塊縮小慢者加莪朮 18 克。

方3

組成：金剛藤 35 克、土黃連 18 克。

用法：煎服，每日 1 劑。

功效：清熱解毒。

醫師點評：金剛藤是百合科植物菝葜的根莖，有清熱、消腫、解毒之效；土黃連為防己科植物根莖。其根中含掌葉防己鹼等成分，已證明有抗癌活性。二藥伍用，對其肺癌化療的同時，服用此方，有較好的療效。

方4

組成：海藻 18 克、牡蠣 35 克、夏枯草 18 克。

用法：水煎服，每日 1 劑，分 2 次服。

功效：軟堅散結。

醫師點評：關於腫瘤的治療，目前有主張以攻為主。但惡性腫瘤的特點乃積久成疾，邪勢彌甚，必須強調祛邪，始能遏制或減緩癌症進展的勢頭，正氣才能得到伸張。本方適用於肺癌早期，正氣不衰時。

方5

組成：半枝蓮 54 克、丹參 28 克、牡蠣 28 克。

用法：水煎服，每日 1 劑，3 日為 1 療程。

功效：清熱解毒，化淤軟堅，行氣止痛。

醫師點評：三藥伍用，控制炎症和感染，防止肺癌的惡化，改善微循環，增強其抗癌的滲透作用，非重劑不能攻堅，所以加大藥物的劑量，以達到祛邪的目的。

方6

組成：白花蛇舌草 30 克、絲瓜絡 30 克、薏苡仁 30 克。

各論　常見疾病特效驗方

用法：水煎服，每日 1 劑。

功效：清熱解毒，散結利濕。

醫師點評：白花蛇舌草清熱解毒；絲瓜絡潤肺生津；薏苡仁化痰利濕。三藥伍用，適用於肺癌的中心型。症見胸痛、咳嗽、憋氣吐痰帶血、活動氣喘、面色潮紅、口淡咽乾、舌質紫暗、苔薄欠潤、脈象弦數。證屬熱毒蘊結、上熱下濕，阻寒肺竅者。

胃　炎

方1

組成：生薑 12 克、陳皮 9 克。

用法：將生薑洗淨切成薄片，與陳皮同放砂鍋（或瓷鍋）內，加清水 650 毫升；浸漬 30 分鐘，以武火煮沸，再調文火煎至約 200 毫升，濾渣取煎液。分 2 次服飯煎溫服，連服 7 天為 1 個療程，一般 1～2 個療程即癒。

功效：行氣散寒，止痛止嘔。

醫師點評：生薑為治胃寒疼痛嘔吐之聖藥；加陳皮氣行則血行，血通則不痛，本方特別適用於胃寒疼痛吐酸，食後腹脹，飲食不消等。

方2

組成：大米 100 克、乾薑 4 片切碎為末。

用法：將大米淘淨，與薑末一同放入鍋內，加清水適量者。成粥，米爛熟即可食用。每日 1 次約 200 毫升，連服 15 日為 1 療程，一般 1 療程即效。

功效：溫中、散寒、止痛。

醫師點評：乾薑溫中散寒，製成米粥適用於慢性胃炎

患者，症見胃痛喜溫喜暖，痛勢綿綿不休。

方3

組成：淡豆豉 15 克。

用法：淡豆豉加溫水浸泡 10 分鐘，急煎取汁半茶杯，約 60 毫升，立服。每遇胃痛急服見效。

功效：助消化，止胃痛。

醫師點評：本方煎服簡易，服之立效，是治胃痛良方。

方4

組成：白砂糖 20 克、生薑 1 片。

用法：白砂糖加清水 100 毫升，攪溶後，以武火煮沸，此時加薑生，以文火再煎煮 5 分鐘，熱服頓服。

功效：溫胃、緩急、止痛。

醫師點評：白砂糖甘甜緩急止痛，生薑溫胃祛寒，故用於胃氣冷疼者，服之立效。

方5

組成：延胡索 5 克、胡椒 3 克。

用法：二藥為細末，每日 2 次，飯前 30 分鐘，以溫酒調服。若疼痛發作即服，上方為一次量。

功效：溫胃，理氣，止痛。

醫師點評：本方是治氣胃痛良方，症見胃痛喜溫喜暖，得熱飲則痛減，甚則四肢不溫的患者。

方6

組成：天花粉 12 克。

用法：天花粉加清水 250 毫升，以文火煎煮，取汁 90 毫升，不拘時代茶飲，連服 10 天為 1 療程。

功效：清熱、生津、止渴。

各論　常見疾病特效驗方

醫師點評：本方適用於胃熱津液不足者，證見胃熱、口乾、口渴、大便乾、小便少的患者。

消化不良

方1

組成：綠豆 20 克、紅豆 15 克、黑豆 15 克。

用法：三種豆淘洗乾淨，加水 900 毫升，武火煮沸，再以文火煮至豆皮開裂即可，加紅糖適量，喝湯吃豆。連服 6 日為 1 療程。

功效：消食防暑。

醫師點評：此方可用於暑熱濕季節防暑，還可治療消化不良，是民間食療良方。

方2

組成：番茄適量。

用法：取番茄洗淨，搗爛，以紗布擠汁，每次飲半茶杯，每日 2～3 次，連服 7 天。一般 1 療程見效。

功效：消食健胃。

醫師點評：本方用番茄製作簡單，服之爽口，用之有效。適用於消化不良，食慾不振及口生瘡的人。

方3

組成：菠菜根 30 個。

用法：取菠菜根洗淨，加水適量，以文火煮爛，加少許鹽食用，每日 3 次，連服 7 天為 1 療程，一般 1 療程可效。

功效：治消化不良。

醫師點評：此方用來治療消化不良，食後腹脹、腹滿以及大便乾燥的中老年病人，效果良好。

方 4

組成：香菜 15 克、粳米 100 克、熟牛肉 50 克、生薑 5 克、橘皮 5 克。

用法：將香菜洗淨切碎，熟牛肉、生薑、橘皮切碎成米粒大小。粳米淘洗乾淨，入鍋加清水燒開，煮至米粒開花時加入生薑、牛肉、橘皮、精鹽一同以文火熬成粥，再調入香菜末、味精即可食用。日服 2 次，7 天為 1 療程。

功效：健脾消食。

醫師點評：本方適用於脾胃虛弱，消化不良及維生素 C 缺乏症的老人、虛弱人。是較好的食療補益之方。特別適用於胃中虛寒的人。

方 5

組成：山楂 100 克。

用法：將山楂沖洗乾淨，去核切片，入鍋內，加清水煮約 20 分鐘，調以冰糖進食。

功效：消食化積，降血脂。

醫師點評：此方有消食化積之功效，適用於食滯不化，內積不通。對於傷食有效。常服可防高血壓病和高血脂症。

方 6

組成：蜂蜜 1 湯匙、番茄適量。

用法：將番茄淨搗爛，以紗布取汁 1 玻璃杯，添加蜂蜜調勻，每天服 2～3 次。

功效：消化不良。

醫師點評：此方能增強食慾，激活消化過程，預防動脈粥樣硬化，增進造血功能，並可促進膽固醇代謝正常化及體內酸鹼平衡。

各論　常見疾病特效驗方

胃酸過多

方1

組成：蜂蜜 1 湯匙、馬鈴薯適量。

用法：取蜂蜜 1 湯匙，將馬鈴薯洗淨去皮榨取汁液 1 杯，加蜂蜜調勻，每天 2～3 次，夜晚空腹再飲 1 次。

功效：治胃酸過多。

醫師點評：此方對維護水代謝正常和心臟功能正常有很好效果。同時對胃酸過多，以及因胃、十二指腸潰瘍所引起的疼痛、噯氣、噁心等症狀，均有比較明顯的抑制作用。

方2

組成：雞蛋殼 6 克。

用法：雞蛋殼研細末，內服，每次 3 克，每日 2 次，連服 7 天為 1 療程，一般 1 療程即效。

功效：治胃酸過多。

醫師點評：本文製法簡單，經濟有效，適用於治胃酸過多、口臭；亦可用於治療支氣管炎、哮喘、麻疹等症。

方3

組成：煆牡蠣粉 9 克。

用法：將牡蠣研為細粉末，用黃酒加熱溫服，每天 1 次，連服 7 天即效。

功效：制酸、止痛、軟堅散結。

醫師點評：本方為良效驗方。特別適用於胃潰瘍，胃酸過多的病人。

方4

組成：大棗 6 枚、白胡椒 12 粒。

用法：將每只大棗去核，放入白胡椒 2 粒，放米飯上蒸熟食用。每日 1 次，連服 7 天，一般 7～14 天即效。

功效：溫中和胃，制酸止痛。

醫師點評：二藥伍用溫中和胃，止酸止痛效果甚佳，適用於虛寒性胃痛者。

胃　　痛

方1

組成：飴糖 20 毫升。

用法：將飴糖用開水約 70 毫升溶化，飯前飲用，每天 3 次。連服 10 天為 1 療程，一般 1～2 個療程顯效。若疼痛加劇，可即溶即飲。

功效：溫胃止痛。

醫師點評：飴糖甘溫緩急止痛。適用於虛寒胃痛者，症見胃痛隱隱，喜溫喜暖得熱則痛減，每因寒涼冷飲而發作痛難以忍受，急用本方可緩解。

方2

組成：砂仁 6 克，粳米 100 克。

用法：先將粳米加水適量以文火煮成粥。將砂仁研成細末入粥，攪勻，稍煮即可。每日 1 劑，可代晚餐。連服 10 天為 1 療程。

功效：行氣溫中。

醫師點評：砂仁行氣健脾和胃溫中，故用於虛寒胃痛兼脹滿者。本方製法簡單，用之有效，堪稱民間良方。

方3

組成：炒白扁豆 50 克、粳米 100 克。

用法：扁豆、粳米加適量清水煮至爛熟。分 2 次服，每日 1 劑，連服 10 天，20 天為 1 療程。

功效：醒脾、開胃、生津。

醫師點評：白扁豆粥醒脾、開胃、生津，適用於脾虛納呆，食之不香，口唇乾燥者。是較好的食療方。

方4

組成：沙參 9 克、玉竹 12 克、老鴨一隻。

功效：益胃生津。

用法：殺老鴨去毛、內臟、頭及足蹼，切成大塊與二藥同入鍋內清燉，文火煮至爛熟，食鴨肉喝湯。可分 2～3 次服；每週 1 隻鴨，連服 4 週。

醫師點評：沙參、玉竹生津止渴，益胃健脾，老鴨肉味醇厚，補益脾胃，補氣補血，是較好的民間食療方。

反流性食管炎

方1

組成：佛手 18 克、雞蛋殼 18 克。

用法：將佛手、蛋殼焙乾為細末。每次服 6 克，開水送下，每日 2 次，痛時服療效更明顯。

功效：和胃，制酸，止痛。

醫師點評：本方藥材豐富製法簡單，療效顯著，堪稱民間良方。

方2

組成：旋覆花 12 克、薏苡仁 27 克、沙參 15 克。

用法：將旋覆花，沙參用布包，加水 200 毫升，煎至 100 毫升去渣後入薏苡仁以文火煮粥食。每天 1 劑，分 2

次服。服 20 劑為 1 療程。

功效：益胃生津，降逆止嘔。

醫師點評：薏苡仁、沙參健脾益胃生津，旋覆花降逆止嘔，對胃氣上逆反酸水、吞咽困難有較好的療效，特別適宜治療晚期食管狹窄的吞咽困難患者。

方3

組成：生薏苡仁 100 克、大米 50 克。

用法：先將薏苡仁加水 350 毫升煮爛，後入大米文火熬成粥。可做晚餐食之，不必服盡；亦可分兩次服用。每日 1 劑，21 天為 1 療程。

功效：健脾利濕

醫師點評：薏苡仁健脾利濕清熱，適於吞咽困難、胃熱、吐酸等病症，是食療良方。

方4

組成：白木耳 12 克、冰糖適量。

用法：白木耳浸泡數小時，洗淨去雜質，加適量清水，以文火煮爛，酌加冰糖，喝湯食木耳。每日 1 劑，連服 30 天為 1 療程。

功效：止痛止嘔。

醫師點評：冰糖甘甜，緩急止痛，木耳降逆止嘔，適用於食後腹脹痛嘔吐患者。

萎縮性胃炎

方1

組成：黃連 500 克、食醋 500 毫升、白糖 500 克、山楂片 500 克。

用法：食醋以瓶裝米醋為佳，將上述加開水 4000 毫升，混合浸泡 7 天，濾渣服用；每日 3 次，飯後每次服 50 毫升，一般 1～2 劑即效。禁用塑膠料製品裝存。

　　功效：消食健胃，緩急止痛。

　　醫師點評：本方酸苦甜，具有緩急止痛，消食健脾，厚腸胃的作用，對萎縮性胃炎療效確切。

　　附注：此為遼寧省錦縣中醫院張茵川等傳方。

方2

　　組成：柴胡、白芍、枳殼各 15 克，黃連、木香各 10 克，蒲公英 30 克，烏梅 15 克，丹參 25 克，甘草 10 克。

　　用法：每日 1 劑，水煎 2 次，早、晚分服。

　　功效：清胃滋陰，活血理氣。

　　醫師點評：此方理氣、清胃、滋陰兼以活血，配伍合理，療效顯著。曾有報導，用本方治療萎縮性胃炎 45 例，獲效 41 例。

消化性潰瘍

方1

　　組成：鮮地龍 500 克、白糖 250 克。

　　用法：將鮮地龍放在淨水中約 2 小時，再以消毒紗布濾取汁液，對殘存的地龍，再用冷開水沖洗過濾幾次，將溶液混合，加白糖攪勻，得液約 700～1000 毫升，置於陰冷或冰箱內。每日 3 服，服時加溫，一次服 30～40 毫升，飯前一小時口服。服後即向病痛方向側臥 1 小時左右。一般可連服 1～2 個月。

　　醫師點評：此方藥液味甜適口，無特殊氣味，服之有

效，是治療消化性潰瘍病的良方。

附注：此方參考南通中醫院朱良春大夫傳方。

方2

組成：蒲黃 20 克、五靈脂 20 克。

用法：水煎服，每日 1 劑，分 2 次服。

功效：活血化淤，通絡止痛。

醫師點評：蒲黃、五靈脂均具有活血化淤的作用，用於血淤絡阻之輕證。症見胃脘刺痛而持久，痛處固定、拒按，食後加重，或伴有嘔血、黑便。舌質紫黯或有瘀點、瘀斑，脈弦或澀。

方3

① 志蔻丸。

用法：每天 2 次，每次 1 丸。散寒止痛，疏肝和胃，適用於消化性潰瘍。

② 附子理中丸。

用法：每天 2 次，每次 1 丸。功能溫中散寒，適用於脾胃虛寒之胃痛。

③ 三九胃泰沖劑。

用法：每日 2 次，早晚各 1 袋，15 天為 1 療程。功能理氣健胃止痛，適用於各種潰瘍。

④ 蜂蜜 100～150 毫升（約 1 杯）。

用法：隔水蒸熟後，於食前空腹 1 次服下，每日 3 次，連服 2～3 週。

功效：和胃健脾。

醫師點評：蜂蜜具有較好的補虛、潤燥、解毒、止痛作用，對各種潰瘍有效。

各論　常見疾病特效驗方

胃與十二指腸潰瘍

方1

組成：糖醃桂花2克、蓮子60克、白糖5克。

用法：將蓮子加清水適量，文火熬成羹，入桂花、白糖攪勻即成，每日1劑，連服15天為1療程。

功效：健脾，益胃，止痛。

醫師點評：蓮子健脾；白糖甘甜入脾，緩急止痛。此方用於飢餓痛有較好療效。

方2

組成：橘皮20克、大米50克。

用法：橘皮加適量清水煮沸，文火煎5分鐘，去渣以此煎液煮大米成糜粥服食，每日1劑，7天為1療程，一般1～2療程而癒。

功效：行氣止痛。

醫師點評：橘皮行氣止痛，用於氣滯胃痛效果明顯。

方3

組成：白及粉12克、牛奶300克、蜂蜜50克。

用法：將牛奶煮沸，小心溢出，加入蜂蜜、白及粉攪勻。每日1劑，一次頓服，連服7天，一般1～2個療程有效。

功效：收斂止血，緩急止痛。

醫師點評：白及收斂止血，奶蜜補脾益胃，甘甜緩急止痛。用於潰瘍活動期症見飢餓痛或大便隱血陽性的患者。

方 4

組成：紅茶 5 克。

用法：放入保溫杯中，以沸水沖泡，加蓋濕浸 10 分鐘，再調入蜂蜜、紅糖適量，趁熱飯前頻頻飲用，每日 3 劑。

醫師點評：紅茶具有和胃益氣作用；可治療胃與十二指腸潰瘍病。

方 5

組成：甘草適量。

用法：將甘草研細粉與適量水蒸熟後一併服下，每次 3 克。

醫師點評：甘草是一味調和諸藥的中藥，多數中藥湯方中都有甘草，具有和中健胃的作用，主治胃與十二指腸潰瘍。

胃　癌

方 1

組成：黃芪25 克、山藥 50 克。

用法：黃芪加清水 300 克浸泡半小時，煎煮 30 分鐘去渣，入山藥（切成薄片），再煎煮 30 分鐘，加蜂蜜即成。每晚 1 次，連服 1 月為 1 個療程。

功效：健脾，益氣，生津。

醫師點評：本方健脾益氣生津，適用於脾胃虛弱、食慾不振、口渴、咽乾者；加蜜甘甜，亦可緩急止痛。

方 2

組成：紫皮大蒜 1 頭（約 30 克左右）、粳米 50 克。

用法：大蒜剝皮拍碎與粳米加清水適量以文火熬成粥，每日 1 劑，2 次分服，連服 30 天。

功效：抗癌解毒。

醫師點評：藥理學研究表明，大蒜有助消化、降脂、抗腫瘤作用，特別適用於胃癌的治療。

方3

① 蜈蚣粉：蜈蚣曬乾研末，每日量約 2～3 條，分 3 次服。

② 蚤休湯：蚤休 50～100 克，煎水飲服，1 療程 10 天，服 7～8 個療程。

③ 白鵝血：殺鵝趁血熱即服，量不計。5～7 日 1 次。

④ 吳氏經驗方：烏蛇粉 420 克，土鱉蟲、蜈蚣各 90 克，研為細末，煉蜜為丸，每丸 3 克。早晚各 1 丸，溫開水送下，適用於各型胃癌。

胃腸脹氣

方1

組成：青皮 6 克、陳皮 9 克。

用法：二藥加清水 300 毫升，浸泡 30 分鐘，以武火煎煮至沸，再以文火燉煎，取汁 120 毫升，分 2 次服，每日 1 劑，連服 6 天為 1 療程，一般 1～2 個療程即效。

功效：舒肝和胃，理氣止痛。

醫師點評：二藥源豐富，價格低廉，煎服簡單，行之有效。青皮沉降下行，偏於疏肝膽氣分，兼能消積化滯；陳皮偏於理脾肺氣分，長於行氣健胃，燥濕化痰。二藥伍用，共奏舒肝和胃，理氣止痛，調中快膈之功。對肋間神

經痛，急慢性肝炎表現為胸脇脹痛等症有良效。

方2

組成：香附9克、蘇梗9克。

用法：二藥加清水250毫升，浸漬30分鐘，以武火煮沸，以文火再煎5～8分鐘，取液120毫升，分2次空腹服用，每日1劑，連服7天為1療程，一般1～2個療程即癒。

功效：行氣止痛，消脹除滿。

醫師點評：香附入血分，行血中之氣；蘇梗走氣分，以行氣寬中。二藥伍用，氣血雙調，理氣解鬱，行氣止痛，消脹除滿力量增強。適用於氣血不調、腹脹滿、妊娠嘔吐、腹脹等症。

方3

組成：旋覆花6克、代赭石12克。

用法：代赭石打碎與旋復花共以布包，加清水300毫升，浸漬40分鐘，以武火煮沸，再以文火煎燉10分鐘，取液100毫升，分2次服，每日1劑，連服7天為1個療程，一般1～2個療程即癒。

功效：降逆止嘔。

醫師點評：旋覆花降氣止嘔，宣肺利水；代赭石鎮逆降氣，涼血止血。二藥伍用一宣一降共奏鎮逆止嘔，下氣平喘，化痰消痞之功，適用於噁心嘔吐、呃逆不止、噯氣頻頻的患者。

方4

組成：高良薑42克、香附42克。

用法：二藥共為細末，每服6克，每日2次，白水送

各論　常見疾病特效驗方

下，上方量為 1 療程 7 天劑量，一般 1 療程即效。

功效：溫中散寒，理氣止痛。

醫師點評：此方乃明‧孫一奎方，用於治療寒痛、氣痛、腹痛皆有效。筆者體會：二藥伍用，善治胃脘疼痛。凡屬寒凝氣滯者，均有良效。但臨床應隨證化裁。寒甚者多用高良薑；氣滯甚者重用香附。

方5

組成：蘿蔔子 9 克、蘿蔔葉 15 克。

用法：二藥加水 350 毫升，浸泡 40 分鐘，以武火煮沸，以文火燉煎 7 分鐘，取汁 150 毫升，2 次分服，空腹水送下，連服 7 天為 1 療程，一般一療程即癒。

功效：消食化滯，行氣消脹。

醫師點評：二藥配伍，善治脾胃不和，胃腸功能紊亂，以致消化不良，腹脹腹痛，胸滿悶等症。

胃下垂

方1

組成：小茴香 10～15 克、粳米 30～60 克。

用法：先將小茴香取汁，去渣，入粳米為稀粥，或將小茴香 3～5 克研為細末調入粥中煮食。

功效：溫中健脾。

方2

組成：吳茱萸 2 克、粳米 30 克、生薑 2 片、蔥白 2 根。

用法：將吳茱萸研為細末，用粳米先煮粥待米熟後下吳茱萸及生薑、蔥白煮成粥。

功效：補脾暖胃，溫中散寒。

方3

組成：鯽魚 1～2 條、糯米 50 克。

用法：同煮粥食，早晚常服。

方4

組成：黑棗、玫瑰花中適量。

用法：棗去核，裝入玫瑰花，放碗中蓋好，隔水蒸爛，每次吃 5 個棗，每天 3 次，經常食用。

功效：可健脾化淤。

方5

組成：生薑 250 克，豬肚 1 個。

用法：將生薑洗淨切碎，放入洗淨的肚中，文火煲湯，喝湯吃肚。每 2 天吃 1 個，連吃 3～4 個。

功效：溫脾祛濕。

方6

組成：大棗、生薑、紅糖、豬板油各 500 克。

用法：將大棗去核生薑洗淨晾乾，與紅糖一起，加豬板油共炸，同研為末。每天 2 次，每次 30 克；用開水送服，直服 1～2 劑。

功效：健脾祛濕。

泄瀉痢疾

方1

組成：木香 12 克、苦參 15 克、甘草 30 克。

用法：苦參用酒炒焦與其他二藥，共加清水 350 毫升，浸漬 30 分鐘，以文火煮煎熬取汁 200 毫升，二煎加溫水適

量，留煎液約 150 毫升，兩液混合，分 2 次服，每日 1 劑，一般 3～5 劑而癒。便下白黏膠凍狀為白痢，以薑湯送上藥液，下痢紅或紅白相間以紅茶水送下。

功效：清熱燥濕止痢。

醫師點評：本方以苦參燥濕止痢，甘草健脾，緩急止痛，臨床用於紅白痢疾療效滿意。

方2

組成：黃丹 6 克、枯礬 20 克（即白礬以火煅除去結晶水）。

用法：以銅勺加熱熔黃蠟 40 克，加入丹礬末趁熱為丸，如黃豆大。每服 6 克，日 3 次，空腹白開水送服。

功效：澀腸止痢。

醫師點評：下痢時間長久，諸藥不效，服此立效。

方3

組成：茜草 35 克。

用法：茜草加水 2000 毫升，浸泡半小時後，以武火煮沸，以文火煎煮 7 分鐘左右，以煎液薰洗雙足底每日 3 次，一般 2～4 天即癒。

功效：止瀉止痢。

醫師點評：足底有腎之井穴——湧泉。洗雙足底可使腎得溫熱；腎又主水，開竅於前後二陰，故此方神效。

方4

組成：梧桐葉 200 克。

用法：梧桐葉以清水 1500 毫升浸泡半小時後，以武火煮沸，再以文火煎煮 8 分鐘，不需去渣而用之薰雙足，待降溫洗浸雙足底；日 2 次，一般 2～4 天即癒。

功效：止痛止痢。

醫師點評：本法煎煮簡單易行，用之有效。堪稱民間
良方。

方5

組成：石蓮子肉（去青心）30克、木香9克。

用法：二藥共為細末，每服6克，以米湯送下；日服
2次，連服1週即癒。

功效：開噤止痢。

醫師點評：本方治噤口痢，屢用屢效。

方6

組成：香附子200克、白茯神80克。

用法：香附子以清水浸泡3日曬乾炒，白茯神去皮木，
加蜂蜜適量以文火煎煉，和丸，大小如雞蛋黃一半，約6
克，空服以白開水送下，日2次，連服5～7日可癒。

功效：健脾，疏肝，止瀉。

醫師點評：香附子疏肝理氣，又可調經，茯神養安神
健脾。故本方特別適用於婦人久瀉。

方7

組成：五味子50克、吳茱萸15克。

用法：吳茱萸以米湯浸泡一日，曬乾，與五味子同炒
為細末，每日早空腹以陳倉米湯服6克，連服5～7天神
效。

功效：澀腸止瀉。

醫師點評：五更瀉亦稱之為雞鳴瀉，若久瀉經年不癒
務必及腎，故名為腎瀉，此方為治腎瀉而設，神效。

方8

組成：生半夏 500 克、好燒酒（60°）500 克。

用法：半夏入酒浸泡（泡透約 3 天），陰乾為細末，老米飲濃汁多丸，如綠豆大小，朱砂為衣，每次服用 6 克（約 60 丸），赤痢清茶送下，白痢薑湯送下。連服 10 天，每日再服。

功效：心濕止痢。

醫師點評：本方用於下痢膿血樣或狀如白凍的白痢均有良好療效；宜可用於瘧疾，以白湯送下。

方9

組成：山藥 15 克

用法：山藥切成片炒至微黃研細末，入粥內食之。

功效：健脾止瀉。

醫師點評：山藥乃健脾止瀉之良藥，今入粥作食療，製作簡單，服之方便。堪稱食療良方。

方10

組成：五倍子 29 克、白礬 15 克。

用法：二藥加水 1000 毫升，浸泡半小時後以武火煮沸，再以文火煎 8 分鐘，淨洗陰部，以煎液薰蒸，適溫則洗，以手輕輕托扶，同時做提肛提氣運動，待復位，側臥 30 分鐘；治療期間謹防大便乾燥，多食蔬菜，適當加服蜂蜜，及時排便；若再次脫肛，如上法再洗。一般 2～3 次即癒。

功效：澀腸固脫。

醫師點評：本方用於久痢久瀉、中氣下陷之脫肛，方法簡單，行之有效。

方 11

組成：紫皮大蒜 3～5 瓣。

用法：大蒜以秸稈柴火炭燒熟服之，每天 2 次，每次 3～5 瓣。

功效：止痢。

醫師點評：本方是非常有效的驗方。

方 12

組成：苦參 27 克、秦皮 15 克、甘草 5 克。

用法：上三藥加水 450 毫升，浸 30 分鐘，以武火煮沸，再改文火煎燉，取液 100 毫升，再加溫水煎煮。煎取液 100 毫升，兩液混合，早晚分服，每日 1 劑。

功效：清熱解毒止痢。

醫師點評：本方用於痢疾，症見腹痛下痢，赤白相間凍狀，口渴，尿黃等一派熱象之患者，效果良好。

腸　炎

方 1

組成：益智仁 27 克、馬齒莧 27 克、馬鞭草 12 克。

用法：上三味藥加清水 500 毫升，浸泡 30 分鐘，以武火煮沸，再改文火煎燉，取汁 100 毫升；再加溫水如上煎取汁 100 毫升，兩液混合，早晚分服，日 1 劑，連服 7 天。

功效：健脾利水。

醫師點評：本方適用於慢性腸炎患者，久瀉致脾虛故健脾以治本，利水祛濕以治因，是效果較好的驗方。

方2

組成：紅皮蒜一頭。

用法：將紅皮蒜燒炭存性，開水泡服。每天 2 次，早晚各 1 次。連服 7 天即效。

功效：健脾，和胃，止瀉。

醫師點評：本方製作簡單，用之有效，是民間良方之一。

方3

組成：蓮子肉 27 克、粳米 49 克、薏苡仁 27 克、大棗 9 枚。

用法：上四味加水適量浸漬 30 分鐘，以文火煎熬成粥，每天 1 劑，趁熱溫服。

功效：健脾止瀉。

醫師點評：本方健脾止瀉，用於慢性腸炎患者，是良好的食療方。

方4

組成：紫蘇葉 15 克、生薑 6 克、甘草 3 克。

用法：上藥加水 600 毫升，浸泡半小時後，以武火煮沸，改文火煎取液 200 毫升為宜，分早午晚 3 次服，每日 1 劑。直至痊癒。

功效：解毒利濕。

醫師點評：本方主治因食魚蟹鱉等海物而引起的急性胃腸炎。亦可用於寒濕性腸炎。

方5

組成：大米 35 克、生薑 7 克、陳皮 7 克。

用法：大米、生薑洗淨與陳皮加清水 750 毫升浸 30 分

老中醫百病特效驗方

鐘，以武火煮沸，改文火熬煎取汁 200 毫升左右；早晚各 1 次分服，日 1 劑，直至病癒。

功效：解毒止痢。

醫師點評：本方適用於急性胃腸炎，症見腹痛腹瀉；便下膠凍狀，甚至便下膿血的患者。服之即效，是經驗良方。

慢性膽囊炎

方1

組成：玉米鬚 21 克、茵陳 15 克、蒲公英 9 克。

用法：上藥三味加清水 1000 毫升，浸泡半小時後，文火煎煮，留煎液約 500 毫升，飲用時加適量白糖，溫服。日 1 劑，每次約 250 毫升，連服 7 天為 1 個療程，一般 1～2 個療程即效。

功效：清熱利濕。

醫師點評：茵陳清熱利濕，玉米鬚利尿，使濕熱之邪從小便而去。本方對本病疼痛有顯著療效，但飲量宜大，即日服 1 劑半。

方2

組成：麥芽 9 克、山楂 6 克。

用法：二藥炒至焦黃，加清水 400 毫升，浸漬半小時，以武火煮沸，改文火煎熬，待煎液 200 毫升左右，去渣加入適量紅糖攪拌。不拘時代茶飲，日 1 劑，連服 15 天為 1 療程。

功效：消食，導滯，和胃。

醫師點評：本方對食後腹脹，消化不良，宿食停積有

較好的治療作用，且有促進膽囊收縮功能的作用。

方3

組成：檳榔9克、炒萊菔子9克、橘皮3克。

用法：檳榔打碎與萊菔子、橘皮加清水約350毫升，浸泡30分鐘，以文火煎煮，取煎液150毫升，加適量白糖攪勻，不拘時代茶飲，日1劑，連服15天為1個療程。

功效：健脾祛濕。

醫師點評：本方適用於本病且有腹脹，納差，大便稀不成形患者，健脾祛濕以利膽，是民間之簡單有效的良方。

方4

組成：山楂15克。

用法：山楂炒焦，加水約300毫升，以文火煎煮取汁100毫升，加入少量白糖，作為餐間加餐，1日1劑，連服30天為1療程。

功效：利膽降脂。

醫師點評：山楂有消食健脾之功，用於食少腹脹等症狀。藥理研究表明：山楂有稀釋膽汁和降脂之功，故對肥胖患者更有益。

方5

組成：金錢草27克。

用法：金錢草加水250毫升，浸泡30分鐘，以文火煎取100毫升煎液，分2次服，1日1劑。連服30天為1療程。

功效：消炎利膽。

醫師點評：金錢草清熱利濕，對慢性膽囊炎有較好治療作用。本方亦可用於膽囊泥砂樣結石，療效確切，但1

療程為半年以上。

膽石病

方1

組成：大葉金錢草 27 克、茵陳 21 克、蘆根 13 克。

用法：上三味加清水 300 毫升，浸泡 30 分鐘，取水煎液 100 毫升，不拘時代茶飲，日 1 劑，連服 2～3 月為 1 療程。

功效：利膽消石。

醫師點評：三藥入煎共奏利膽祛濕之功，適用於膽囊內泥沙樣結石患者。

方2

組成：芒硝 45 克、明礬 45 克。

用法：二藥為細末，裝空心膠囊，每服 3 克，日 3 次，每服 10 天為 1 療程，停 3 日繼服。

功效：利膽，降脂，排石。

醫師點評：本方對於膽石病且形體肥胖有明顯療效。間斷服藥 3 個月餘，確有排石之功。

方3

組成：生大黃 10 克。

用法：生大黃用水 200 毫升浸泡 30 分鐘左右，以文火煎煮，待煎液 100 毫升左右，去渣服用，日 1 劑，連服 15 天為 1 療程。首劑應加倍用量，即生大黃用 20 克。

功效：利膽退黃，消石排石。

醫師點評：本方適用於單純性膽結石，以 B 超診斷為依據。用藥期間定期 B 超檢查，以觀其效，進而可證明本

方之良效。

方4

組成：金錢草 27 克、海金沙 15 克、茵陳 12 克。

用法：海金沙用布包入煎，三藥加水 300 毫升，浸漬 30 分鐘，煎汁約 150 毫升去渣，每日 1 劑，分 2 次服，連服 1 月為 1 療程。

功效：清熱，利膽，排石。

醫師點評：本方清熱利濕利尿，促進膽汁分泌，利於膽內結石的排出。

方5

組成：梔子 9 克、生大黃 25 克、茵陳 10 克。

用法：梔子、生大黃加清水 200 毫升，浸泡 30 分鐘後以文火煎煮，煎液約 100 毫升左右。加入以溫水浸泡過的茵陳，再以文火燒沸，5 分鐘後去渣取液，分 2 次服，日 1 劑，連服 30 天為 1 療程。一般 2～3 療程見效。

功效：清熱，利膽，排石。

醫師點評：對膽石症患者進行 B 超觀察表明，生大黃煎劑有鬆馳括約肌，加強膽囊收縮，膽管擴張，除膽道異物的作用。故本方為膽疾患首選方劑之一。

脂肪肝

方1

組成：生山楂 30 克。

用法：生山楂加清水適量煎煮，不拘時代茶飲。日 1 劑，連服 30 日為 1 療程。

功效：健脾，消食，降脂。

醫師點評：生山楂消食降脂適用於嗜酒肥甘肥胖的患者。

方2

組成：海帶 200 克、瘦肉 100 克。

用法：海帶洗淨切細絲，瘦肉切細絲，加清水文火燉熟爛，加少許鹽以調味，飲湯佐膳常食。

功效：健脾，消積，散結。

醫師點評：海帶消積散結，適用於肥胖之人。

方3

組成：大棗 1 枚、芹菜連根 20 克。

用法：大棗、芹菜帶根洗淨切段，加清水適量，煎湯代茶飲，每日 1 劑。

功效：健脾降脂。

醫師點評：大棗和中健脾，用於脾胃虛弱的病人。

方4

組成：番瀉葉、澤瀉、山楂各 9 克。

用法：上藥加清水約 300 毫升，浸泡半小時，以文火煎煮至 150 毫升左右。其煎液不拘時代茶飲，日 1 劑，連服 30 天為 1 療程。

功效：清熱降血脂。

方5

組成：鬱金 9 克、柴胡 12 克、茵陳 15 克。

用法：上藥加清水 250 毫升，煎至 100 毫升去渣，頓服，每天 1 劑，連服 30 天。

功效：舒肝解鬱。

醫師點評：本方適用於情志不快，抑鬱煩悶而肥胖的

各論　常見疾病特效驗方

人。

肝炎預防

方1

組成：鮮垂柳枝葉 60 克。

用法：取鮮柳枝葉加水 500 毫升，煎至 300 毫升，濾去枝葉，煎液分 2 次服，連服 4 天。

功效：清熱解毒。

醫師點評：垂柳枝葉味苦，性寒，入心肺二經；古籍有「治天行熱病，傳尸，骨蒸」即現代傳染病。本品對肝炎、早期肝硬化有較好的治療作用，對病毒性肝炎，特別是甲型病毒性肝炎有一定的預防作用。

方2

組成：蒲公英 120 克、甘草 60 克。

用法：二藥加水 1000 毫升，煎取藥液 400 毫升，加適量水再煎，連同壓榨液合併濃縮，收成稠膏 60 克。每服 7 克，白開水沖服，每日早晚各 1 次，連服 7 天。間隔半個月後再服 7 天。

功效：清熱解毒，利濕。

醫師點評：蒲公英對於春季肝火上炎，目赤腫痛，婦人乳房脹痛有較好的療效。春季肝病多易發，以此來預防肝病行之有效。

方3

組成：茵陳 30 克、大棗 12 枚。

用法：茵陳、大棗加清水適量，浸泡半小時，煎至 100 毫升左右，一次頓服。每週 3 次，持續服 6 週。

功效：清熱利濕，健脾益氣。

醫師點評：茵陳清熱利濕，大棗和中健脾，增強了脾主運化水濕功能，從而祛除了肝炎的主要致病因素～溫熱，達到了預防肝炎的目的。

方4

組成：紫花地丁150克、柳根150克。

用法：二藥分煎各加水300毫升，煎至150毫升，將兩藥液混合攪勻。每服30毫升，食前服，每日3次，連服7天。間隔半個月再服7天。

功效：清熱解毒。

醫師點評：民間有許多如上驗方及單方對預防病毒性肝炎有一定效果，常被用來作群眾性預防。

慢性肝炎

方1

組成：茵陳81克、大棗180克。

用法：將茵陳、大棗加水5000毫升，浸漬30分鐘後，以武火煮沸，再調文火煎燉40分鐘，除去茵陳即可。每日早晚溫服每次100毫升，且吃棗2枚，餘液妥善保存，以繼服。

功效：健脾和胃，祛濕利膽。

醫師點評：本方適用於各型慢性肝炎，病情較平穩，且無腹水、無肝硬化出血傾向者。症見脾虛納差，食慾不振，大便稀，晨起口苦，輕度膽囊炎的患者最適宜服用本方。

方2

組成：母雞 1500 克、當歸 12 克、黨參 15 克。

用法：殺雞去毛、內臟，洗淨，將當歸、黨參漂洗後入雞腹，將雞放大砂鍋內加水適量，以少許佐料調味，燉至爛熟即可，每日 1 次，吃肉喝湯，連服 1～2 隻雞，身體力氣明顯增加。

功效：補氣養血。

醫師點評：本方適用於中氣虛、血虛之人，症見氣虛無力；面白少氣懶言，遇勞則加重，脈細弱，甚者有中氣下陷、臟器脫垂重者。

方3

組成：豬瘦肉 50 克、夏枯草 27 克。

用法：將豬肉洗淨切細碎，加入夏枯草，加水 1500 毫升，燉爛熟，去渣服湯，分 2 次服，日 2 次連服 15 天。

功效：清熱解毒，利膽。

醫師點評：本方作為急性傳染性肝炎輔助食療方，既清熱解毒，又有補益作用，是較好的膳食療法。

方4

組成：胡蘿蔔纓 300 克。

用法：將鮮胡蘿蔔纓洗淨放入砂鍋內，加水 400 毫升，以武火煮沸，再以文火煎燉，煎至 150 毫升，濾液，再加溫水 300 毫升，取液 150 毫升，兩液混合，每日服 2 次，每次服 150 毫升。

功效：清熱，解毒，利濕。

醫師點評：本方煎煮服用簡單，行之有效，適用於熱證黃疸性肝炎患者，症見身熱面赤、小便黃、身黃、目黃者。

方 5

組成：香菇 100 克。

用法：香菇洗淨，做菜食用，每日 1 次，每次 100 克，長期服用效果更佳。

功效：健脾胃，益氣養陰。

醫師點評：本方適用於慢性肝炎氣血虛、脾胃弱的病人。長期服用可預防肝硬化。

降轉氨酶

方 1

組成：五味子 270 克。

用法：五味子研細末，每服 3 克，日服 1 次，一個月為 1 療程。

功效：斂肺滋腎，寧心安神，降低血清谷丙轉氨酶。

醫師點評：藥理實驗證明，五味子具有明顯的降低谷丙轉氨酶作用。用於治療無黃疸性肝炎及慢性遷延性肝炎，或單純轉氨酶持續高水平者。若服藥期間，轉氨酶降至一定水平即不再降或療效不明顯時可加量至 12～18 克。為服用方便亦可製成五味子丸劑。

方 2

組成：垂盆草（乾品）30 克或鮮草 250 克。

用法：垂盆草乾品需浸泡半小時，鮮草洗淨，分別加清水 300 毫升左右，煎至 150 毫升，每天 1 劑，2 次分用。療程為 2～4 週。

功效：清熱解毒，利濕降酶。

醫師點評：垂盆草清熱解毒，且有利濕利尿作用，特

別適用於小便少而黃，下肢足跗浮腫病人。臨床報導：用垂盆草降谷丙轉氨酶，70%恢復正常。

方3

組成：白花蛇舌草、夏枯草各 20 克，板藍根、山豆根、白茅根各 15 克，甘草 10 克。

用法：每日 1 劑，水煎 2 次，早、晚分服。

功效：清熱解毒，降酶。

醫師點評：本方適於慢性 B 型肝炎，可改善症狀和體徵，降轉氨酶效果較好。

肝硬化

方1

組成：鮮豬肝 100 克、西瓜皮 200 克。

用法：將豬肝與瓜皮洗淨，豬肝切成小塊，瓜皮切長條塊同放砂鍋內加水 600 毫升，用文火煎燉至肝熟即可，每日 1 次，喝湯吃豬肝。

功效：益氣養陰，柔肝解毒。

醫師點評：本方適用於肝硬化早期，具有補益氣血，養肝柔肝解毒功效，是較好的食療方。

方2

組成：雞內金 49 克、綠豆 81 克。

用法：上二藥微炒，共為細末。每日服 2 次，每次 6 克，早晚溫水送服，連服 14 天為 1 療程。

功效：健脾，清熱解毒。

醫師點評：本方適用於肝硬化患者，製作簡單，服用方便經濟有效，是較好的驗方。

方3

組成：山楂 27 克、玉米鬚 27 克、龜板 27 克。

用法：上三味 加清水 650 毫升，浸泡 40 分鐘，以武火煮沸後再文火煎 30 分鐘，取液 100 毫升；再加溫水二煎 取液 100 毫升，兩液混合，早晚分服；連服 27 天為 1 療程。

功效：滋陰益腎，養血柔肝。

醫師點評：本方適用於肝腎陰虛之肝硬化，症見口乾、手足心煩熱、舌紅苔少、脈細數者。長期服用效果甚佳。

原發性肝癌

方1

組成：斑蝥 2 隻、鮮雞蛋 1 個。

用法：在鮮雞蛋上開一小孔，將斑蝥去頭、足、翅，入雞蛋中，用紙封口，外以爛泥包裹如皮蛋狀，置火上或火內烘烤，待泥乾去斑蝥吃雞蛋，隔日 1 次，連服 5 天；休息 5 天後再服用。3 個月為 1 個療程。

功效：攻毒，破血，散結。

醫師點評：斑蝥可抑制肝癌細胞代謝，此方用於原發性肝癌有良好效果。

方2

組成：活壁虎 5 條、白酒 500 克（60 度）。

用法：壁虎浸泡於白酒內（器皿以錫壺為佳，玻璃容皿亦可），1 週後飲用，每次 10 毫升，每天 3 次。

功效：解毒散結，通絡止痛。

醫師點評：壁虎解毒散結，通絡止痛，用於肝癌中晚期疼痛明顯者。

各論 常見疾病特效驗方

方3

細菌性肝膿腫飲食調護：飲食以高蛋白、高糖類、高維生素為佳。宜食清淡，易於消化，富於營養的食物，如流質飲食、豆類、牛奶、新鮮蔬菜、水果等。忌食辛辣刺激食物。可以用下食療方：

①綠豆羹：綠豆250克，白糖100克，澱粉若干。加水1500毫升煮食，隔日1次，適用於本病各期。

②茅葉飲：鮮茅葉200克，金銀花20克，紅藤200克。水煎服，日1次。適用於本病早中期。

③鱉羹：紅豆15克，鱉肉50克，藕75克，薑汁、鹽、味精、香油、澱粉若干，加水250毫升，煮食1～2日1次。適用於本病各期。

方4

①泥鰍黑豆瘦肉湯：泥鰍10條去淨腸臟，約300克，黑豆60克，瘦肉100克切細，清水適量，燉至熟爛，鹽調味，飲湯或者佐膳。能補中健脾，滋陰祛濕。用於肝癌口乾納呆或伴黃疸腹水者。

②白朮田螺兔肉飲：白朮10克，大田螺10～20個清水漂浸去泥，再用沸水燙死取螺肉，兔肉300克。取白朮、田螺肉、兔肉放鍋中，加清水適量文火煮2小時，加鹽調味，飲湯佐膳。健脾利水，清肝解毒。用於晚期肝癌併腹水、黃疸者。

③田七芡實烏龜湯：田七15克打碎，芡實50克，烏龜1隻（300～500克）宰殺後去腸臟斬碎，瘦豬肉100克切細。加水適量。燉至各物熟爛，和鹽調味，飲湯或佐膳，能滋補脾腎，祛淤消癥。用於晚期肝癌疼痛不適者。

年老體弱大便秘結

方1

組成：當歸身 15 克、肉蓯蓉 45 克。

用法：二藥加水浸泡 30 分鐘，以武火煮沸，文火煎至 150 毫升去渣。分 2 次服，日 1 劑，連服 10 天為 1 療程，一般 1～2 療程癒。

功效：養血潤燥，滑腸通便。

醫師點評：本方適用於老人，虛人，婦人產後津液不足，血虛腸燥，大便秘結等症。

方2

組成：橘紅 6 克、杏仁 9 克。

用法：上藥加水適量浸泡 40 分鐘。以武火煮沸，文火再煎煮 8 分鐘，取煎液 150 毫升分 2 次空腹服下，日 1 劑。10 天為一療程，通常 1～2 療程即效。

功效：宣肺氣，潤腸通便。

醫師點評：本方適用於老人，虛弱人大便秘結等症，特別適用於肺氣不宣，肅降失常，傳導失調者，症見咳嗽、胸悶吐痰、大便秘結者。

方3

組成：火麻仁 12 克、鬱李仁 9 克。

用法：上藥加清水 300 毫升，浸泡 40 分鐘，以武火煮沸，再以文火煎 4 分鐘，取煎液 100 毫升，分 2 次空腹服下，日 1 劑，連服 7 天為 1 療程。一般 1～2 療程即效。

功效：調補氣血，通便瀉下。

醫師點評：火麻仁、鬱李仁均為植物成熟的種子，二

藥都含有豐富的油脂；二藥伍用，潤腸通便力增。尤善治療習慣性便秘。

方4

組成：生大黃9克、肉桂5克。

用法：上二藥加水300毫升，浸泡30分鐘後，以武火煮沸再以文火煮8分鐘，取煎液120毫升，分2次空腹服，日1劑，連服7天為1療程，一般1～2療程即癒。

功效：振脾陽，通大便。

醫師點評：二藥伍用，一寒一熱，相互制約，相互促進，相互轉化，達到寒熱相濟，陰陽調和，共收振脾陽，通大便之功。適用於寒熱錯雜，習慣性便秘者。

方5

組成：蠶砂9克、皂莢9克。

用法：蠶砂以布包入煎，皂莢打碎，二藥加清水300毫升浸泡40分鐘，武火煮沸，再以文火煎10分鐘取汁120毫升，分2次空腹服下，日服1劑，連服7天為1療程，一般1～2療程即效。

功效：升清降濁，消脹通便。

醫師點評：蠶砂和胃化濁，升清防腐，皂莢潤腸通便。蠶砂以升清為主，皂莢以降濁為要。二藥伍用，一升一降，升清降濁，消脹軟便甚妙。主治頭昏、頭暈、腹脹腹痛、排便困難。

止血方

方1

組成：花生衣9克、大棗5枚。

用法：花生衣與大棗浸入 300 毫升清水中，浸泡半小時，攪拌 3 次。煮沸後，文火煎至 150 毫升，早晚分服，日 1 劑。若每日出血患者，日服 2 劑。連服 7 天。

花生衣可從糖果廠、榨油廠收集，或用 90～180 克花生米代替。

功效：止血。

醫師點評：花生衣能縮短出血時間，從而能迅速止血。藥理實驗報告：花生衣能促進骨髓製造血小板，增加血小板數量，改善血小板質量，加強毛細血管收縮功能，改善凝血因子缺陷。本方對於各種出血症有一定療效，如血友病、血小板減少、肝性紫癜、功能性子宮出血，對原發病有一定治療作用。

方2

組成：牛皮膠。

用法：牛皮膠係民間驗方。製法如下：取鮮牛皮（驢皮可代替）不拘量多少，去毛洗淨，以絞肉機絞碎後，加清水適量煎熬成稀膠狀，以無皮渣為度。成人每日服 100～200 毫升，小兒每日服 50～100 毫升，分 2 次服。服用時可加少許香油、食鹽或白糖，以調其味，可單獨用亦可配合湯藥服用。

功效：養血，和血，止血。

醫師點評：本方藥源豐富，製法簡單，用之有效。驗案二則。

案一：黃某，男，35 歲

患者十幾年來經常鼻出血，經檢查血小板為 3.5 萬／立方毫米。曾用各種中醫藥治療未見好轉。後用牛皮膠（約

一張半牛頭皮）半月，復查血小板升到 10～10.5 萬／立方毫米，自覺精神體力好轉，鼻出血再未發作。

案二：張某，女，28 歲

患者因病內服氯黴素後血小板下降到 5.5 萬／立方毫米，身出紫癜，經服用維生素、強的松、花生衣，注射輔酶A 等，血小板上升至 8 萬／立方毫米左右，停藥則下降。經服牛皮膠 1.5 千克，血小板增到 11 萬／立方毫米後停藥。3 年後查血小板一直在 8～11 萬／立方毫米之間。

便　秘

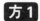

組成：生白芍 30 克、甘草 12 克。

用法：二藥加水 300 毫升，浸泡半小時，以武火煮沸再以文火煎燉取煎液 100 毫升為宜，分 2 次飯前服，每日 1 劑，以大便暢通為度。

功效：理氣補血，通便。

醫師點評：本方適用於血壓正常、氣滯血虛型便秘，症見糞乾成塊或狀如羊屎，堆積肛門不能自行排出。血壓高者去甘草，加阿膠 15 克，烊化隨藥服下，均有良效。

方2

組成：柏子仁 10 克、粳米 50 克。

用法：將柏子仁搗爛，與粳米煮粥，粥熟時調入蜂蜜適量再煮 1～2 沸，每日 1 次，晚飯服食。

功效：潤腸通便。

醫師點評：本方為一道藥膳，對老年性便秘有很好的療效。柏子仁即可通便，又有養生安神的作用，所以，本

方對於伴有失眠心悸的老年便秘患者有效。

脫　肛

方1

組成：奇異果根 30 克、豬腸（大腸）90 克。

用法：將豬大腸洗淨，奇異果根去泥土與豬腸加清水同煎。至腸熟即可，可少加精鹽吃腸喝湯，日 1 劑。

功效：固澀升提。

醫師點評：本方適用於中氣虛直腸肛脫，用之效佳。

方2

組成：青辣椒籽 21 克。

用法：將青辣椒籽曬乾研末，每日 2 次，每次服 9 克，溫水送服，直到肛復為止。

功效：固澀復肛。

醫師點評：本方適用於久瀉久痢而脫肛者。

方3

組成：蝸牛殼 35 克。

用法：將蝸牛殼燒炭，研細末，以豬油適量調勻，即可，敷患處，每日 1 次。

功效：補中益氣，提肛。

醫師點評：用本方塗敷患處可用手輕托復位，側臥半小時效果尤佳。

方4

組成：蟬蛻 18 克。

用法：將蟬蛻用火瓦片焙乾研細末與香油調成膏狀，每日 1 次，敷患處。

功效：補中益氣，復脫。

醫師點評：本方製作簡單，效果好，是民間驗方，屢用屢效。

方5

組成：芫荽（香菜）12克。

用法：將芫荽洗淨加水浸泡（若鮮芫荽則不用泡）30分鐘，煎煮7分鐘，取汁薰洗患處，日2次。

功效：固澀升提。

醫師點評：本方適用於中氣虛而有虛寒患者；洗薰時做提肛運動，待洗過後用手輕托復位，側臥半小時，每天堅持作提肛運動，且保持大便不乾燥。

心律失常

方1

組成：苦參25克、炙甘草5克、茯苓25克。

用法：水煎服，每日1劑，3次分服。

功效：安神定悸。

醫師點評：苦參有清熱利濕之效，現代藥理研究證實抗早搏（期前收縮）作用明顯，是常用的抗心律失常中藥，配合茯苓、炙甘草以健脾補氣、寧心安神。本方適用於各種類型的早搏。

方2

組成：人參6克、麥門冬12克、五味子6克、黃連6克。

用法：水煎2次，合併濾液，早晚空腹分服。

功效：益氣養陰。

醫師點評：本方是常用心血管系統疾病名方生脈飲加黃連而成。適用於各種快速型心律失常。

方3

組成：山楂葉 100 克、元胡 10 克、苦參 20 克。

用法：水煎 2 次，早晚空腹分服。

功效：活血定悸。

醫師點評：方中藥物均有抗心律失常作用，適用於各種類型的早搏。

方4

組成：龍眼肉 20 克、生山楂 10 克。

用法：開水浸泡，代茶頻飲，龍眼肉泡後可嚼服，每日1 劑。

功效：補心通脈，安神定悸。

醫師點評：本方是各種類型心律失常的輔助食療佳方，方便價廉，值得一試。胃酸過多者宜餐後服用。

方5

組成：豬心 100 克、人參 6 克、當歸 6 克。

用法：加水煮熟後，加調料食用。

功效：補氣養血。

醫師點評：本方主治心律失常之氣血不足型。有熱象者，將人參換用太子參 10 克。患者服用此方有效者，可常服。

方6

組成：葛根 15 克、黃芩 9 克、黃連 9 克、炙甘草 6克。

用法：上藥以水 800 毫升先煎葛根，減至 600 毫升，

各論　常見疾病特效驗方

納入諸藥，煮取 200 毫升，去滓，分 2 次溫服。

功效：清熱燥濕，抗心律失常。

醫師點評：本方出自《傷寒論》，本為治療濕熱泄瀉而設。現代除用於治療腸道疾病外，已發現本方有明確的抗心律失常作用及抗缺氧作用。用本方治療心律失常，應以舌苔黃膩為要點，若陰虛內熱舌紅少苔者應慎服。

方7

組成：苦參 15 克、丹參 15 克、人參 10 克、製附子 8 克。

用法：水煎 2 次，早晚空腹分服。

功效：溫陽益氣，活血化瘀。

醫師點評：本方用於各種類型的心律失常。

高血壓

方1

組成：羅布麻 9 克、鉤藤 9 克、車前子 9 克。

用法：上方加冷水 300 毫升，浸泡 1 小時，文火煎 20 分鐘，紗布過濾，早晚 2 次空腹分服。每日 1 劑，連服 1 個月為 1 療程。

功效：平肝息風，清頭目，降血壓。

醫師點評：現代藥理研究表明，羅布麻、鉤藤均有明確的擴張血管作用，車前子有利尿作用。三藥合用，降壓作用明顯而緩和，適用於各種類型的高血壓。

注意：本方和以下降壓諸方，服用時均不可貿然停用原服的降壓藥，應視血壓下降程度，緩慢減量至最低維持量。

方2

組成：生黃芪35克、炒白芍 15 克、夏枯草 15 克。

用法：上方加 300 毫升，浸泡 1 小時，文火煎 30 分鐘，去渣，早晚兩次空腹分服。每日 1 劑，連服 2 週為 1 療程。

功效：益氣養血，清肝降壓。

醫師點評：本方適用於氣血虛弱型高血壓，證見乏力、自汗、頭暈、氣短等，平時易感冒。若伴見下肢水腫者，可加澤瀉 10 克。高血壓一般認為多屬陰虛陽亢型，但臨床上確有氣血虛弱者，應用本方效果良好。現代藥理研究表明，大劑量黃芪能擴張血管，利尿降壓，白芍亦有擴張血管、降壓作用，夏枯草也有明確的利尿、擴血管降壓作用。

方3

組成：草決明 50 克、鉤藤 20 克。

用法：上方以水 200 毫升先文火煎煮草決明 15 分鐘，再放入鉤藤，煎 15 分鐘即可，早晚空腹分服。半個月為 1 療程。

功效：清熱明目，降壓降脂、通便。

醫師點評：該方除了能降低血壓外，對高血脂症有效，還能通便清腸，尤其適用於形體肥胖、血脂偏高、大便秘結的高血壓患者。

方4

組成：炒酸棗仁 30 克、川芎 6 克、川牛膝 6 克。

用法：加水 200 毫升，浸泡 1 小時，文火煎 30 分鐘，睡前頓服。

各論　常見疾病特效驗方

功效：鎮靜，安神，降壓。

醫師點評：該方有鎮靜安神降壓作用，適用於高血壓失眠多夢者。現代藥理研究表明，酸棗仁除了能鎮靜安神外，有緩和持久的降壓功效，與有擴張血管作用的川芎、川牛膝配用，增強了降壓效果。兼有水腫眩暈發作者，可加澤瀉 10 克。

方5

組成：夏枯草 20 克。

用法：開水適量，浸泡 10 分鐘代茶飲，療程不限。

功效：清肝火、降血壓。

醫師點評：夏枯草是最常用的降壓中草藥之一，單味應用對高血壓頭痛、眩暈、口苦、咽乾者有良效。若兼有目痛、羞明、流淚者，可加菊花 10 克。另應注意本品偶有過敏反應發生，遇此情況停藥對症處理即可。

方6

組成：玉米鬚 60 克（或鮮品 150 克）。

用法：泡水代茶飲，療程不限。

功效：利尿降壓。

醫師點評：本品味甘性平，藥源廣，無毒副作用，服用方便，是高血壓病輔助治療之佳品，尤其適用於高血壓伴水腫或糖尿病者。

方7

組成：鮮芹菜根 120 克、花生米 50 克。

用法：以水適量，文火煎 30 分鐘，早飯後頓服。

功效：通脈降壓。

醫師點評：本方是去治高血壓病的民間驗方，方便有

老中醫百病特效驗方

效，可作為高血壓輔助治療的方法。

方8

組成：吳茱萸 10 克、米醋適量。

用法：吳茱萸研極細粉，醋調糊狀，外敷雙足心，每晚 1 次，5 天為 1 療程。

功效：平肝降壓。

醫師點評：本方是民間驗方，療效肯定、方便價廉，值得一試。

冠心病

方1

組成：全瓜蔞 30 克、薤白 12 克、清半夏 9 克。

用法：上方以水適量，浸泡 30 分鐘，文火煎 25 分鐘，濾出藥液後加開水適量，文火煎 30 分鐘，兩煎混合，分早晚空腹服。

功效：寬胸散結，通陽宣痹。

醫師點評：本方出自《金匱要略》，是中醫治療痰濁內阻型胸痹的名方。適用於胸脘痞悶、心痛不適、心悸陣發、納少腹脹、舌苔厚膩、脈滑。服用本方應中病即止，不宜久服。

方2

組成：川芎 15 克、丹參 30 克、降香 15 克。

用法：以水適量，浸泡 30 分鐘，文火煎 2 次，每次煎 25～30 分鐘，兩煎混合，早晚分服。

功效：活血化淤，宣痹止痛。

醫師點評：本方主要用於心血淤阻型冠心病，症見心

胸悶痛，痛有定處，狀如針刺、刀割樣，舌質紫暗，舌下靜脈青紫，舌尖也有瘀點、瘀斑，脈細澀或結代。現代藥理研究證實本方能有效增加冠脈血流量，減慢心率，降低外周阻力，減少心臟負荷。

方 3

組成： 黨參 25 克、麥門冬 15 克、五味子 8 克、丹參 30 克。

用法： 以水適量浸泡 30 分鐘，文火煎 2 次，每次煎 25～30 分鐘，兩煎混合，早晚分服。

功效： 益氣養陰，活血通脈。

醫師點評： 本方適用於冠心病氣陰兩虛型。證見心痛陣發，心悸氣短、自汗、失眠，五心煩熱，舌紅少苔，脈細數。現代藥理研究證實，本方有擴冠，減慢心率作用。

方 4

組成： 菊花 5 克、生山楂片 12 克、決明子 15 克。

用法： 沸水沖泡代茶飲，每日 1 劑。

功效： 活血通脈，降脂降壓。

醫師點評： 本方適用於冠心病合併高血脂、高血壓者。效佳價廉，是值得一試的冠心病食療佳方。

方 5

組成： 毛冬青 50 克、丹參 20 克。

用法： 水煎煮，分 2 次溫服。

功效： 活血通脈。

醫師點評： 現代藥理研究證實，毛冬青能擴張冠狀動脈，增加心肌供血，改善心功能。配合丹參增強活血通絡之效。本方是冠心病常用的有效簡方之一。

方6

組成：鮮山楂 30 克、鮮荷葉 30 克。

用法：上二味加水共煮 30 分鐘，加入砂糖適量即可。代茶頻飲。

功效：擴冠降脂。

醫師點評：本方能降血脂，降血壓，擴張冠狀動脈，適用於冠心病伴高血壓，高血脂者。可長期服用。胃酸過多者宜飯後服。

充血性心力衰竭

方1

組成：玉竹 25 克。

用法：與粳米適量煮粥，加冰糖適量調味。每日 2 次食用。療程不計。

功效：養陰生津。

醫師點評：本方適用於充血性心力衰竭心陰虛型。以心悸氣短，動則喘甚，舌紅少苔，脈細數為主證。本方安全有效，可作為慢性充血性心力衰竭的食療常服方。

方2

組成：葶藶子。

用法：研細末吞服，每次 2 克，每日 3 次。

功效：瀉肺平喘，利水消腫。

醫師點評：葶藶子單味應用即有明顯的抗心衰作用。充血性心力衰竭，正氣不甚虛者可服用本品。

方3

組成：玉米鬚 50 克、羅布麻 10 克。

用法：水煎 2 次，早晚空腹分服。

功效：強心利尿。

醫師點評：本方用於充血性心力衰竭伴有浮腫、高血壓者。本方藥性平和，價廉方便，值得試用。

方 4

組成：西洋參 3～5 克。

用法：取西洋參片 3～5 克，沸水浸泡代茶飲。

功效：補氣滋陰。

醫師點評：西洋參能營養心肌，增加心搏出量，緩解心衰，適用於心衰氣陰兩虛型。本品有人參益氣生津之效而無人參助火之偏。

方 5

組成：龍眼肉 15 克、炒棗仁 15 克、芡實 12 克。

用法：上三味文火共煎 40 分鐘，去渣睡前頓服。

功效：養心安神。

醫師點評：本方功能養心血、安神志，適用於心衰患者氣陰兩傷、心悸眠差者。本方如無不良反應，可常服。

方 6

組成：老茶樹根 40 克。

用法：洗淨切片，加糯米酒適量同煮 25 分鐘，睡前頓服。7 天為 1 療程。

功效：強心利尿。

醫師點評：本方出自《臨床食療手冊》。本品現代藥理研究證實有強心利尿之效，能改善心衰患者心悸、氣促、失眠、浮腫等症狀。

方7

組成：桑白皮、冬瓜仁、炒葶藶子各 10 克。

用法：開水浸泡 25 分鐘，代茶頻飲。

功效：瀉肺平喘，利水消腫。

醫師點評：本方適用於心衰患者以水腫喘憋為主症者。但應以正氣不甚虛者最為適宜，中病即止，不宜久服。

方8

組成：人參 3 克、核桃仁 3 個。

用法：文火共煮 1 小時，睡前頓服。

功效：補氣溫陽，固腎平喘。

醫師點評：本方適用於心力衰竭患者屬心腎陽虛型者。能調節糖、脂代謝，改善心功能，緩解心衰症狀，若無熱象可常服。

心肌梗塞

方1

組成：瓜蔞仁 10 克、薤白 10 克、半夏 5 克。

用法：上方共研粗末，裝紗布袋備用。每日 1 袋，沸水浸泡代茶飲，可加米酒 10 毫升共飲。

功效：寬胸消痰，通陽宣痺。

醫師點評：本方即《金匱要略》瓜蔞薤白半夏湯，為方便改為藥茶。本方功能寬胸理氣化痰，通陽宣痺。適用於痰濁痺阻型心肌梗塞的輔助治療。

方2

組成：枳實 10 克、全瓜蔞 10 克、桂枝 6 克、薤白 6 克。

用法：上方共研粗末，裝紗布袋內備用，每日1袋，沸水浸泡代茶飲。10天為1療程。

功效：理氣化痰，通陽宣痹。

醫師點評：本方由《金匱要略》枳實薤白桂枝湯化裁而成。為方便服用改為藥茶，適用於痰阻氣滯型心肌梗塞。

方3

組成：銀杏葉6克、生山楂9克。

用法：沸水沖泡代茶頻飲，可加少量白砂糖調味。

功效：活血通脈，寬胸止痛。

醫師點評：本方有活血化淤，降脂降壓作用，適用於心肌梗塞、血壓血脂俱高者的輔助治療。胃酸過多者飯後飲用。

方4

組成：葛根30克、丹參20克、降香10克、薤白10克。

用法：水煎2次，每日1劑，早晚空腹分服。

功效：活血通脈，寬胸止痛。

醫師點評：本方適用於心肌梗塞，瘀血痹阻心脈型。特點為痛處固定、痛始針刺，舌色紫暗，舌尖邊有瘀點瘀斑，脈弦澀。服至瘀血徵象消失，症狀緩解明顯為止。

方5

組成：生黃芪15克、太子參10克、丹參20克。

用法：上藥共為粗末，裝紗布袋內，每日1劑，代茶頻飲。

功效：補氣活血。

醫師點評：本方適用於氣虛血淤型心肌梗塞。以心梗塞

老中醫百病特效驗方

患者兼有乏力，自汗症狀者更為適宜。

方6

組成：枸杞子 10 克、麥門冬 15 克、丹參 15 克、青茶 5 克。

用法：上藥共為粗末，裝紗布袋內，每日 1 劑，代茶頻飲。

功效：養陰生津，活血通絡。

醫師點評：本方用於心肌梗塞陰虛體質者。以胸痛、口乾、舌紅少、脈細數為辨證要點。該證型多見於心肌梗塞恢復期。

方7

組成：淫羊藿 10 克、菟絲子 10 克、川芎 10 克。

用法：每日 1 劑，水煎 2 次，早晚空腹分服。

功效：溫陽補腎，活血通絡。

醫師點評：現代藥理研究證實，淫羊藿、菟絲子均有明確的擴冠強心作用，川芎有活血擴冠作用。本方適用於腎陽虛衰、心脈淤阻型心肌梗塞。

方8

組成：薏苡仁 50 克、山楂 30 克、荷葉 50 克。

用法：洗淨加水適量，文火煮 30 分鐘，放入蔥白 1 段再煎 10 分鐘即成。

功效：健脾活血。

醫師點評：山楂活血降脂；薏苡仁健脾利濕；荷葉祛濁化痰；蔥白通陽。諸藥合用，適用於氣短喘促、肢體沉重、體胖痰多、舌苔濁膩為特點的痰濁痺阻型心肌梗塞和冠心病。

各論　常見疾病特效驗方

肺心病

方1

組成：人參 8 克、麥門冬 15 克、五味子 6 克、全瓜蔞 30 克。

用法：水煎 2 次，早晚空腹分服。

功效：益氣養陰，清熱化痰。

醫師點評：本方用肺心病氣陰兩虛型，以痰黃質黏稠、難咯出，氣短、自汗、乏力，勞則加重，舌紅少苔，脈細數為辨證要點。

方2

組成：半夏 9 克、黃連 6 克、全瓜蔞 20 克。

用法：水煎 2 次，早晚空腹分服。

功效：清熱化痰。

醫師點評：本方即《傷寒論》小陷胸湯，用於肺心病痰熱壅滯型，症見咳喘痰多，色黃質稠，心下脹悶，壓之疼痛。本方方簡效宏，證型相符者效若桴鼓。

方3

組成：蘇子 12 克、萊菔子 15 克、葶藶子（包煎）10 克、鮮竹瀝 40 毫升。

用法：葶蘇子用紗布包好，與蘇子、萊菔子共煎 30 分鐘，濾出藥液再煎 30 分鐘，兩煎混合，兌入鮮竹瀝，分早晚 2 次空腹服。

功效：化痰平喘。

醫師點評：本方適用於肺心病痰濁阻肺型，以喘咳痰多，色白質黏稠，難以咯出，胸脘痞悶，食少納呆，舌苔

老中醫百病特效驗方

白厚膩，脈滑為辨證要點。

方4

組成：白朮 30 克、檳榔 10 克、豬肚 1 個、生薑 5～10 克、粳米 100 克。

用法：粳米淘淨，生薑切片，豬肚洗淨切條，白朮、檳榔洗淨與薑同煎取汁，再放入豬肚條煮熟，下米煮成粥。粥直接食用，豬肚蘸香油醬油食之。

功效：健脾和胃，理氣化濕。

醫師點評：本方出自《聖濟總錄》，適用於肺心病患者脾胃虛弱，不思飲食者。本方是可以常服的食補佳品。

方5

組成：百合 30 克、粳米 60 克。

用法：煮粥，食用，可加適量冰糖調味。

功效：潤肺止咳，健脾安神。

醫師點評：百合是潤肺止咳，清心安神，健脾和胃的食補佳品，用於肺心病患者的輔助治療，可長期服食。

高血脂症

方1

組成：山楂 30 克、澤瀉 15 克。

用法：二藥加清水 300 毫升，浸泡半小時，煎至 150 毫升，分 2 次早餐飯前服，2 個月為 1 療程。

功效：滲濕活血。

醫師點評：二藥合用共湊滲濕活血之功，適用於肝炎後脂肪肝屬痰濕內阻者。

方 2

組成：毛冬青 45 克、山楂 12 克、草決明 9 克。

用法：上三味藥加清水 300 毫升，浸漬半小時，煎至 150 毫升，日服 1 劑，早晚分服，1 個月為 1 個療程。

功效：清熱消積。

醫師點評：本方以降膽固醇為主。適用於肥胖型患者。對於喜食動物內臟，特別是肝臟的人有顯著療效。

方 3

組成：靈芝 9 克、茯苓 12 克、五味子 6 克。

用法：三藥加清水適量，以文火煎至約 150 毫升，分 3 次服，日 1 劑，1 個月為 1 療程。

功效：健脾利濕。

醫師點評：本方特別適用於肥胖、血壓高的患者。唐山煤礦醫學院附屬醫院報導：1 療程後，復查膽固醇 40 例下降，11 毫克／升以上者 34 例，佔 85%。

方 4

組成：花椒 3 克、綠豆 12 克、鮮芹菜 300 克。

用法：花椒、綠豆加清水 300 毫升浸泡 1 小時，煎至 100 毫升，芹菜切碎搗爛擰汁約 5 毫升，入花椒綠豆煎液攪勻，分 2 次服，日 1 劑，1 個月為 1 療程，連服 2～3 療程。

功效：清熱利濕。

醫師點評：三藥共奏芳香化濕之功，適用於濕熱症型患者，症見肢體困重、舌苔厚膩、飲食不香或厭油大便稀之人。解放軍第 94 醫院治療高膽固醇血症 50 例，顯效 41 例，有效 6 例，總有效率 94%。

方5

組成：茵陳 12 克、澤瀉 9 克、葛根 12 克。

用法：取三藥加清水 300 毫升，浸泡 40 分鐘，煎至 150 毫升藥液，分 2 次服，日 1 劑，1 個月為 1 個療程，連服 2～3 個療程。

功效：清熱利濕。

醫師點評：本方對膽固醇和甘油三酯均有降低作用；對痰多、胸悶、心絞痛的患者有明顯治療作用。

方6

組成：靈芝 9 克、桑寄生 12 克、香附 6 克。

用法：將上三味藥加清水浸泡半小時，水量以沒藥一指為宜，約 250 毫升，煎至 150 毫升，分 2 次服，日服 1 劑，1 個月為 1 療程，連服 2 個療程。

功效：補益肝腎，活血理氣。

醫師點評：本方既可降膽固醇，又可降甘油三酯。適用於肥胖之人，且煩躁易怒，心情抑鬱不快的患者。

方7

組成：山楂片 9 克、野菊花 6 克。

用法：將上二藥加保溫杯內，加滿沸水約 200 毫升左右，加蓋悶 30 分鐘，菊花舒展，楂片脹起為佳，不拘時，代茶飲，日 1 劑，30 天為 1 個療程，連服 2 個療程。

功效：消食健脾，清熱解毒。

醫師點評：本方適用於脾虛納差、食後腹脹、反酸、口臭、肢體乏力沉重者。對高膽固醇有明顯降低作用，且本方簡單易行，藥源豐富，價格低，係民間常用有效方。

方8

組成：黃精 12 克　生山楂 9 克　桑寄生 12 克

用法：上三味藥加清水 300 毫升，浸泡半小時，煎至150 毫升左右，分 2 次服，日 1 劑，1 個月為 1 療程。連服2 個療程。

功效：健脾益氣。

醫師點評：本方適用於肥胖之人偏於陰虛者，症見手足心有熱感，對膽固醇有明顯降低作用。

方9

組成：花生米 28 粒、白醋 1 瓶。

用法：取花生米，加白醋，以浸沒花生為宜，密封放陰涼乾燥處 1 週以上，時間長更好。睡前取 4 粒，細嚼慢嚥。連服 7 天為 1 個療程，其血壓正常，隔日服 1 次，每次 2 粒。

功效：降壓降脂。

醫師點評：醋泡花生米製法簡單，服用方便，用之有效。長期服用療效持續，並且有明顯降血壓、軟化血管作用，是民間行之有效的良方。

方10

組成：枸杞子 30 克。

用法：取枸杞子用保溫杯開水浸泡，並攪拌 3 次，以水淡紅、枸杞子膨脹為宜。日 1 劑，分 2 次服。喝湯服食枸杞子。1 個月為 1 個療程，1 個療程即見效，一般 4 個療程，體重降至正常。

功效：降體重，降血脂。

醫師點評：本方簡單易行，用之有效。

方 11

組成：生山楂 27 克、首烏 18 克、澤瀉 12 克。

用法：上藥三味加清水 500 毫升，浸泡 30 分鐘後，以武火煮沸再改用文火煎熬，煎至約 200 毫升，濾渣即可，分 2 次服，日 1 劑，連服 30 天為 1 療程。

功效：降血脂，軟化血管。

醫師點評：本方對高血脂症療效較好；對高血壓有一定作用。且防止動脈硬化。

方 12

組成：海菜 35 克、核桃仁 21 克、山楂 28 克。

用法：上三味加水 550 毫升，浸泡 30 分鐘，煎煮取汁 200 毫升，分 2 次服，連服 21 天；一般 2～3 療程即效。

功效：降血脂，軟化血管。

醫師點評：本方藥源豐富，價格低廉，煎煮簡單，長期服用不致厭煩，且效果可靠，是民間良方。

方 13

組成：薏苡仁 27 克、蓮子 27 克、紫草 27 克。

用法：將上三味加水 500 毫升，浸泡 30 分鐘，武火煮沸，再用文火煎煮，至藥液 200 毫升，分 2 次服，連服 18 天為 1 療程。

功效：軟化血管，降低血脂。

醫師點評：本方適用於肥胖之人，症見痰多、血脂高、嗜酒肥甘之人。

方 14

組成：洋蔥 30 克、菠菜 50 克。

用法：洋蔥去皮、菠菜及黃葉洗淨，炒食，每日 1 次，

連服 30 天，或更長時間。

功效：降低血脂。

醫師點評：本方菜源豐富，製作簡單，是服之有效的膳食良方。

方 15

組成：胡蘿蔔 100 克、白蘿蔔 100 克。

用法：將胡蘿蔔、白蘿蔔洗淨切片煮熟，可加少許鹽、味精以調味一次吃完，每天 1 次，連服月餘。

功效：降低血脂。

醫師點評：蘿蔔價廉，煮製簡單，食用方便，降脂效果明顯是很好的食療方。

方 16

組成：大蒜 2 頭、黃瓜 2 根。

用法：將大蒜剝皮切碎，黃瓜洗淨切薄片或切細絲拌涼菜吃，每天 2 次。

功效：降低血脂。

醫師點評：本方適用於高血脂症之人，更適合胃熱，症見口臭、口中黏、大便不爽或大便乾結便秘的患者。

方 17

組成：虎杖 30 克、大棗 30 克。

用法：虎杖、大棗加適量清水浸泡半小時，煎至 100 毫升左右，是晚分服，連服 50 天為 1 個療程。

功效：保肝，健脾，益氣。

醫師點評：藥理實驗表明，虎杖能促進肝細胞再生，從而保護肝臟；又能清熱利濕解毒；大棗甘甜入脾，健脾益氣；補益後天之本脾。二藥合用有祛邪扶正之功。

方 18

組成：生山楂 20 克（或用鮮山楂 30 克）。

用法：沸水適量浸泡 10 分鐘後頻飲，也可加入適量冰糖調味（糖尿病患者不可加糖）。

功效：活血降脂。

醫師點評：現代藥理研究表明，本品內服能加速血脂的清除，從而快速降低血脂。本品藥源廣、口味好、服用方便，是難得的食療佳品。但本品味酸，胃酸過多者不宜多食。

方 19

組成：草決明 30 克、澤瀉 10 克、白朮 6 克。

用法：冷水適量浸泡 30 分鐘，文火煎 30 分鐘，睡前空腹服，15 天 1 療程。

功效：利水瀉熱，清頭目，降血脂。

醫師點評：該方由《金匱要略》澤瀉湯加草決明而成，用於高血脂症眩暈症狀明顯者，取效迅速。由於本方有利水作用，陰虛內熱者慎服。

方 20

組成：製首烏 20 克。

用法：冷水適量，浸泡 30 分鐘，文火煎 30 分鐘，分早晚 2 次空腹服。以 3 個月 1 療程。

功效：補肝腎、降血脂。

醫師點評：何首烏製用善能補肝腎，益精血，烏鬚髮，現代藥理研究證實對血清膽固醇和甘油三酯均有調降作用，適用於各種類型的高血脂症。脾胃虛弱、大便溏泄者慎服。

風濕性關節炎

方1

組成：優質米醋 1 斤、蔥白 1 兩。

用法：米醋煮沸加入切碎的蔥白再煮 1～2 沸，去渣，以紗布或脫脂棉外敷患處，1 日 2 次，1 次 20～30 分鐘。療程不限。

功效：濕經通絡，消腫止痛

醫師點評：蔥白外用有溫經通絡作用，米醋是中醫外科常用的外用消腫藥；治療風濕性關節炎療效可靠。

方2

組成：千年健 30 克、牛膝 30 克、丹參 25 克。

用法：水煎 2 次，早晚空腹分服。

功效：活血化淤，祛風濕止痛。

醫師點評：本方適用於風濕性關節炎瘀血徵象較重，疼痛較重，舌質紫暗有瘀點，舌下靜脈屈張，脈澀者。

方3

組成：三七粉 10 克、紅花 5 克、威靈仙 20 克、獨活 20 克。

用法：38°白酒 500 毫升，浸泡 2 週，每日服藥酒 10 毫升，每日 2 次。也可將藥酒加熱後手指塗抹輕揉患處。

功效：活血化淤，祛風濕止痛。

醫師點評：本方祛風濕之力較強，尚有活血化淤之功，對風濕性關節炎、跌打損傷均有效。酒精過敏者慎用。

方4

組成：生黃芪60 克、雙花 60 克、川牛膝 30 克、石斛

30 克、遠志 10 克。

用法：水煎 2 次，早晚空腹分服。10 劑為 1 個療程。

功效：益氣活血，清熱止痛。

醫師點評：本方化裁自《驗方新編》四神煎，專主膝關節腫痛難消。風濕性關節炎以雙膝腫痛為主者可選用。本方劑量較大，少則取效不速，若胸脘痞悶者勿服。

方5

組成：松節 15 克、桂枝 8 克、羌活 6 克、白芍 20 克、甘草 6 克。

用法：水煎 2 次，早晚空腹溫服，取微汗效佳，勿令汗出太多，病情轉好就停藥，勿久服。

功效：祛風散寒，緩急止痛

醫師點評：本方適用於風濕性關節炎初起，惡寒發熱、汗出、脈緩、關節冷痛者。惡寒重，關節冷痛重者，加炮附子 8 克。若伴咽痛、紅斑、舌紅、脈浮數者禁用本方。

方6

組成：忍冬藤 30 克、豨薟草 40 克、毛冬青 40 克、雞血藤 25 克。

用法：水煎 2 次，早晚空腹分服。

功效：祛風除濕，清熱止痛。

醫師點評：本方適用於風濕性關節炎風寒濕邪鬱而化熱者，多伴咽痛、發熱或有環形紅斑，舌質紅，脈數。熱象重者還可加生石膏先煎 40 克、玄參 20 克。

各論　常見疾病特效驗方

類風濕關節炎

方 1

組成：雙花 30 克、玄參 30 克、當歸 20 克、甘草 10 克。

用法：水煎 2 次，早晚空腹分服。

功效：活血通絡，清熱止痛。

醫師點評：本方名為四妙勇安湯，本為脫疽而設（《驗方新編》）。現擴展主治範圍，治療類風濕關節有良效。臨床上可加青風藤、豨薟草、蜈蚣、白芍、山慈菇、虎杖、白花蛇舌草、徐長卿等藥以增強療效。本方若體質盛者劑量尚應加倍。

方 2

組成：豨薟草 40 克、地龍 10 克、漏蘆 10 克、石斛 30 克、紅豆 30 克、防己 20 克。

用法：水煎 2 次，早晚空腹分服。

功效：祛風濕，消腫止痛。

醫師點評：本方適用於類風濕關節炎，關節周圍腫脹，久治難消者。病重加白芍 30 克，蜈蚣二條，熱象較重加銀花 40 克。

方 3

組成：青風藤 30 克、漢防己 20 克、獨活 30 克、黑附子 8 克。

用法：先煎附子 20 分鐘，再入餘藥，水煎 2 次，早晚空腹分服。

功效：祛風散寒，除濕止痛。

老中醫百病特效驗方

醫師點評：本方適用於類風濕關節炎風寒濕痹阻型。以關節冷痛，遇寒重，得熱則舒為主症。自汗者加黃芪40克，關節變形者加土鱉蟲 10 克、蜈蚣 2 條，濕重者加白朮 25 克、生薏苡仁 50 克。本方應注意：風濕熱痹斷不可誤服。

方 4

　　組成：炙甘草 15 克、炮附子 15 克、桂枝 10 克、白朮 10 克。

　　用法：先煎炙甘草、炮附子二味 1 小時，再放入桂枝、白朮二味，水煎 2 次，早晚空腹分服。本方中病即止，不宜久服。

　　功效：祛風，散寒，除濕，補氣扶正。

　　醫師點評：本方即《傷寒論》治痹名方甘草附子湯。本方適用於風寒濕邪留著骨節，正氣已虛者。服用本方症狀減輕後，附子量即應減半。濕重者可加薏苡仁 30 克、蒼朮 10 克，病重者可加蜈蚣 2 條，全蠍 3 克（分沖），淤重者可加紅花 10 克、蘇木 10 克。

方 5

　　組成：黃芪40 克、白芍 30 克、白朮 15 克、防風 10 克、甘草 6 克。

　　用法：水煎 2 次，早晚空腹分服。

　　功效：益氣固表，緩急止痛。

　　醫師點評：本方為玉屏風散和芍藥甘草湯的合方，用於類風濕關節炎所致的關節肌肉攣痛、氣短、乏力、自汗、惡風，易感冒者。本方是類風濕患者扶正固本之良方。

方 6

組成：白花蛇 2 條、紅花 10 克、黃芪 50 克、威靈仙 30 克、白酒 1000 毫升。

用法：密封浸泡 2 週後飲用，每服 10～15 毫升，每日 2 次。

功效：益氣活血，通絡止痛。

醫師點評：本方適用於類風濕關節炎日久，正虛邪戀者。風濕熱痹患者禁用。

方 7

組成：白芍 30 克、甘草 10 克、附子 10 克。

用法：先煎附子 20 分鐘，放入餘藥，煎 2 次，早晚空腹分服。

功效：溫經散寒，緩急止痛。

醫師點評：本方適用於類風濕關節炎伴筋肉攣急疼痛，惡寒肢冷，脈沉細者。本方即《傷寒論》芍藥甘草附子湯。臨床證型相符即可應用，尚可加入獨活、細辛、川牛膝、片薑黃、威靈仙等祛風濕活血之品。

方 8

組成：沒藥 10 克、狗脛骨（炙酥）50 克、土鱉蟲 10 克。

用法：共研細末，口服每次 3～5 克，每日 3 次，也可配黃酒適量調服。

功效：活血化淤，通絡止痛。

醫師點評：本方主治類風濕關節炎關節變形，痛不可忍者。服後若胃脘不適，可改為飯後服用。

老中醫百病特效驗方

方 9

組成：大黃 30 克、生甘草 10 克、紅花 10 克、芒硝 20克。

用法：大黃、生甘草、紅花三味水煎 30 分鐘去渣入芒硝煮沸 1～2 滾。至藥液 40°C 左右，紗布外敷關節腫脹處。

醫師點評：本方由調胃承氣湯加紅花而成，外用有消腫止痛、活血化淤之功，適用於類風濕關節炎關節腫脹難消者的輔助治療。

方 10

組成：青風藤 60 克。

用法：水煎 2 次，早晚空腹分服。

功效：祛風濕，止痹痛。

醫師點評：青風藤有明確的鎮痛、鎮靜、祛痰、抗菌等作用。本品單味煎服即能對類風濕關節炎疼痛起緩解作用。

方 11

組成：穿山龍 15 克、伸筋草 15 克、川芎 10 克。

用法：水煎 2 次，早晚空腹分服。

功效：祛風除濕，活血通絡。

醫師點評：本方對類風濕關節炎的關節疼痛、腫脹有明顯的緩解作用。用於類風濕關節炎瘀血阻絡型。

乾燥綜合徵

方 1

組成：桃仁 10 克、紅花 6 克、當歸 10 克、生地黃 20

克、白芍 20 克、雞血藤 30 克、葛根 40 克。

用法：水煎 2 次數，早晚空腹分服。

功效：活血化淤，養陰生津。

醫師點評：本方用於乾燥綜合徵屬血淤型者。症狀：口乾咽燥，眼乾目澀，皮膚乾燥，吞咽困難，關節屈伸不利，疼痛，舌質紫暗少津，舌下靜脈青紫曲張，脈細澀。

方2

組成：當歸 10 克、生地黃 20 克、北沙參 20 克、枸杞子 20 克、麥門冬 30 克、銀花 30 克、玄參 15 克、川楝子 8 克。

用法：水煎 2 次，早晚空腹分服。

功效：滋補肝腎，養陰生津。

醫師點評：本方係「一貫煎」方加味而成，主治乾燥綜合徵屬肝腎陰虛者，症見頭暈耳鳴，目乾澀，視物不清，口乾，失眠盜汗，腰膝酸軟，筋脈拘急，舌紅少苔或無苔，舌面少津液，脈弦細數。

方3

組成：生地黃 25 克、石膏（先下）30 克、知母 10 克、麥門冬 20 克、牛膝 20 克。

用法：水煎 2 次，空腹早晚分服。

功效：清胃火，生津液。

醫師點評：本方係益胃生津名方玉女煎。適用於胃陰虛型乾燥綜合徵，症見口乾較重，伴乾嘔呃逆、胃脘隱痛、飢不欲食、大便乾結、舌紅少津、脈細。

方4

組成：太子參 20 克、麥門冬 20 克、五味子 6 克、生

地黃 20 克。

用法：水煎 2 次，早晚空腹分服。

功效：益氣養陰。

醫師點評：本方係生脈散加生地黃而成，用於乾燥綜合徵，症見口唇乾燥、眼乾無淚、口渴欲飲、乏力氣短、舌紅少苔、脈細。

方5

組成：枸杞子 30 克、桑椹 30 克、何首烏 30 克、黑芝麻 30 克。

用法：上藥共為細末，煉蜜為丸，每丸 10 克，每日 2 次，每次 1 丸，早晚空腹溫開水送服。

功效：滋補肝腎，潤燥養陰。

醫師點評：本方用於乾燥綜合徵肝腎陰虧，肌膚失潤者，症見皮膚乾燥、眼乾澀、大便秘結。本方可常服。

重症肌無力

方1

組成：生黃芪120 克、桂枝 10 克、甘草 6 克。

用法：水煎 2 次，早晚空腹分服，每日 1 劑。

功效：補氣通經。

醫師點評：本方用於重症肌無力氣虛經絡痺阻不通者。症見氣短、乏力、自汗、肢體痿軟，舌質紫暗，脈弱。

方2

組成：黃芪60 克、麻黃 6 克、全蠍 6 克。

用法：水煎 2 次，早晚空腹分服，每日 1 劑。

功效：補氣升陽，息風通絡。

各論　常見疾病特效驗方

醫師點評：本方用於重症肌無力屬中氣下陷，風寒痹阻經絡者。臨床應用時，可酌加當歸、威靈仙等藥。

方3

組成：生地黃 15 克、山藥 15 克、山茱萸 10 克、黃芪 40 克、白朮 20 克、枸杞子 10 克。

用法：水煎 2 次，早晚空腹分服。

功效：益氣，健脾，補腎。

醫師點評：本方用於脾腎兩虛型重症肌無力，以肢體痿軟乏力、腰膝痿軟、步履艱難為主證，臨床上尚可加入全蠍 6 克以息風通絡。

方4

組成：生黃芪40 克、黨參 15 克、升麻 3 克、柴胡 3 克、羌活 10 克、桔梗 5 克。

用法：水煎 2 次，早晚空腹分服。

功效：補氣升陷。

醫師點評：本方用於重症肌無力屬氣虛下陷者。本方係由升陷湯加減而成，升提中氣之力較強。

雷諾氏綜合徵

方1

組成：熟地黃 20 克、肉桂 5 克、鹿角片 20 克、白芥子 10 克、炮薑 10 克、麻黃 5 克、細辛 3 克。

用法：水煎 2 次，早晚空腹分服。

功效：溫陽，散寒，通絡。

醫師點評：本方係陽和湯加減而成，適用於雷諾氏綜合徵，症見肢端厥冷，膚色蒼白，發作頻繁，面色㿠白，畏

寒喜暖，小便清利，舌淡苔白，脈沉遲細。

方2

組成：當歸 20 克、桂枝 12 克、白芍 12 克、通草 6 克、細辛 3 克、雞血藤 30 克、炙甘草 6 克、紅花 10 克、大棗 6 枚。

用法：水煎 2 次，早晚空腹分服。

功效：溫經散寒，養血通絡。

醫師點評：本方係《傷寒論》當歸四逆湯加味而成，對血虛絡阻肢厥有良效，雷諾氏綜合徵多屬此型，用之效佳。

方3

組成：銀花 60 克、玄參 30 克、當歸 30 克、甘草 10 克、蒲公英 30 克、地丁 20 克。

用法：水煎 2 次，早晚空腹分服。

功效：清熱涼血，化淤通絡。

醫師點評：本方係四妙勇安湯加味而成，用於雷諾氏綜合徵血淤日久化熱，熱毒壅聚，指、趾發熱、發紅，腫脹疼痛，甚至劇痛，或局部發生潰瘍壞疽、舌紅、苔黃膩、脈弦澀。臨床上尚可酌加川牛膝、丹參、野菊花等。

硬皮病

方1

組成：透骨草 30 克、桂枝 15 克、紅花 10 克。

用法：水煎 30 分鐘，以紗布浸藥液外敷患處，每日 1 次，每次 30～40 分鐘。

功效：溫經，活血，通絡。

醫師點評：本方出自《中醫外科學》，有溫經活血、通絡軟堅之功，取外敷法，直接作用於患處，療效可靠。

方2

組成：銀花 50 克、玄參 30 克、當歸 30 克、甘草 10 克、豨薟草 30 克、桃仁 10 克、紅花 10 克。

用法：水煎 2 次，早晚空腹分服。

功效：清熱，活血，通絡。

醫師點評：本方係「四妙勇安湯」加味而成，用於硬皮病淤熱阻絡型。

方3

組成：皂角刺 10 克、穿山甲 10 克、膽星 10 克、雞血藤 30 克。

用法：水煎 2 次，早晚空腹分服。

功效：活血，化淤，通絡。

醫師點評：本方適用於硬皮病痰淤阻絡型，痰濁重者可加白芥子、僵蠶、半夏，氣虛者加黃芪，血淤重者加桃仁、紅花、川牛膝。

皮肌炎

方1

組成：側柏葉 50 克、當歸 20 克、鉤藤 20 克、透骨草 20 克、槐花 10 克。

用法：水煎 2 次，早晚空腹分服，第 3 煎外洗患處。

功效：活血，祛風，通絡。

醫師點評：本方內服外用結合，功能活血祛風通絡，治療皮肌炎療效較佳。

方 2

組成：水牛角 50 克、生地黃 20 克、赤芍 20 克、牡丹皮 20 克、銀花 50 克、丹參 20 克。

用法：水煎 2 次，早晚空腹分服。

功效：清熱，涼血，通絡。

醫師點評：本方係犀角地黃湯加味而成，功能清熱涼血、活血化淤通絡，用於皮肌炎熱毒蘊結型。

方 3

組成：黃芪 40 克、升麻 4 克、柴胡 10 克、羌活 10 克、防風 10 克、白朮 15 克。

用法：水煎 2 次，早晚空腹分服。

功效：健脾益氣，祛風通絡。

醫師點評：本方適用於皮肌炎脾虛風寒阻絡者。症見肌痛、四肢痿軟無力、頭重如裹、納呆食少、腹脹便溏、脈弱。

頸椎病

方 1

組成：葛根 30 克、麻黃 6 克、桂枝 12 克、白芍 12 克、甘草 4 克、生薑 10 克、大棗 5 枚。

用法：水煎 2 次，早晚空腹分服，服後有微汗為佳，汗出後避風 1 小時，不可汗出過多。

功效：祛風散寒，解肌止痛。

醫師點評：本方用於頸椎病初期，症見畏惡風寒、無汗、頸項強痛、屈伸轉側不利、舌淡紅、脈浮緊。服本方症狀緩解後即應換用活血止痛，養血柔筋，補益肝腎的方

各論　常見疾病特效驗方

129

劑。

方2

組成：葛根 30 克、白芍 30 克、甘草 6 克、羌活 10 克、桂枝 10 克、紅花 10 克。

用法：水煎 2 次，早晚空腹分服。

功效：散風寒，通經絡，解痙柔筋。

醫師點評：本方用於頸椎病風寒淤阻經脈、頸項強急者。與方 1 比較散風寒之力弱，而活血解痙之力強，臨床上可斟酌使用。

方3

組成：葛根 30 克、白芍 30 克、甘草 10 克、當歸 15 克、川芎 10 克、熟地黃 15 克、生地黃 15 克、桂枝 10 克。

用法：水煎 2 次，早晚空腹分服。

功效：養血活血，柔筋止痛。

醫師點評：本方係養血活血名方四物湯加減而成，用於頸椎病屬血虛失養、頸項強急者。

方4

組成：葛根 30 克、白芍 30 克、甘草 10 克、赤芍 30 克、香附 20 克、紅花 10 克、牛膝 20 克、元胡 15 克。

用法：水煎 2 次，空腹早晚分服

功效：活血化淤，通絡止痛。

醫師點評：本方用於頸椎病屬氣滯血淤型者，臨床尚可加入乳香、沒藥等活血止痛藥。

方5

組成：牛膝 20 克、川續斷 20 克、申薑 10 克、狗脊

20 克、鹿角片 10 克、紅花 10 克、白芍 30 克、甘草 10克、當歸 15 克。

用法：水煎 2 次，早晚空腹分服。

功效：補肝腎，養血柔筋止痛。

醫師點評：本方用於頸椎病屬肝腎不足，經脈淤阻型。除頸項強直外，兼見腰膝痿軟、頭目昏花、兩尺脈沉弱等肝腎不足之象。

方6

組成：透骨草 10 克、草烏 10 克、紅花 10 克、乾薑 20克。

用法：水醋各半，煎半小時，取濾液外敷頸部，或以直流電離子導入儀導入。本方勿內服。

功效：活血化淤，散寒止痛。

醫師點評：本方是頸椎病治療的外治良方，與內服藥配合應用則療效更佳。本方功能散風寒止痹痛，適用於痹證型頸椎病。

方7

組成：天麻 10 克、白朮 10 克、半夏 10 克、陳皮 10克、甘草 10 克、茯苓 10 克、牛膝 20 克、蜈蚣 2 條。

用法：水煎 2 次，早晚空腹分服。

功效：息風止痛，化淤通絡。

醫師點評：本方是治療頸椎病風痰上擾型的主方，一般多見於頸椎病眩暈型。若眩暈較重者尚可加入澤瀉 30克、草決明 30 克。

各論　常見疾病特效驗方

腦出血

組成：鮮竹瀝汁 20 毫升、生薑汁 10 毫升、牛黃 0.2 克、鮮橘汁 100 毫升。

用法：將鮮竹瀝汁、生薑汁、鮮橘汁混合調入牛黃，鼻飼，一日 3 次。

功效：化痰開竅。

醫師點評：腦出血是常見的急性腦血管病之一，其病情輕重因出血部位、出血量、病人平素身體狀況及是否合併其他疾病而異。

臨床表現有：半身癱瘓，言語不利，二次失禁，神志不清，牙關緊閉，肢體強痙等，病情重者可迅速轉為昏迷甚至死亡。所以發病後應及早到醫院就診，進行正規治療，對身熱牙關緊閉，兩拳握固，肢體強痙，二便不通，喉中痰鳴者，可在醫院正規治療的同時，配合此方，達到化痰開竅之目的。鮮竹瀝汁有清熱豁疾利竅的作用；牛黃有息風止痙，化痰開竅，清熱解毒的作用；生薑汁既可助竹瀝祛痰，藥效行經絡的作用，又可防其藥性過寒。

方2

組成：石菖蒲 10 克、鬱金 10 克、麝香 0.1 克、紅豆 30 克。

用法：將石菖蒲、鬱金、紅豆倒入約 300 毫升水中，煮沸後改文火，煎 10 分鐘左右，取汁約 100 毫升，調入麝香，鼻飼。

功效：清心，化痰，開竅。

老中醫百病特效驗方

醫師點評：該方適用於神態不清，身熱氣粗，牙關緊閉，肢體強痙者，在醫院正規治療同時服用此方，有助於疾病向癒。麝香有開心竅通經絡的作用，可減輕腦水腫，增加中樞神經系統對缺氧的耐受性。石菖蒲有開竅寧神的作用；鬱金解鬱開竅，兩者相配有很好的祛痰醒神作用。如果患者不能進食，以鼻飼流食為主，可予果汁、綠豆湯、菜汁等甘寒之品。

方3

組成：人參 10 克、製附片 8 克、龍骨、牡蠣各 30 克。

用法：將製附片、龍肯、牡蠣放入涼水中，煮沸後改文火，煎 30 分鐘後取汁。另將人參單煎 30 分鐘取汁，兩汁兌勻。鼻飼，一日 3 次。

功效：益氣，回陽固脫。

醫師點評：本方適用於腦出血患者表現為神態不清、目合口開、鼻鼾息微、手撒遺尿、大汗淋漓者，可在醫院治療同時服用此方。人參大補元氣，復脈固脫；製附片回陽救逆。兩藥相配是治療心腦血管疾病出現休克的搶救用藥。

方4

組成：人參 10 克、薤白 12 克、雞蛋一枚去黃、小米 50 克。

用法：人參加少量水蒸軟，切片，加水用文火煎湯，然後放入小米煮粥，將熟，放入雞蛋清及薤白，煮熟，早晚分 2 次服。

功效：益氣養血，溫通經絡。

醫師點評：腦血管病恢復期出血良方，肢體痿軟無力，言語不清。本方可以調補脾胃，益氣養血，增強機體免疫力。

方5

　　組成：鮮青果（打碎）500克、鬱金250克、明礬粉100克、僵蠶（研末）100克。

　　用法：將青果與鬱金放入砂鍋中，加水1000毫升，煮1小時後濾藥汁，加水500毫升，煎半小時，兩次藥汁混合，文火濃縮至500毫升，加明礬粉、僵蠶粉，每日早晚各服10毫升，溫開水送下。

　　功效：化痰開竅，通絡止痙。

　　醫師點評：鬱金解鬱開竅，僵蠶化痰息風止痙；明礬清化痰涎，幾藥共同治療腦出血後期言語不利，口眼喎斜等症。腦出血恢復期患者應當加強功能鍛鍊，加以口服中藥，配合針灸治療等有利於疾病康復。

方6

　　組成：大黃15克、芒硝10克、瓜蔞30克、膽南星10克。

　　用法：① 大黃、瓜蔞、膽南星三藥共煎，取藥汁沖化芒硝，一日分2次服或鼻飼。② 大黃、瓜蔞、膽南星三藥共煎，取藥汁500毫升，沖化芒硝，分兩次保留灌湯。

　　功效：化痰通腑。

　　醫師點評：此方用於腦出血急性期患者半身不遂，口眼喎斜，言語不利，腹脹便秘身熱。中醫重視通腑，腑氣通，全身氣機通暢，否則可導致患者躁擾不寧，神昏，胡言亂語，不利於病情恢復。

方7

組成：天麻 10 克、鉤藤（後下）10 克、牛膝 15 克、茯神 12 克。

用法：將天麻、牛膝、茯神三藥先煎，煮沸約 10 分鐘後下鉤藤，煎 5 分鐘即可，早晚分服或鼻飼。

功效：平肝通絡。

醫師點評：對腦出血急性期表現為半身不遂，偏身麻木，口眼喎斜，頭暈頭痛，面紅目赤，心煩易怒，言語不清的患者不防試試此方。天麻、鉤藤有平肝息風的作用，腦出血急性期患者血壓多偏高，兩藥配合可有溫和降壓作用，隨血壓平穩下降，病人頭痛頭暈等症狀會有改善。牛膝有通絡作用，對肢體活動障礙有益。茯神可寧心安神。

腦梗塞

方1

組成：桃仁 12 克、紅花 10 克、葛根 20 克、天麻 10 克。

用法：上四味藥如常法煎，取汁一日 2 次分服。

功效：活血通脈。

醫師點評：腦梗塞各期凡具有口眼喎斜、言語不清、半身不遂、偏身麻木、頭暈頭脹等症狀均可試用此方。

方2

組成：黃芪30 克、當歸 12 克、川芎 10 克、地龍 10 克。

用法：上四味藥，如常法煎煮，一日分 2 次服。

功效：益氣活血。

醫師點評：腦梗塞恢復期或遺症期患者表現為半身不遂、口眼喎斜、言語不利、偏身麻木、面色㿠白、氣短乏力、手足腫脹者可服用此方。

　　方3

　　組成：丹參 30 克、雞血藤 30 克、牛膝 15 克、地龍 10 克。

　　用法：四味藥如常法煎，早晚分服。

　　功效：活血通絡。

　　醫師點評：腦梗塞患者在急性期表現為神態不清或意識模糊、半身不遂、氣粗痰鳴者可服用本方，配合牛黃清心丸。腦梗塞患者恢復期表現為肢體活動不利、肢體強痙、言語不利等，也可服用此方。因到疾病後期多表現出血淤血虛之證，也可加當歸，活血養血。

　　方4

　　組成：生黃芪30 克、水蛭粉 0.6 克、三七粉 3 克、地龍 12 克。

　　用法：生黃芪、地龍如常法煎，取藥汁送服水蛭粉、三七粉，或將水蛭粉、三七粉裝入膠囊單服，一日 2 次分服。

　　功效：益氣，祛淤，通絡。

　　醫師點評：生黃芪補氣，水蛭活血力量強，三七化淤止血，臨床用三七治療腦梗塞、腦出血後遺症均取得了較好的療效；地龍通經活絡。以此方治療腦梗塞表現為肢體活動不利，言語不清，口眼喎斜有較好效果。

　　方5

　　組成：水蛭粉 1 克、地龍 12 克、天麻 10 克、鉤藤 15

克。

　　用法：地龍、天麻如常法煎，煮沸 10 分鐘後入鉤藤煎 5 分鐘即可，倒入藥汁，加水再煎，兩次藥汁混勻，以藥汁送服水蛭粉，一日分 2 次服。

　　功效：平肝，息風，通絡。

　　醫師點評：水蛭、地龍相配活血力猛，通經絡效果尤佳，天麻、鉤藤平肝息風止痙，對腦梗塞表現為肢體癱瘓，伴頭暈頭脹痛有較好效果。在腦梗塞的急性期不論症狀輕重，都應該到醫院診治，因為腦梗塞在發病後 72 小時內病情會有加重趨勢，切不可因症狀較輕而放鬆警惕，以免延誤最佳治療時機。

　　方 6

　　組成：南星 10 克、半夏 10 克、水蛭粉沖 1 克、川芎 10 克。

　　用法：南星、半夏、川芎煎如常法，以藥汁沖服水蛭粉，一日分 2 次服用。

　　功效：祛淤化痰。

　　醫師點評：對表現為肢體癱瘓、胸悶噁心、頭暈頭痛、舌強不語的腦梗塞患者可試用此方。南星、半夏均有化痰功效，水蛭、川芎活血行氣力量強，幾藥同時配合常規治療可取得較滿意療效。此方作用較峻烈，且南星、半夏均不宜久服。

腦動脈硬化

　　方 1

　　組成：天麻 10 克　鉤藤（後下）10 克、茯苓 12 克、

半夏 10 克。

　　用法：天麻、茯苓、半夏以常規方法煎煮，煮沸 10 分鐘後入鉤藤，共煎 5 分鐘後濾出藥渣，再煎第 2 次，2 次藥汁混勻，一日分 2 次服用，10 天為一個療程。

　　功效：平肝潛陽，健脾化痰。

　　醫師點評：腦動脈硬化症是指腦動脈粥樣硬化、小動脈硬化、玻璃樣變等動脈管壁變性所引起的慢性、彌漫性腦組織改變與腦功能障礙，多發於 50 歲以後的中老年人，進展緩慢，但往往合併臟器的動脈硬化。該方適用於表現為頭暈頭重而脹，伴胸悶、頭痛、腹脹、食慾不振等的腦動脈硬化患者。腦動脈硬化與高血壓、高血脂有一定關係，所以治療的同時要注意養成良好生活習慣及飲食習慣，如戒菸戒酒，適當的體育活動，多吃新鮮蔬菜水果，不吃過於油膩的食物等。

方2

　　組成：枸杞子 15 克、熟地 12 克、當歸 12 克、丹參 20 克。

　　用法：上四味藥，以常規方法煎煮，一日分 2 次服用。

　　功效：滋補肝腎，活血化淤。

　　醫師點評：枸杞子可滋補肝腎之陰；熟地滋補腎陰；當歸養血活血；丹參活血化淤。全方可達到滋補肝腎，活血化淤的作用，適用於表現為頭暈頭痛、入夜加重，健忘失眠，心悸，耳鳴如蟬，腰膝酸軟，肌膚粗糙或伴肢體麻木的腦動脈硬化患者。

方3

　　組成：杜仲 10 克、丹參 20 克、乾銀耳 10 克、冰糖 25

老中醫百病特效驗方

克。

用法：將杜仲、丹參加水煎熬 3 次，去渣，共收取藥液 500 亮升；乾銀耳用溫水發透揉碎，加適量清水，武火燒沸後用文火熬熟，再倒入杜仲、丹參藥液和適量冰糖水，熬稠，分次服用。

功效：滋補肝腎，活血化淤，降低血壓。

醫師點評：方中杜仲滋補肝腎；丹參活血化淤；銀耳補肺降脂。三味合用共奏軟化血管，活血化淤之功，適用於腦動脈硬化者。

方 4

組成：製首烏 40 克、黃芪30 克、大棗 10 枚、粳米 50 克。

用法：將製首烏、黃芪加水煎取濃汁，以汁與粳米、大棗共煮粥，加白糖調味。每日 1 次，可常食。

功效：補氣養血，活血化淤，降脂降壓。

醫師點評：製首烏是一味補肝腎的良藥，黃芪補氣藥力最強，大棗可養血益胃，配以大米，做成藥膳，不失為一劑軟化血管、預防腦動脈粥樣硬化的食療佳品。

內耳性眩暈

方 1

組成：半夏 10 克、白朮 12 克、天麻 10 克。

用法：上藥如常法煎，一日分 2 次服。

功效：健脾燥濕，降逆祛痰。

醫師點評：內耳性眩暈又稱美尼爾氏病，因內耳淋巴分泌過多或吸收障礙導致內耳膜迷路積水、內耳末梢感受

器缺氧變異導致的病症。患者多表現為反覆發作的突發性頭暈，見物旋轉，耳鳴、噁心嘔吐等，發作時症狀重，給患者帶來極大痛苦。對表現為眩暈，嘔吐痰涎，耳鳴如蟬，伴大汗淋漓，面色萎黃者可試用此方。

方2

組成：半夏 10 克、竹茹 10 克、生薑 10 克、葛根 20 克。

用法：上四味藥如常法煎煮，一日分 2 次服。

功效：燥濕化痰，升陽止嘔。

醫師點評：對內耳性眩暈症見頭暈，視物旋轉，耳鳴耳聾，噁心嘔吐，頭部昏蒙等可服用此方。半夏燥濕化痰；竹茹清熱化痰，除煩止嘔；生薑溫胃止嘔，是止嘔聖藥，多與半夏相配。

方3

組成：石菖蒲 12 克、葛根 20 克、煨薑 10 克、半夏 10 克。

用法：四味藥如常法煎。

功效：寧神開竅，和胃止嘔。

醫師點評：石菖蒲開竅寧神，化濕和胃；葛根開清陽之氣達頭目；煨薑、半夏止嘔作用強。對內耳性眩暈者表現為頭暈目眩，不敢睜眼，耳鳴，噁心嘔吐，手足發涼，面色蒼白，情緒易於波動可試用此方。

方4

組成：半夏 10 克、天麻 10 克、代赭石（打碎先煎）30 克。

用法：代赭石打碎，文火先煎 20 分鐘再放入其他二

味,共煎如常法,藥汁一日分 2 次服。

功效:平肝潛陽,化痰降逆。

醫師點評:內耳性眩暈症見頭暈頭脹,視物旋轉,噁心,嘔吐等不妨試用此方。半夏降逆化痰止嘔;天麻息肝風,對眩暈有很好的治療作用;代赭石重鎮降逆,平肝潛陽,對眩暈、噁心均有很好療效。

方 5

組成:黃精 10 克、熟地黃 12 克、女貞子 10 克、旱蓬草 10 克。

用法:上四味藥,宜如常法,每日分 2 次服。

功效:補益腎精。

醫師點評:本方適用於內耳性眩暈表現為頭暈不能站立,視物旋轉,耳鳴如蟬,腰酸乏力者。黃精、熟地黃滋補腎陰;女貞子、旱蓮草滋補肝腎之陰效果頗佳。

方 6

組成:磁石(打碎先煎)30 克、石菖蒲 10 克。

用法:磁石打碎先煎 20 分鐘放入石菖蒲,如常法煎汁,一日分 2 次服。

功效:安神通竅。

醫師點評:磁石用於治療肝腎陰虛的頭暈目眩,耳鳴耳聾效果較好;石菖蒲醒神開竅。兩藥同用可治療內耳性眩暈,表現為頭暈、耳鳴如蟬、耳聾、心煩失眠。

方 7

組成:半夏 10 克、黃連 6 克、石菖蒲 15 克。

用法:上三味中藥以常規方法煎煮,一日分 2 次服用,半月為一個療程。

各論　常見疾病特效驗方

功效：清熱，化痰，開竅。

醫師點評：內耳性眩暈表現為頭暈，視物旋轉，耳鳴、耳聾，伴噁心嘔吐，胸悶不適，心煩，味苦等可試用此方。方中半夏燥濕化痰，對嘔吐有良好作用，黃連清熱，清心胃熱毒，石菖蒲可化痰開竅，對眩暈、失眠等有較好效果。

記憶力減退

方1

組成：桂圓肉 15 克、紅棗 3～5 枚、粳米 100 克。

用法：將上述原料放入砂鍋中，加清水，如常法煮粥，每日食一次，連服 15 天，也可長期間斷服用。

功效：健脾，補氣，養血。

醫師點評：桂圓肉有補益心脾，養血要神的功效；大棗補中益氣，養血安神；粳米健脾胃。三味同用健脾益氣養血，對改善健忘有一定作用，且三藥均是日常保健之品，長期服用有補益作用而無副作用。

方2

組成：柴胡 10 克、川芎 10 克、鬱金 12 克、石菖蒲 10 克。

用法：上四味藥加水煎煮，沸騰後改文火煎 15 分鐘，過濾；再加水煎 10 分鐘，兩次藥汁混勻，分 2 次服。

功效：疏肝解鬱，通絡開竅。

醫師點評：健忘也有表現為實證者，可因長期情志不遂，惱怒傷肝，肝氣鬱結導致健忘心悸、胸悶脅脹、善驚易怒、喜嘆息等。柴胡疏肝解鬱，延緩動脈硬化；川芎擴

張腦血管，抑制血小板聚集，防止血栓形成；鬱金、石菖蒲清心化濁通竅。四味藥共用可以疏肝解鬱，通絡開竅。

方3

組成：半夏 10 克、膽南星 10 克、石菖蒲 10 克、鬱金 12 克。

用法：上四味藥如常法煎，一日服 2 次。

功效：降逆，化痰，開竅。

醫師點評：症狀為健忘、頭暈、噁心欲嘔，心慌的患者不妨試試此方，可達到降逆化痰開竅的作用。

方4

組成：熟地 12 克、五味子 10 克、石菖蒲 12 克、酸棗仁 30 克。

用法：四味藥如常法煎，一日分 2 次服，連服 2 週為 1 個療程。

功效：補腎，益精，健腦。

醫師點評：健忘患者伴有腰膝酸軟、頭暈耳鳴、失眠、手足心熱者可試用此方。同時也可服用六味地黃丸等增強滋補腎陰的作用。

方5

組成：羊肉 125 克、枸杞子 10 克、核桃仁 15 克、生薑 2～3 片。

用法：將上述四種原料放入鍋內，加水淹沒原料為宜，依個人口味加入適量鹽、味精、蔥，用文火燉 2～3 個小時，吃肉喝湯，每週 2～3 次，連服 3～4 週為 1 療程。

功效：補腎益腦。

醫師點評：這是一個治療健忘症的食療方。四味原料

均可食用，羊肉補中益氣，溫中暖下，脾腎陽虛者常吃羊肉可溫補脾腎。四種原料一起食用補腎益腦作用較好，用於健忘患者伴有頭暈耳鳴，失眠，心悸，腰膝痠軟，眼花、遺尿等。

三叉神經痛

方1

組成：羌活 10 克、細辛 3 克、川芎 10 克、蜈蚣 1 條。

用法：四味藥如常法煎，取藥汁一日分 2 次服。

功效：祛風，除濕，止痛。

醫師點評：三叉神經痛是三叉神經分支範圍內反覆發作的短暫劇列疼痛、感覺缺損等神經功能障礙、檢查無異常的一種病症，多發於 40 歲以上，女性多見。其病因尚未明瞭，常因說話、吞咽、刷牙、洗臉、受涼等誘發。病程長者可出現局部皮膚粗糙，眉毛脫落，甚至影響全身。此方可用於三叉神經痛痛時如針刺，疼痛甚時涕淚俱下，多因受涼引發者。

方2

組成：穿山甲 10 克、川芎 10 克、當歸 15 克。

用法：上藥如常法煎煮，一日分 2 次服，連服 7 天。

功效：活血化淤，止痛。

醫師點評：對三叉神經痛發作時疼痛固定不移，如錐如刺，舌有瘀斑者可試用此方。穿山甲活血化淤，通經絡，當歸活血養血，川芎活血行氣止痛。中醫有「頭痛不離川芎」的說法。

方3

組成：龍膽草 6 克、地龍 10 克、元胡 15 克、鉤藤後下 10 克。

用法：龍膽草、地龍、元胡如常法煎，文火煮 10 分鐘後放入鉤藤，同煎 5 分鐘濾出藥汁、藥渣，再加水煎 10 分鐘，兩次藥汁混勻，一日分 2 次服完。

功效：清肝，通絡，止痛。

醫師點評：龍膽草清瀉肝膽實火，鉤藤清熱平肝，地龍清熱息風通絡，元胡活血行氣止痛。本方對於三叉神經痛患者表現為發作時疼痛劇烈，伴頭脹口苦，目赤流淚者效果好。三叉神經痛患者平時飲食注意當以清淡易消化為主，避免辛辣等刺激性食物及煎炸食物。

方4

組成：白附子 10 克、全蠍 5 克、僵蠶 10 克、天麻 10 克。

用法：上四位藥煎如常法。一日分 2 次服，連服 5 日。

功效：痛絡止痛。

醫師點評：白附子祛痰燥濕止痛；全蠍、僵蠶痛絡止痛，兩藥現代藥理研究證明均有鎮靜作用。天麻平肝息風通絡。此方可用於三叉神經痛病程長、發作頻繁、疼痛劇烈者。

方5

組成：當歸 15 克、川芎 10 克、天麻 10 克。

用法：三味藥如常法煎煮，一日分 2 次服。

功效：行氣活血，通絡止痛。

醫師點評：該方藥性均較平和，適用於三叉神經痛患

者。當歸活血養血；川芎活血行氣治頭痛效果好；天麻通絡，現代藥理證明天麻有一定止痛作用。

面神經炎

方1

組成：葛根 30 克、僵蠶 10 克、白附子 5 克、全蠍 5 克。

用法：上四味藥如常法煎煮，一日分 2 次服。

功效：化痰通絡。

醫師點評：面神經炎是指面神經的急性非膿性炎症，以周圍神經麻痺為特徵，此病可發生於任何年齡段，尤以 20～40 歲青壯年為多見。發病以一側面部口眼喎斜為特徵，如發病時頭頸緊痛，面部麻木，一側口眼喎斜，可試用此方。僵蠶、全蠍相配治療面神經炎有很好的效果。

方2

組成：蜈蚣 1 條、防風 12 克、白附子 5 克、全蠍 5 克。

用法：上四味藥如常法煎煮，一日分 2 次服用。

功效：祛風清熱，化痰通絡。

醫師點評：蜈蚣、全蠍都是蟲類藥，搜風通絡作用強，施今墨老名醫善用此二味藥治療口眼喎斜等。防風散風勝濕；白附子化痰。四藥相加化痰通絡作用強。面神經炎西醫無特效治療，口服中藥及針灸有良好效果。

方3

組成：製南星 15 克、防風 15 克。

用法：兩藥如常法煎煮，睡前頓服，臥床蓋被，微有

汗出者佳。

功效：祛風化痰。

醫師點評：面神經炎表現為疼痛、怕風、惡寒者可試用本方。

方4

組成：乳香 10 克、沒藥 10 克、白及 10 克、蟬蛻 10 克。

用法：將上四味藥研成末，混合均勻，再以雞蛋清適量調成糊，在面癱區域塗上松節油，再將乳香沒藥散外敷於面部，用塑料膜覆蓋並固定，每 1～2 天更換一次。

功效：活血，行氣，消腫。

醫師點評：乳香、沒藥均是樹脂，有宣通經絡，活血散淤的作用，配以白及、蟬蛻更能消腫生肌，適用於面神經炎後期。也可選用穴位貼敷，如太陽穴、地倉、頰車、迎香等面部穴位。

方5

組成：馬錢子 60 克、白附子 60 克、豬牙皂 60 克、樟腦 15 克。

用法：上四味藥研成極細粉末，用蓖麻油調成稠膏狀。取綠豆大小藥膏塗在 2 公分見方或圓形膠布上，貼敷在穴位上，如攢竹、太陽、迎香、地倉、頰車、牽正、完骨等。每日更換一次，10 天為一個療

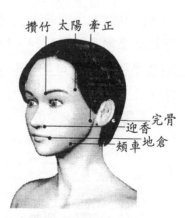

面神經炎貼敷取穴

各論　常見疾病特效驗方

程，共 2 個療程可見明顯效果。如貼敷部位微紅微癢是正常現象。

功效：溫經通絡。

醫師點評：該方法實際是穴位刺激法，與針灸相應穴位作用相似，但針灸僅是機械刺激，該法選用幾種有溫通經脈，化痰止痛的中藥，直接貼敷穴位上，以達到藥效。且該法易於掌握，患者可以自己操作，面神經炎患者不妨一試。但敏感膚質者慎重。

偏頭痛

組成：柴胡 10 克、川芎 10 克、白芷 10 克、白芍 10 克。

用法：上四味藥以同法煎煮，一日分 2 次口服。

功效：疏肝解鬱，理氣止痛。

醫師點評：偏頭痛是指發作性一側搏動性頭痛，可以伴有噁心、嘔吐等，有周期性發作的特點。在黑暗環境中、安靜狀況下或睡眠後可有所緩解。該方對頭痛發作，伴精神憂鬱者效果較好。對婦女月經來潮前及來潮時偏頭痛效果較好。也可加香附子 10 克，增強疏肝理氣止痛作用。

方 2

組成：柴胡 10 克、川芎 10 克、丹參 30 克、香附 10 克。

用法：上四味藥如常法煎煮，一日分 2 次口服。

功效：疏肝，活血，止痛。

醫師點評：偏頭痛發作時表現為頭部脹痛，刺痛位置固定，伴情緒波動大，抑鬱易怒等，此方可達到滿意療效。但一定注意很多疾病均可表現為頭痛，如急性腦血管病、原發性高血壓等，當及時診治，除外器質性疾病。該方不僅可在頭痛發作期服用，緩解後亦可服用，以減少頭痛發作次數。

方3

組成：川芎、白芷、細辛各等量、冰片1／3量。

用法：上四味藥共研成末，裝膠囊，每粒含量0.2克，每日服用3次，每次3粒。

功效：祛風散寒，疏經通絡止痛。

醫師點評：對偏頭痛因受涼，吹風後發作者可試用此方。該方法服用方便，有以此方治癒偏頭痛的報導。方中白芷、細辛疏風寒止痛，冰片開竅，現代藥理研究該藥對感覺神經有刺激作用，可止痛。川芎活血化淤止痛，但注意該方對服用量不可過大，中醫有「細辛不過錢（3克）」的說法。細辛有小毒，過量可使中樞神經系統出現先興奮、後抑制的毒副作用。

方4

組成：川芎10克、全蠍3克、蜈蚣2條。

用法：上三味藥以常法煎煮，一日分2次口服。

功效：行氣活血，通絡止痛。

醫師點評：該方適用於偏頭痛病程較長者，中醫有「久病入絡」的說法。方中全蠍、蜈蚣有通絡止痛的作用，川芎又恰是治頭痛之良藥。施今墨著名老中醫善用全蠍、蜈蚣結合治療偏、正頭痛。此方同時可以配合具有活血化淤

中成藥口服，效果更佳。

方5

組成：天麻 10 克、鉤藤（後下）12 克、川芎 10 克。

用法：天麻、川芎以常法煎煮，文火煮沸 10 分鐘放入鉤藤，共煎 5 分鐘濾出藥汁、藥渣再加水，煮沸後文火煮 10 分鐘即可，一日服 2 次。

功效：平肝息風，止痛。

醫師點評：適用於偏頭痛發作時頭部脹痛跳痛者，天麻、鉤藤可平肝息風，是治療肝風內動諸症的良藥，配合川芎活血行氣止痛，臨床療效較好。

方6

組成：川芎 9 克、當歸 15 克、穿山甲 10 克。

用法：上三味藥以常規方法煎煮，一日分 2 次服用，連服 1 週為 1 個療程。

功效：活血化淤，止痛。

醫師點評：該方用於治療偏頭痛病程較長，疼痛固定不移，如錐刺，入夜加重者。川芎行氣活血止痛，是治療頭痛不可缺少的良藥。當歸養血活血，活血而不傷血。穿山甲活血化淤，通絡力量強。全方對改善頭痛症狀有較好效果，不妨一試。

方7

組成：熟地 20 克、枸杞子 20 克、菊花 10 克、粳米 100 克。

用法：先將熟地、枸杞子煎取濃汁，與粳米煮粥，將菊花用開水沖泡，並在粥將熟時加入粥中，也可依個人口味加入定量冰糖，日服粥 2 次。

功效：滋陰養血。

醫師點評：這是一個治療陰血不足而致的偏頭痛的食療方，方中熟地滋陰養血，枸杞子滋補肝胃，菊花清熱平肝，偏頭痛患者伴頭暈、心慌氣短、耳鳴、乏力不妨試用該食療方。

方8

組成：黃連6克、阿膠珠10克、知母12克、酸棗仁30克。

用法：上四味藥物以常規方法煎煮，一日分2次飲用，也可用阿膠，效果更佳。注意阿膠不能入煎劑，應以溫水化開後與藥汁混勻服用，防止粘鍋浪費藥物。

功效：養陰清熱。

醫師點評：方中黃連清熱解毒，知母滋陰清熱，酸棗仁安神補心，全方可達到清熱養陰安神止痛的作用，對偏頭痛患者伴有心煩失眠、口乾、心悸頭暈、精神萎靡等可試用此方。方中可沖入蛋黃，有滋陰作用。

方9

組成：肉桂3克、製首烏15克、山茱萸10克、葛根15克。

用法：上四味藥以常規方法煎煮，一日分2次服用。

功效：益痛，通絡，止痛。

醫師點評：偏頭痛患者表現為入夜後加重、鈍痛，心煩眠差，伴怕冷頭暈心悸等可試用本方。方中肉桂溫陽助火；製首烏益腎補血，山茱萸滋陰；葛根升陽，擴血管。全方可益腎止痛，對於偏頭痛伴有脫髮者效更佳。中老年人用效果較滿意。

方 10

組成：生地黃 12 克、炒棗仁 10 克、珍珠母（先下）15 克、合歡花 6 克。

用法：珍珠母以涼水浸泡後煮沸 20 分鐘後放入生地黃、炒棗仁、合歡花，共煮 10 分鐘，濾出藥汁，再加水煎 10 分鐘，兩次藥汁混勻，一日分 2 次服用，7 天為 1 個療程。

功效：滋陰，養心，安神。

醫師點評：方中生地養陰，炒棗仁養心安神，合歡花養心，珍珠母鎮肝潛陽安神，全方達到滋陰養血安神作用，適用於右側頭痛伴有失眠、煩躁、頭暈、精神恍惚等患者。

失　眠

方 1

組成：朱砂（沖）0.5 克、當歸 10 克、黃連 6 克、生地黃 12 克。

用法：當歸、黃連、生地黃三味如常法煎煮，以藥汁沖服朱砂，一日分 2 次服用。

功效：清心瀉火，寧心安神。

醫師點評：失眠是指以經常不能獲得正常睡眠為特徵的一類病症，表現為睡眠時間、深度不足，不能消除疲勞，不能有效恢復體力與精力。輕者入睡困難或多夢易醒，嚴重者可以徹夜不眠，影響工作和生活，或由此引起其他身體不適。本方中朱砂是安神良藥，許多中醫安神古方中均用到朱砂；當歸養血，生地黃滋陰；黃連清心火，

對心煩失眠，伴口乾小便黃，或口舌生瘡等患者可試用此方。注意朱砂不可直接加熱，以防分解出金屬汞而中毒，且不能大劑量或長期服用。

方2

組成：磁石 20 克、朱砂 10 克、神曲 40 克。

用法：將上三味藥研成細末，混勻，以蜜調和成丸，每丸約 2 克，一日服用 3 次，早中晚分服。

功效：重鎮安神。

醫師點評：磁石、朱砂均有安神作用；神曲健脾和胃，可減輕上兩味藥對胃腸刺激。失眠心煩，耳鳴耳聾，視物不清者可服用此方。癲癇者也可服用此方。

方3

組成：遠志 10 克、酸棗仁 30 克、茯神 12 克。

用法：上三味藥如常法煎煮，一日分 2 次服。

功效：健脾，化痰，安神。

醫師點評：失眠者伴有飲食不佳、頭暈困重者可服用此方。三味藥合用具有鎮靜、催眠的作用，該方可長期服用。睡眠差者可在睡前以溫水洗腳，並按壓雙側湧泉穴以改善睡眠。

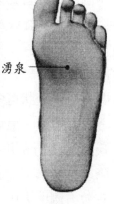

湧泉 ——

湧泉穴

方4

組成：酸棗仁 30 克、茯苓 12 克、知母 10 克。

用法：上三味藥以常規方法煎煮，一日分 2 次服。

功效：養血安神，清熱除煩。

醫師點評：失眠多夢，心煩，口乾舌燥，頭暈者不妨試用此方。該方藥性平和，臨床治療失眠配合其它藥物能達到較滿意的療效。

方5

　　組成：梔子 10 克、豆豉 12 克、竹葉 10 克。

　　用法：三味藥以常規方法煎煮，一日分 2 次服用。

　　功效：清心除煩，安神。

　　醫師點評：失眠患者伴有心煩意亂，躁擾不寧，胸中煩悶，口舌生瘡，小便黃赤等可試用本方。全方具有清心瀉火、除煩安神作用。

神經官能症

方1

　　組成：黨參 15 克、茯神 12 克、當歸 10 克、酸棗仁 30 克。

　　用法：上四味藥以常規方法煎煮，一日分 2 次服用，半個月為 1 個療程。

　　功效：益氣養血，養心安神。

　　醫師點評：神經官能症是大腦機能活動輕度暫時性失調的一組神經——精神疾病的總稱。起病多與精神因素有關，自覺症狀可多種多樣而檢查無明顯異常，包括神經衰弱、強迫症、癔症等。患者往往較為敏感，迫切要求治療疾病。該方是用於治療頭暈頭痛，失眠多夢，記憶力下降，疲倦無力，心慌氣短，或伴女性月經量少、色淡等的有效方劑。方中黨參益氣健脾；茯神安神；當歸活血；酸棗仁養血安神。全方可起到益氣養血、養心安神的作用。

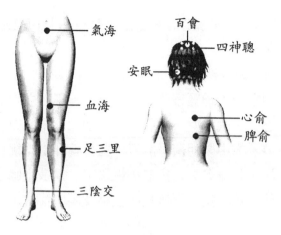

神經官能症取穴

也有老中醫配合針灸及推拿等治療此病，多選用安眠穴、四神聰、心俞、脾俞、百會、足三里、三陰交、氣海、血海等，可達到滿意療效。

方2

組成：柴胡 12 克、白芍 10 克、香附 10 克、合歡皮 15 克。

用法：上四味藥以常規方法煎煮，一日分 2 次服用。

功效：疏肝理氣，安神。

醫師點評：神經官能症患者因精神刺激引起胸悶脇脹、嘆息、頭暈心煩、易怒等可試用此方。一般女性多於男性，方中柴胡疏肝解鬱，養陰柔肝，香附疏肝理氣，合歡皮安神解鬱，全方有疏肝理氣安神作用，可明顯改善症狀。

方3

組成：柴胡 12 克、白芍 10 克、桃仁 10 克、丹參 20 克。

各論　常見疾病特效驗方

用法：上四味藥以常規方法煎煮，一日分 2 次服用，10 天為 1 個療程。

功效：疏肝理氣，活血化淤。

醫師點評：神經官能症患者由精神刺激引起者表現為心煩易怒、失眠多夢、兩脇脹痛、頭暈、記憶力減退等可試用本方。方中柴胡疏肝解鬱；白芍養肝陰；桃仁、丹參活血化淤，且丹參具有抗血小板聚集，擴張心腦血管的作用，對伴有冠心病、原發性高血壓及腦血管病患者尤為適用。

方4

組成：黃芪30克、當歸 12 克、酸棗仁 30 克。

用法：上三味藥以常規方法煎煮，一日分 2 次服用。

功效：益氣，養血，安神。

醫師點評：神經官能症患者表現為氣短乏力、頭暈心悸、膽怯易驚、失眠多夢、面色萎黃等可試用本方。方中黃芪益氣，補脾肺之氣；當歸養血而不滯；酸棗仁養心安神，三味藥之藥性均較為平和，可長期服用，也可加入粳米等做藥膳服用。

方5

組成：黨參 15 克、桂圓肉 15 克、酸棗仁 30 克。

用法：上三味藥以常規方法煎煮，一日分 2 次服用，10 天為 1 個療程。

功效：益氣健脾，養心安神。

醫師點評：神經官能症患者表現為頭暈心悸、失眠、多夢易驚、疲乏無力、記憶力減退、食慾不振。伴女性月經量少色淡，月經周期延長等症狀。益氣健脾，養心安

神。方中黨參補脾肺之氣，且三味藥均是保健佳品，可與粳米同煮做粥或燉雞，三味藥做藥膳，長期服用，多能達到滿意效果。

帕金森氏症

方1

組成：天麻10克、鉤藤（後下）10克、威靈仙15克、白芍10克。

用法：天麻、威靈仙、白芍以常法煎煮10分鐘後入鉤藤，共煮5分鐘，濾出藥汁、藥渣，再加水煮沸10分鐘後，取兩次藥汁濾勻，一日分2次服用。

功效：平肝息風，通絡。

醫師點評：帕金森氏症是以肌張力增加、靜止性震顫、運動減少多主要表現的一種中樞神經系統疾病。有原發性和繼發性之分。對表現為肢體震顫、肌張力增強，伴頭暈頭脹肢麻者可服用此方。方中天麻、鉤藤平肝息風，威靈仙可通行十二經。服用該方對改善震顫症狀，緩解伴隨症狀大有好處。

方2

組成：蟬蛻9克、地龍5克、全蠍3克、僵蠶5克、土鱉蟲5克。

用法：將上述五味藥共研細末，以溫水送服，每次6克，一日2次。

功效：通經活絡。

醫師點評：該方全部由蟲類散組成，通絡作用較強，對於帕金森氏症病程較長者、肌張力增強者可短期試用此

方，或配合針灸療法能取得一定效果。該方全為蟲類組成，服藥後可能會有胃部輕度不適或噁心等，可在服藥前量力進食，避免空腹服藥。

組成：生地黃 12 克、石斛 10 克、麥門冬 10 克、白芍 10 克。

用法：上四味藥以常法煎煮，一日分 2 次服。

功效：滋陰斂陽。

醫師點評：帕金森氏症患者表現為肢體或（和）頭部不自主顫動，面紅、口乾舌燥者可服用此方。四味藥均可滋陰斂陽，濡養筋脈，該方也可長期間斷服用，對改善症狀有一定效果。

癲　癇

方 1

組成：膽南星 10 克、竹瀝 15 克、半夏 9 克、琥珀（沖）2 克。

用法：上三味藥以常法煎煮，取藥汁沖服琥珀粉。一日 2 次服或癲癇發作後即服。

功效：滌痰瀉熱，安神開竅。

醫師點評：癲癇是一種由腦部興奮性過高的神經元突然過度重複的異常放電所致的短暫的大腦功能失常的一種疾病。由於放電神經元的部位不同，其臨床表現也不同，可有短暫的感覺障礙、肢體抽搐、意識表失、行為障礙或植物神經功能異常等。患者可表現為突然倒地，不醒人事，面色紅或青紫，牙關緊閉，項背強直，四肢抽搐，口

吐涎沫等。需注意的是，癲癇發作時可出現意外，應及時就診。此方是用於癲癇發作後的一劑良方，也可用在平時未發癲癇時。

方2

組成：龍膽草 10 克、青黛（沖）3 克、蘆薈 5 克、梔子 10 克。

用法：龍膽草、蘆薈、梔子三味藥以常規方法煎煮，取藥汁沖服青黛，一日分 2 次服用。

功效：清肝瀉火。

醫師點評：對癲癇患者表現為平素急躁易怒、心煩、口苦咽乾、有痰但黏稠不易咯，大便乾、小便黃者可服用此方，以清瀉肝炎，改善體質，減少癲癇發作次數。該方中四味藥都是寒涼之品，平素脾胃弱、便秘患者不宜服用。

方3

組成：赤芍 10 克、丹參 20 克、石菖蒲 10 克、地龍 10 克。

用法：上四味藥如常規方法煎煮，一日分 2 次服用，1 個月為 1 療程。

功效：活血化淤，開竅醒神。

醫師點評：對癲癇患者因頭部外傷後引起發作者，中醫認為多由瘀血所致，平時可有頭痛，位置固定，刺痛難忍，夜間明顯等，治療應當活血化淤。癲癇分為原發性和繼發性兩類，繼發性癲癇是指繼發於其他疾病之後，需對原發病積極治療。癲癇的治療需長期規律服藥，且不能擅自停藥。同時配合針灸等治療措施可達到滿意療效。

方4

組成：天麻 10 克、全蠍 5 克、僵蠶 10 克、蜈蚣 3 克。

用法：上四味藥如常規方法煎煮，藥汁分 2 次服用。

功效：平肝，息風，通絡。

醫師點評：對發作前眩暈頭脹，發作時四肢抽搐、角弓反張，口吐涎沫者，全蠍、僵蠶、蜈蚣息風通絡作用強。天麻平肝息風，施今墨名老中醫喜用全蠍、蜈蚣治此類疾病。

方5

組成：黃芪30 克、當歸 10 克、白朮 10 克。

用法：上三味藥以常規方法煎煮，藥汁一日分 2 次服用。

功效：健脾益氣，養血。

醫師點評：癲癇反覆發作，又不能癒，精神疲憊，面色蒼白，身體消瘦，飲食欠佳，大便偏稀者，屬於氣血兩虛，可服用此方。黃芪補益脾胃之氣，用量較大；當歸養血，白朮健脾。中醫認為脾是氣血的源頭，健脾可以達到更好地化生氣血的目的。此方可以長期服用，因都是補益藥，煎煮時間可適當延長，也可做藥膳，與羊肉、雞肉等同煮。

方6

組成：半夏 10 克、石菖蒲 10 克、全蠍 5 克。

用法：三味藥以常規方法煎煮，藥汁一日分 2 次服用，半個月為 1 個療程。

功效：化痰開竅，通絡定癇。

醫師點評：癲癇患者發病時可伴有頭暈、胸悶、噁心等前兆症狀，其後昏倒，四肢抽搐、頸項強直、口吐白沫，有時可伴有喉中痰聲，中醫認為這屬於痰濁之證，古代多位醫家認為「痰濁」是最常見的導致「癲癇」的病因，治療時應注意化痰。癲癇病程一般都比較長，短則一、兩年，長則可終生不癒。所以，生活方面調護尤為重要，如避免過度疲勞，保持心情舒暢，飲食營養全面合理，患者不宜從事高空、駕駛、水上等工作。癲癇發作時及時去掉假牙及口中異物，防止吸入氣管，引起窒息，在上、下齒間墊以毛巾等，防止咬傷舌頭。

方7

組成：全蠍、蜈蚣各等份。

用法：兩味藥各等份，研成細末，加入 2 倍之蜂蜜，製成小丸，每丸約 2.5～3 克　每次服一丸，一日 2 次。兒童減量，以溫開水送服。

功效：息風止痙。

醫師點評：施今墨名老中醫擅用止痙散治療癲癇，方中全蠍、蜈蚣均可息風止痙，且力量較強。癲癇經恰當治療，預後較好，但若兒童反覆頻繁發作，可能對智力發育造成一定影響，甚至導致痴呆，所以應早期、正規、積極治療，控制疾病發作。

痴　呆

方1

組成：熟地黃 20 克、鹿角膠（烊化）10 克、龜板膠（烊化）10 克。

用法：熟地黃置冷水中浸泡約 1 小時，大火煮沸後改文火煮 20 分鐘，藥汁濾過後再加水煮 20 分鐘，兩次藥汁混勻；鹿角膠與龜板膠用溫開水沖化後與熟地黃藥汁混勻，一日分 2 次服用，1 個月為 1 個療程。

功效：補腎，填精，益智。

醫師點評：痴呆多見於老年人，分為血管性痴呆和老年性痴呆，前者發生在有腦血管疾病之後。痴呆主要表現為對近事或遠事的記憶力下降，計算力和識別空間位置的能力減退，理解別人語言和有條理地回答問題的能力障礙，認知時間、地點、人物、物品的能力減退。也可出現性情的改變，如性情孤僻，表情淡漠，語言囉嗦，固執或易於激動。病情輕者可部分自理生活，病情重者需監護性照料。該方適用於表現為記憶力明顯減退，頭暈耳鳴，疲乏無力，頭髮乾黃，腰酸腿軟，行動遲緩，怕冷，小便多者，從中醫來講是腎陰陽兩虛，髓海不足。

方 2

組成：鹿角膠（烊化）10 克、龜板膠（烊化）10 克、遠志 6 克。

用法：遠志大火煮沸後小火煎 15 分鐘，濾出藥汁，再加水煮 10 分鐘，兩次藥汁與用溫開水沖化之鹿角膠、龜板膠混合，一日分 2 次口服。

功效：滋陰，補陽，開竅。

醫師點評：該方適用於記憶力、計算力明顯下降，伴手足心熱，牙齒乾枯焦黃，頭髮焦黃等。鹿角膠、龜板膠都是血肉有情之品，一個溫陽一個滋陰，填精作用好；遠志開竅祛痰。切不可把鹿角膠與龜板膠入鍋中煎，因膠類

易粘鍋，煎出有效成分的效果差。這種病人需長期堅持服藥，可把三味藥作成丸藥，便於服用，但要適當減少藥物用量。

方 3

組成：赤芍 12 克、川芎 10 克、鬱金 12 克、石菖蒲 12 克。

用法：上四味藥以常規方法煎煮，一日分 2 次服用。

功效：化淤，開竅，醒神。

醫師點評：該方適用於表現為反應遲鈍，記憶力下降，面目晦暗，皮膚粗糙等者。方中赤芍、川芎活血化淤，不傷正氣、鬱金、石菖蒲開竅醒神解鬱。痴呆患者在藥物治療的同時，注意智能訓練，要逐步掌握一定的生活及工作技巧，提高生活質量。

方 4

組成：熟地黃 15 克、肉蓯蓉 10 克、巴戟天 10 克、人參 10 克。

用法：上四味藥以常法煎煮，一日分 2 次服用。

功效：健脾補腎，益氣填精。

醫師點評：該方適用於表情呆滯，沉默寡言，腰膝酸軟，面黃肌瘦，氣短懶言，飲食不佳，或畏寒，面色蒼白的痴呆患者。該方可長期服用，也可製成丸劑，方便服用。需說明的是，痴呆病程多較長，不易根治，積極接受治療配合一定智能訓練，部分精神症狀可有明顯改善。

方 5

組成：膽南星 10 克、萊菔子 10 克、石菖蒲 15 克。

用法：上三味藥以常規方法煎煮，一日分 2 次服用。

各論　常見疾病特效驗方

功效：理氣，豁痰，開竅。

醫師點評：適用於表情呆滯，喃喃自語或終日不語，上腹脹滿，不思飲食，口中黏沫，頭昏重者。膽南星清熱化痰；石菖蒲化痰開竅；萊菔子降氣化痰，三味藥合用豁痰力強。

方6

組成：龜板（先）15克、生龍骨（先）30克、石菖蒲15克、遠志10克。

用法：龜板、生龍骨加水煮沸後改用文火煮20分鐘，再加入石菖蒲和鬱金煮10分鐘濾出藥汁，藥渣加水煮10分鐘，兩次藥汁混合，一日2次口服，1個月為1個療程。

功效：補腎填精，醒腦益智。

醫師點評：臨床報導有以此方加減治療老年性痴呆取得較好的效果，適於表現為心神不寧，行動遲緩，頭暈耳鳴，記憶力減退，理解力下降的痴呆患者。同時也可配合針灸治療，可針刺百會、神門、陰陵泉、豐隆、足三里等。

方7

組成：川芎10克、丹參30克、枸杞子10克、當歸12克。

用法：上四味藥以常規方法煎煮，一日分2次服用。

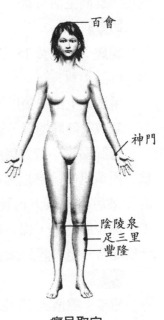

百會
神門
陰陵泉
足三里
豐隆

痴呆取穴

功效：活血化淤，滋陰養血。

醫師點評：該方用於表現為頭暈頭痛，位置固定，面色晦暗，表情呆滯，性情古怪，腰酸腿軟，記憶力及理解力明顯下降的痴呆患者。

抑鬱症

方1

組成：柴胡 12 克、白芍 10 克、香附 10 克。

用法：上三味藥以常規方法煎煮，一日分 2 次服用。

功效：疏肝，理氣，解鬱。

醫師點評：抑鬱症是由大腦精神活動障礙而致的病變，患者表現為表情憂鬱、淡漠，思維遲緩，情緒低落，悲觀失望，甚者有自傷傾向。症狀輕者可單服中藥治療，但病情較重甚至有自殺傾向需配合西藥治療，同時注意加強監護。家人當誠懇、耐心地對待患者，使患者正確認識疾病，增加戰勝疾病的信心。

方2

組成：半夏 10 克、厚朴 10 克、蘇葉 10 克、茯苓 12 克。

用法：上四味藥以常規方法煎煮，一日分 2 次服用。

功效：行氣散結，化痰降逆，解鬱。

醫師點評：抑鬱症患者表現為淡漠，自覺咽中如有物阻塞，吞之不下，吐之不出，嘔噁，可試用本方，有較好效果，中醫將此表現稱為「梅核氣」。該方是治療梅核氣非常有效的方劑之一。四味藥共同作用，可行氣散結，化痰降逆解鬱。一般服用 10 天為一個療程，2～3 個療程可

各論　常見疾病特效驗方

達到較滿意療效。近些年來隨著社會壓力增加，抑鬱患病率明顯增加，青少年到中老年均有發病，初起往往不被重視，日久可嚴重影響正常生活、工作，及早治療對決定預後尤為重要。

方3

組成：川芎 12 克、丹參 30 克、川牛膝 10 克、當歸 10 克。

用法：上四味藥以常規方法去煎煮，一日分 2 次服用。

功效：行氣活血。

醫師點評：方中川芎行氣活血；丹參活血化淤，牛膝活血、引血下行；當歸養血活血，對於屬於瘀血所致的抑鬱患者大有好處，行氣活血而不又傷血，該類患者多表現為精神抑鬱、急躁、失眠頭痛、痛有定處，舌有瘀點等。

方4

組成：珍珠母（先煎）30 克、生龍骨、生牡蠣（先煎）各 30 克、合歡花 10 克、柴胡 10 克。

用法：珍珠母與生龍骨、生牡蠣加水煎沸改文火煎煮，30 分鐘後再入柴胡及合歡花，煮 10 分鐘濾出藥汁，再加水煮沸 10 分鐘，兩次藥汁混勻，一日分 2 次服。

功效：鎮驚，安神，解鬱。

醫師點評：抑鬱症患者表現為心情抑鬱、情緒不寧、坐臥不安、心悸膽怯、睡眠差、易驚醒、胸悶脇脹者可試用此方。不伴胸悶脇脹者可去柴胡，有心慌乏力等患者可加入黨參等補氣藥。

方5

組成：柴胡 10 克、白芍 10 克、鬱金 12 克。

用法：上三味藥以常規方法煎煮，一日分 2 次服用。

功效：疏肝，理氣，解鬱。

醫師點評：中醫認為抑鬱症多與「肝」有關，可以在治療時多用疏肝理氣解鬱之品，該方柴胡、白芍相配，疏肝和血，調和表裡，是多位名老中醫善用之疏肝對藥。鬱金行氣活血解鬱。該方可用於心情抑鬱，兩肋脹滿，頭暈易怒的抑鬱症患者。

方 6

組成：熟地 12 克、當歸 10 克、川楝子 10 克、枸杞子 15 克。

用法：上四味藥以常規方法煎煮，一日分 2 次服用，10 天為 1 個療程。

功效：滋補肝腎，理氣解鬱。

醫師點評：本方適用於抑鬱症患者表現為精神抑鬱，時而喃喃自語，或號啕大哭，喜怒無常，心悸，失眠多夢，頭暈耳鳴，兩脅滿悶，喜嘆息，口乾，潮熱，視物模糊，兩目乾澀等。方中熟地黃滋補腎陰；枸杞子滋補肝陰；當歸養血；川楝子疏肝理氣，且能防止滋陰補血之品過於滋膩。

腦萎縮

方 1

組成：熟地黃 20 克、山茱萸 10 克、肉蓯蓉 15 克。

用法：上三味藥以常規方法煎煮，可適當延長煎煮時間，一日分 2 次服。

功效：滋陰補陽，益精填髓。

醫師點評：腦萎縮是指腦組織體積變小，患者表現為記憶力減退，判斷、識別能力下降，個性改變，嚴重者可有失語等，是老年人中常見的難治疾病，經積極正確的治療可改善部分症狀及其他併發症。該方用於表現為神情呆滯，自言自語，頭暈心悸，腰酸腿軟，記憶力減退，腦萎縮患者。

方2

組成：石菖蒲15克、遠志10克、陳皮10克、枳實10克。

用法：上四味藥以常規方法煎煮，一日分2次服用。

功效：化痰開竅。

醫師點評：表現為記憶力減退、頭暈頭痛、胸悶、失眠健忘、多痰泛嘔的腦萎縮患者可試用此方。需注意的是，腦萎縮症狀較重患者當加強生活護理，且在服藥同時配合功能鍛鍊，記憶力差者可有意識地鍛鍊記憶力，對疾病康復大有好處。

方3

組成：川芎10克、當歸12克、丹參15克、枸杞子10克。

用法：上四味藥以常規方法煎煮，一日分2次服用。

功效：活血化淤，滋陰益腎。

醫師點評：該方適用於腦萎縮患者表現為頭暈、頭痛且位置固定，面色晦暗，記憶力減退，視物模糊者。現代藥理研究證明，川芎可擴張腦血管及冠狀動脈，抑制血小板聚集；丹參可擴張冠狀動脈，抗凝，抑制血小板聚集，降低血脂；當歸擴張血管，對於伴有心腦血管疾病者大有

益處；枸杞子可提高機體免疫力，是常用的保健佳品。

方4

組成：川芎 10 克、鬱金 12 克、石菖蒲 15 克。

用法：上三味藥以常規方法煎煮，一日分 2 次服用，半個月 1 個療程。

功效：行氣化瘀，開竅醒神。

醫師點評：本方適用於表現為記憶力減退、表情淡漠、嗜睡、頭暈頭痛而重、耳鳴耳聾、胸脘不適等的腦萎縮患者。川芎、鬱金皆有擴張心腦血管，改善心肌供血及腦部供血，且能抑制血小板聚集，伴有冠心病、心絞痛或腦梗塞者應用該方不僅可以開竅醒神增強記憶力，還能改善心肌腦血供應。腦萎縮屬於難治病，但經正確治療及功能鍛鍊能夠改善症狀。

精神分裂症

方1

組成：黃芩 10 克、黃連 6 克、半夏 10 克、竹茹 15 克。

用法：上四味藥以常規方法煎煮，一日分 2 次服用。

功效：清心，化痰，開竅。

醫師點評：精神分裂症如發於青少年，表現為精神活動脫離現實環境，思維、情感、行為三者互不協調，喪失自制力和適應社會環境的能力，其病因尚未明確。該方適用於表現為哭笑無常，打人毀物，躁擾不寧，面赤唇紅而乾，大便乾結，噁心欲吐，口苦的精神分裂症患者。方中竹茹也可換為竹瀝，因該藥不能久放，鮮品更佳，一般可

取竹瀝 30 克與其他藥物煎出的藥汁混勻分服。

方2

組成：磁石（打碎）10 克、青礞石（打碎）10 克、石菖蒲 15 克。

用法：青礞石與磁石打碎，以文火加熱 20 分鐘後再入石菖蒲，同煎 15 分鐘後濾出藥汁，再加水煎 10 分鐘，兩次藥汁混勻，一日分 2 次服用，15 天為 1 療程。

功效：墜氣下痰，平肝鎮驚開竅。

醫師點評：精神分裂症根據其臨床表現的不同，中醫認識也有不同，表現為精神抑鬱，表情淡漠，喃喃自語，言出無序，靜而少動者中醫稱為「癲證」，表現為精神亢奮，狂躁不安，罵人毀物，動而多怒者，中醫稱為「狂症」。該方適用於表現為表情淡漠、精神抑鬱、目光呆滯、頭暈頭脹、膽小易驚、痰多胸悶的精神分裂症患者。

方3

組成：黃連 10 克、梔子 10 克、龍骨（先放）30 克、牡蠣（先放）30 克。

用法：將龍骨、牡蠣入水中煎煮（文火）30 分鐘後入黃連及梔子，共同煎煮 15 分鐘，濾出藥汁，藥渣中加入水再以文火煮沸 10 分鐘濾出藥汁，兩次藥汁混勻後分 2 次服用。

功效：清熱瀉火，鎮驚安神。

醫師點評：精神分裂症患者狂躁型表現為煩躁不安，哭笑無常，面紅目赤，口乾，大便乾結，睡眠差，易驚醒者，可試用此方。該方中黃連可清熱瀉火解毒；梔子清熱瀉火，瀉三焦實熱；龍骨與牡蠣鎮驚安神，全方可達到清

熱瀉火、鎮靜安神的作用。

方4

組成：鉤藤（後下）10 克、龍膽草 10 克、石菖蒲 15 克、茯神 12 克。

用法：龍膽草、石菖蒲、茯神以常規方法煎煮，煮沸後 10 分鐘入鉤藤，再煎 5 分鐘即可，兩次混勻服用，2 週為 1 個療程。

功效：清肝瀉火，安神開竅。

醫師點評：狂躁型精神分裂患者中醫辨證多屬於火、痰、淤等，該方適用於肝火旺表現為性情急躁、面紅目赤、突然狂亂無知、打人毀物、口苦嚥乾、不食不寐者。方中鉤藤平肝瀉火；龍膽草清肝瀉火；石菖蒲化痰開竅；茯神安神寧心。全方可清肝瀉火，安神開竅。多數患者經積極治療效果尚可，如不及時診治，延誤時機，可由狂躁型轉為抑鬱型，此時再治療難度較大，精神分裂症患者治療的同時注意加強護理，防止發生意外。

方5

組成：丹參 30 克、赤芍 10 克、鬱金 10 克。

用法：上三味藥以常規方法煎煮，一日分 2 次服用，14 天為 1 個療程。

功效：化淤清心。

醫師點評：中醫認為病久不癒多夾有淤，治療時注重活血化淤。該方對精神分裂症病久患者有很好的調理作用，丹參活血化淤，涼血安神；赤芍涼血散淤；鬱金活血行氣，解鬱清心，全方可化淤清心。

方6

組成：黃連6克、阿膠（烊化）10克、當歸12克、茯神10克。

用法：黃連、當歸、茯神三味藥以常規方法煎煮，阿膠用開水沖化，三藥藥汁混勻，一日分2次服用，10天為1個療程。

功效：清熱，養血，安神。

醫師點評：精神分裂症躁狂性患者發病日久，狂躁發作時作時止，且呼之能止，睡眠差易醒，焦躁不安，口乾，面色萎黃者屬狂症發作日久，耗傷心血，治療時當注意養血，同時具有熱象要加清熱藥。方中黃連清心胃之火；阿膠補血滋陰；當歸補血活血；茯神可安神，全方可達到清熱養血安神的作用。一般10天為1個療程，服用2～3個療程。

方7

組成：柴胡10克、香附10克、鬱金10克、枳殼10克。

用法：上四味藥以常規方法煎煮，一日分2次服用，7天為一個療程。

功效：理氣，疏肝，解鬱。

醫師點評：精神分裂症有躁狂型與抑鬱型之分，前者哭笑無常，急躁易怒，打人毀物，不避親疏，動而多怒，屬於中醫「狂症」範疇；後者表現為靜而少動，喃喃自語，言出無序，精神抑鬱，忘情淡漠，屬於中醫「癲病」範疇，該方即是用於癲症初期的方劑。一般以氣滯為主，方中柴胡疏肝解鬱，香附疏肝理氣，鬱金行氣活血，清心

解鬱，枳殼行氣，全方達到疏肝理氣解鬱的效果。這類病人也應注意在藥物治療的同時加強生活調攝及情志調養，還應注意加強個人護理以防發生意外。

方8

組成：人參 10 克、當歸 10 克、黃芪15 克。

用法：上三味藥以常規方法煎煮，一日分 2 次服用，10 天為 1 個療程。

功效：益氣養血。

醫師點評：方中人參大補元氣，當歸養血活血，黃芪補氣升陽，共同起到益氣養血作用，這類患者不妨試用本方，對改善症狀有較好作用，也可以用該方做藥膳。

泌尿系感染

方1

組成：川楝子 20～30 克。

用法：川楝子砸碎，用溫水浸泡半小時以上，加入清水 300 毫升，煎取 100 毫升，反覆煎煮 2 次，將 2 次煎取藥液和勻，早晚分服。

功效：舒肝行氣止痛，消利膀胱濕熱。

醫師點評：川楝子對下焦濕熱所致泌尿感染，症見尿頻、尿急、尿痛者確有良效，筆者臨床驗證屢試屢驗，未見不良反應，唯脾胃虛寒者宜慎用。

方2

組成：香附 30 克。

用法：將香附用溫水浸泡 30 分鐘，加入清水 300 毫升，煮取 200 毫升（成人 1 劑量），1 劑煎兩次，兩次藥

液和勻，1 次頓服。每天如上法煎服 3 劑。服藥期間要多飲水，以保證白天每 2～3 小時排尿 1 次，夜間排尿 1～2 次。使用本方一般不宜超過 3 天，服藥 3 天效果不佳則換它法。有效病例停藥 2 週後，應做尿細菌培養，以了解有無復發。復發者，重複使用本方仍有效。

功效：行氣解鬱，化滯止痛。

醫師點評：急性膀胱炎與中醫的熱淋類同，多為下焦感受濕熱之邪，膀胱氣化不利所致。香附味辛能散，微苦能降，微甘能和，其降氣、調氣、散結、理滯的功能，有利於溫熱之外邪達及膀胱氣化功能反常，故而臨證當以尿頻、尿急、尿痛，伴有小腹脹痛為主症的急性膀胱炎最為適宜。

使用注意：筆者在觀察中發現本方對複雜性急性膀胱炎（有尿路梗阻、結石、腫瘤，女性生殖系統疾病，前列腺肥大和炎症等易感染因素者）的療效欠佳，使用時必須注意這一點。

方3

組成：鳳眼草 30 克。

用法：將鳳眼草放入砂鍋內用開水浸泡半小時以上飲服，每天 3 次，直到病癒。

功效：清熱涼血。

醫師點評：鳳眼草為苦木科植物臭椿之果實，功能清熱涼血。一般可用治療痢疾、尿血、便血、崩漏、白帶等病症。對痢疾桿菌、傷寒桿菌、陰道滴蟲有殺滅作用，故用治濕熱引起的血淋症是合適的。血淋與尿血概念不同，尿血多無疼痛，或僅有輕度脹痛及灼熱感；血淋則小便滴瀝

澀痛難忍，伴小腹疼痛脹急，多因下焦濕熱蘊結，妄行所致。

使用注意：臨床診治血淋症需明確診斷並針對病因治療，方能提高療效。

泌尿系結石

方1

組成：番瀉葉 50 克。

用法：將番瀉葉放砂鍋內，加入 500 毫升清水，文火煮煎 30 分鐘，取液頓服，每天 1 劑，服 2 次。體質較差者，可隔 1～2 天再服 1 劑，小孩酌減。在應用本方治療時停用其他藥物，多服鹽稀粥。如果服藥在 10 劑以後仍未見效果者，則可停藥轉它法治療。如果結石已排出而泄瀉未止或水瀉過度者，可服六君子丸（湯）治療，如有頭暈者可加服十全大補丸。

功效：行滯通便，利水排石。

醫師點評：番瀉葉治泌尿系結石，古今文獻未見記載，係筆者臨床的新發現，透過治療觀察，服上方後排便一般為 4～6 次，身體較弱者 7～8 次，停藥後可自行止瀉，不必另服止瀉藥。泄瀉多為水狀物，以服藥半小時後瀉下量較多，隨即逐漸減少。泄瀉時可伴有腹痛和裡急後重感，一般均能忍受，不必另行處理。治療中未發生脫水現象，故也無需補液。這些發現，可供臨床應用上方時參考。

筆者認為，只要遵照「用法」中要點，可以將番瀉葉作為排除泌尿系中小型結石的首選藥物。關於劑量，筆者經驗成人以 50 克為宜，如果用量在 30 克以下，只有通便

作用。但本品畢竟為較強的瀉下劑，劑量過大可引起一系列毒性反應，有報導僅用開水浸泡 10 克番瀉葉於茶葉中，口服後引起上消化道大出血者。故臨床使用上方時必須嚴密觀察，一旦出現除腹痛腹瀉以外的不良反應，要及時停用上方並立即處理。以確保用藥安全。孕婦及經期婦女則忌用本方，以防發生月經過多、宮腔出血。

使用注意：體虛及脾胃虛寒者慎用。

方2

組成：雞內金、芒硝各等量。

用法：將雞內金、芒硝研極細末，混勻，每次服 6 克，每日 2 次，用金錢草 50 克煎湯送服。

功效：化石導滯。

醫師點評：雞內金化石功力甚強，配以芒硝，可使結石排出效果更好。

方3

組成：牛膝 30 克、乳香 10 克。

用法：將牛膝、乳香用水煎煮 2 次，取濾液口服，重症每 6 小時服 1 劑，輕症每日服 1～2 劑。

功效：排石化淤，通淋。

醫師點評：牛膝具有利水通淋的作用；乳香具有活血行氣止痛之功。二者合用共奏排石、化淤、止痛之效，適用於泌尿系結石。

方4

組成：威靈仙、白茅根各 60 克。

用法：水煎服。每日 1 劑，水煎 2 次，合併濾液，早、午、晚飯前服。

功效：清熱利尿，祛風除濕。

醫師點評：威靈仙具有祛風濕、通經絡的功效；白茅根具有清熱利尿的作用。二者合用，共奏利水通淋、排石的作用，適用於泌尿系統結石。

乳糜尿

方1

組成：糯米適量。

用法：將糯米置於鐵鍋內，加火炒至金黃色，然後以其煮粥食，用量隨患者食慾而定，每天食3次。

功效：益氣健脾。

醫師點評：乳糜尿屬中醫「尿濁」範疇，該病有虛實之分。實證因於濕熱，病在膀胱，尿濁而濃，或伴尿頻尿痛。虛證多責於脾腎，尿濁不濃，少見尿痛。炒黃的糯米有益氣健脾之功能，本品所治之乳糜尿，當以虛證之脾虛氣陷者最為適宜。臨床使用獲得滿意效果。

方2

組成：白及30克。

用法：將白及研成細末，早晚分2次沖服，10天為1個療程。或將白及30克研末，早晚分2次配糯米煮粥服用。10天為1個療程。

功效：瀉熱補虛。

醫師點評：白及功能收斂止血，消腫生肌。用於治療咯血吐血，外傷出血，瘡瘍腫毒，皮膚皸裂，肺結核咯血，潰瘍病出血等病症。白及治療乳糜尿，古今文獻中未見記載，係常綠先生在「治此癒彼」案中偶然發現，驗證

應用確有效驗。乳糜尿由感受病邪後濕熱未清，脾腎兩傷，清濁不分所致。白及苦能泄熱，其滑潤黏膩之質，具和柔滋養之功，可見用本品治療乳糜尿是藥證相符的。

方3

組成：澤漆 30 克。

用法：① 將澤漆放入砂鍋內，用溫水適量浸泡半小時以上。用文火煎煮約 30 分鐘，分 3 次服。② 或將其研成細末，水泛為丸，每次 4 克，每天服 3 次，10 天為 1 個療程，病程較長者，可酌加川芎、紅花各 10 克，赤芍 5 克；乳糜血尿較重者可酌加生地榆炭 30 克，仙鶴草 20 克，茜草 15 克；氣虛者加黃芪30 克，黨參 15 克。

功效：利水、殺蟲、解毒。

醫師點評：澤漆功能利水消腫，化痰散結，殺蟲，解毒。傳統用於治肢、面等浮腫，痰飲咳嗽，瘰癧結核等病症。近年來其應用範圍日漸擴大，單味澤漆，治療結核性瘻管、細菌性痢疾、傳染性肝炎、流行性腮腺炎、慢性氣管炎、食道癌等病症已見諸報導。本品治乳糜尿，古今文獻未見記載。筆者取其利水、殺蟲、解毒之功，藥證合拍，故療效佳，並在臨床體會到經由煎煮，毒性已微，未見任何毒副作用。本品煎服劑量一般為 5～10 克，上方用30 克已屬大劑量，倘若服用止方後出現噁心嘔吐，腹痛腹瀉等不良反應，則應立即停藥並對症處理。使用上方的關鍵在於久煎，煎煮時間不得少於 30 分鐘，久煎後其毒性大減，方能安全有效。

使用注意：有胃腸道潰瘍性疾病不宜應用此方。

尿瀦留

方1

組成：鮮嫩柳樹葉 20～30 克。

用法：取鮮嫩柳樹葉 20～30 克，洗淨後放入患者口內咀嚼，將其汁咽下，吐其渣。

功效：清熱解毒，利尿。

醫師點評：柳樹嫩葉具有清熱解毒、利尿的作用。現代臨床有用治療各種炎症感染、傳染性肝炎、原發性高血壓、地方性甲狀腺腫等疾病的報導。尿瀦留往往是腹部手術後，患者正氣虧虛，膀胱氣化乏力，邪毒易於入侵，導致水道淤塞。嫩柳樹葉汁服後可使膀胱平滑肌活動增強，使通尿肌緊張地持續性收縮和間斷地節律性收縮，促使尿液排出體外，此說有待與各位同道進一步研究。

方2

組成：棕櫚根（鮮品）100 克、紅糖適量。

用法：將棕櫚根放入砂鍋內，加入適量清水煎煮，加紅糖適量，口服，每天 1 次。

功效：利尿通淋，消腫解毒。

醫師點評：棕櫚根具有利尿通淋，消腫解毒的作用，是一味中醫臨床很少應用的中草藥。筆者根據《本草綱目》：「以棕櫚根煎水酒內服治小便不通，屢試屢驗」的記載，用其治療前列腺肥大所致的尿瀦留收到滿意療效。提示古醫籍中的一味單方亟待發掘整理以驗之臨床。唯上方所治病例不多，尚待各位同道繼續驗證應用。

精液不液化

方

組成： 水蛭 3 克。

用法： 每次口服水蛭粉 3 克，溫開水送下，每天 2 次，2 週為 1 個療程。

功效： 破血，逐淤，散結。

主治： 精液不液化，或液化遲緩引起的男性不育症。

醫師點評： 水蛭功能破血逐淤，散結通經。常用於癥瘕痞塊，血淤經閉及跌打損傷。筆者認為精液不液化也為結塊，用逐淤散結的水蛭粉治療果然見效，這和水蛭中所含的水蛭素具有抗凝血、擴張毛細血管的藥理作用有關。

遺　精

方1

組成： 澤瀉 12 克。

用法： 將澤瀉放入砂鍋內，溫水浸泡 30 分鐘以上，加入適量清水，以武火煮沸，改用文火煎煮 10～15 分鐘停火備用，早晚各服 1 劑。

功效： 利水，泄熱。

醫師點評： 遺精一症，大抵有夢而遺者責之心火，無夢而遺者責之腎虛。相火妄動遺精臨床可見陽強易舉，有夢而遺，口苦，尿赤，舌苔黃，脈弦數等證候，係肝腎相火失去陰液滋養而妄動所致。澤瀉功能利水泄熱而不傷陰，前人謂其能「補虛損五勞」，「主腎虛精而自出」，「養五臟，益氣力，起陰氣，補虛損之功」。可見單味澤

瀉治相火妄動、遺精，是有文獻依據的，可供臨床進一步
驗證應用。

方2

組成：蓮子 10 克、芡實 10 克、懷山藥 15 克。

用法：將蓮子、芡實、懷山藥按常法煎煮，水煎 2 次，
合併濾液，分 2 次服用，早晚各 1 次。

功效：健脾固腎。

醫師點評：蓮子、芡實具有益腎固精，健脾止瀉的作
用；懷山藥功能補脾肺腎，益氣養陰。三藥合用，共奏固
精益腎的功效，適用於脾腎兩虛型遺精伴腰酸者。

方3

組成：白扁豆 15 克、枸杞子 9 克、金櫻子 9 克。

用法：水煎服，每日 1 劑，早、晚分服。

功效：補脾益腎、固精。

醫師點評：白扁豆具有補脾作用；枸杞子能補肝腎；
金櫻子可固精止瀉。三藥合用，能補脾腎，固精止瀉，適
用於遺精伴耳鳴、腰膝酸軟者。

陽　痿

方1

組成：仙茅 10 克、金櫻子 12 克。

用法：① 將仙茅、金櫻子裝入紗布袋內，用清水浸泡
1 小時後，放入砂鍋內，加適量清水（以水沒過藥一橫指
為度）用武火煮沸後改用文火煎煮 30 分鐘取汁。② 用同
樣的方法再煎取汁去渣，然後將兩類藥汁混合後分 2 次，
加溫服之，一日內服盡即可。

功效：溫補腎陽，強壯筋骨，固精澀腸，縮尿止瀉。

醫師點評：仙茅具有補腎陽，溫脾陽，強筋骨，祛寒濕，暖腰膝的功效；金櫻子具有固精、縮尿、澀腸止瀉的功效。二藥合用共奏溫補腎陽，強壯筋骨，固精澀腸，縮尿止瀉之功，適用於陽痿精冷，小便冷痛，滑精遺尿，脾虛瀉痢，小便頻數，腰腳冷痹，遺精早泄，腰腳畏冷，倦怠無力等。

禁忌：內有實熱，外感風邪者禁用。

方2

組成：白人參 10～30 克。

用法：將人參用清水泡軟，放入砂鍋內用武火煎煮 2～3 小時，取汁。再加清水煮 2 小時以上，將人參及兩煎參湯保留備用。①若煎煮人參 6～10 克可在一日內吃參飲湯。②10～30 克一般可分為 2 日服盡（症狀重者一日 30 克，參湯共食盡）。

功效：大補元氣，固脫生津，安神。

醫師點評：人參可大補元氣，有補脾益肺，生津止渴，安神增智的功能。現代研究表明，該品能調節中樞神經，提高機體的適應性，改善血液和造血功能，有促性腺激素樣作用，可由某種神經～體液調節機制，使腺垂體的促進性腺激素（促卵泡激素和促黃體生成素）釋放增加，其有效成分是人參皂苷。臨床上人參能促進男女性腺機能。因而該品對於勞傷虛損、腦暈頭痛（屬虧虛型）、陽痿、健忘、尿頻、消渴及元氣不足的患者療效較好。

使用注意：內有實證、熱證及正氣不虛者忌服。反藜蘆，畏五靈脂，惡皂莢，不可與這些物品同用。服人參不

宜喝茶和吃蘿蔔，以免影響藥力。

方3

組成：金櫻子 500 克、蜂蜜適量。

用法：① 將金櫻子抹去雜質，去籽、毛，放入木臼或石臼內搗碎成末，放入砂鍋內，加清水 2000 毫升浸泡一小時後，用小火煎煮 40 分鐘，取汁，再用同樣的方法煎煮第二次。② 將兩次的藥汁放入砂鍋內，以文火煎煮至藥汁稠濃，取出。加入等量的蜂蜜，繼續用小火熬煉成膏，即可停火，收膏備用。每日 3 次，每次 1 湯匙。

功效：補腎壯陽，固攝。

醫師點評：金櫻子具有固精，澀腸止瀉和縮尿的功效，現代研究表明，本品能恢復腎功能和消除蛋白尿的功能，因此對於腎陽不足、精關不固、陽痿、夢遺、滑精的病症有療效。

注意事項：陰虛火旺，有實火及邪熱者禁用。

方4

組成：羊腎一對、補骨脂 30 克。

用法：將羊腎剖開去筋膜，洗淨備用。將補骨脂研成細末，分成兩等分，分別裝入羊腎內，用棉線扎緊，放入瓷碗內上屜中火蒸至羊腎熟爛，停火備用。將蒸熟的羊腎橫切兩半，每次吃半個，兩天分 4 次吃盡。

功效：補腎助陽，益精髓。

醫師點評：羊腎具有補腎益精髓之效。補骨脂具有補腎壯陽，固精縮尿，溫脾止瀉之功效。二者共奏補腎助陽，益精髓之功，用於治療腎陽不足，脾腎勞損，腰膝酸軟無力，陽痿不舉或舉而不堅，小便頻數，遺尿不盡等症。

使用注意：內有實熱及外感風寒者禁用。

方5

組成：海參乾品 200 克、鮮羊肉 500 克。

用法：① 將海參用清水泡發剖開，去泥沙、內臟洗淨備用。② 將鮮羊肉去筋膜，切成小塊，洗淨備用。③ 將海參、鮮羊肉塊共入砂鍋內，加適量調料及清水，煮沸後 5 分鐘改用小火煮至肉味香濃，加入少量食鹽，繼續燉至羊肉熟爛即可停火，保留備用。此湯分兩天食盡，食前需加熱，食肉飲湯。

功效：補腎益精，壯陽祛寒，健脾益腎。

醫師點評：鮮羊肉補腎壯陽，益氣健脾，與海參一起共奏補腎益精，壯陽祛寒，健脾益腎之功，用於治療腎陽虛、腰膝酸軟、納差少食、陽道不利、腹脹腹冷、便溏、頭暈目眩等病症療效較佳。

使用注意：外感實熱者禁忌。

方6

組成：淫羊藿 50 克。

用法：將淫羊藿上細銼為末，以生絹袋盛，放於器皿中，用白酒 2000 毫升浸之，以厚紙重重密封，不得通氣，春夏 3 日，秋冬 5 日後，旋開取。每晚飲之，常令醺醺，不得大醉，若酒盡，再合服之。

功效：補腎壯陽。

醫師點評：本方治方腎陽虛衰所致諸症。淫羊藿有補腎壯陽之效，再以酒浸，助行藥力，故可治腎陽虛衰而致陽痿、尿頻、腰膝無力等症。

使用注意：本方溫補力盛，故陽虛，實熱等證忌服。

方7

組成：列當 100 克。

用法：上為末，以酒 500 毫升浸經宿，隨性飲之。

功效：興陽事。

醫師點評：本方治證屬腎陽不足等。方以列當一味，以酒泡服，通血脈，助藥勢，加強其補腎壯陽之功，服之自可興陽事。

使用注意：本方為溫補之劑，故臨證確有陽虛見證者方可服用。

方8

組成：好鹿茸 25～50 克（去皮，切片）、乾山藥 50 克（為末）。

用法：上以生薄絹裹，用好酒（紅糧釀造白酒）500 毫升，浸 7 日後，開瓶飲酒，1 日 3 小杯，酒盡再浸。

功效：補腎陽，益精血。

醫師點評：本方治證是腎陽不足，精血虧虛。方中鹿茸甘、鹹，溫，為君藥，有補腎陽，益精血之效。山藥益氣養陰，脾腎雙補，既助鹿茸益氣生陽，又滋陰以制溫燥，因虛弱所致陽痿自能得舉。

使用注意：本方助陽力盛，絕不可盲目服用。凡陰虛陽亢血分有熱，胃火亢盛及外感熱病者均忌服。

方9

組成：仙茅（九蒸九曬）20 克。

用法：浸酒飲。

功效：補腎助陽，散寒除濕。

醫師點評：本方治症為腎精虧虛，寒濕阻滯，腎精虧

虛所致之陽痿膝弱。腎陽不足，寒濕阻滯，氣血不通故腰痛。治當溫腎壯陽，祛寒除溫。方中仙茅辛，熱，有毒，有溫腎壯陽，祛寒除濕之功，其為補三焦命門之藥也。單用浸酒服，通血脈，助藥勢，其性更猛，腎陽得壯，寒濕能除，諸症自癒。

使用注意：本方仙茅藥性燥熱，以酒泡服，其性尤烈，服之有傷陰之弊，故陰虛火旺；實熱諸症忌服。

方 10

組成：人參 30 克、荔枝肉（去核）1000 克。

用法：將人參切片，荔枝肉（去核）洗淨裝入布袋，放器皿內，用上好的燒酒 2500 克，浸泡 3 日後可服用，每日早晚飲一二杯。

功效：益氣血，助陽道。

醫師點評：本方治證是氣血兩虛，方中人參能大補元氣，安神增智，為君；荔枝肉味甘，微酸，性微溫，益氣養血，生津止渴，為臣。燒酒則味辛甘，性溫，能活血通脈，宣導藥勢，為佐使藥。三味相伍，即補益氣血，又疏通氣血，通補結合，陽道得興，適合於治療老年陽痿。

使用注意：本方性溫，對實證、熱證而正氣不虛者忌服；對有陽虛風證者亦不可用本方。

血精證

方

組成：鮮葎草 100 克。

用法：每天取鮮葎草 100 克，煎湯代茶飲服。再取鮮葎草 250 克，切碎，用水 2500 毫升，煎取藥液 200 毫升，

倒入瓷盆中，待水溫適度時，將雙足浸入（勿超過足踝），水冷時再放在火爐上溫熱。每次浸泡30分鐘，每天1〜2次。

功效：清熱利濕，消淤解毒。

醫師點評：葎草為桑科草，屬植物草的全草，別名拉拉藤、割人藤、五爪龍、過溝龍、老虎藤芍。此草生長於溝邊、路旁、荒地。本品是一味用途廣泛的中草藥，可以治療感冒發熱、肺結核、呼吸道炎症、胃腸炎、痢疾、腎炎、急性腎炎、膀胱炎、泌尿系結石、小兒腹瀉、癰癤腫毒、濕疹、毒蛇咬傷等多種病症，但當今中醫臨床證處方卻並不常用。筆者曾用單味葎草鮮品內服外洗並施，治療血精證，療效顯著，方法簡便，安全，可供進一步驗證並推廣應用。

男性不育方

方1

組成：熟地黃100克、當歸100克、麋茸100克（勿用鹿茸）。

用法：將熟地黃、當歸洗淨，焙乾，把麋茸酥炙為末。上三味共研細末，煉蜜為丸，如梧桐子大小。每服50粒，空腹服，食前末飲或溫酒送下。

功效：填精益髓，滋陰養血。

醫師點評：本方治證為腎精不足之無子證。方中以麋茸為君，益腎生精血。熟地滋補肝腎，益精填髓為臣。當歸補血活血，用為佐使藥。諸藥合用，使腎精得充，生精有源，故可治療無子。

方2

組成：天門冬 500 克，生地黃 500 克，赤、白茯苓 500 克。

用法：天門冬去心，蜜水洗，生地黃九蒸九曬，杵為膏。赤白茯苓人乳汁浸透，夏 1 日夜，春、秋 2 日，冬 3 日。上三味共為細末（膏）煉蜜為丸，如梧桐子大小。每服九克，日服 2 次。

功效：延年益壽。

醫師點評：三才，指天、地、人而言，就人之五臟，則肺為天，腎為地，脾胃為人。本方為脾、肺、腎三臟共補而以補腎生精為主之方，故名。方中生地黃可滋養腎陰，平腎中妄動之相火，活血散瘀，為主藥；天門冬潤肺養陰，補金益水；赤茯苓入血、白茯苓入氣，可健脾滲濕，脾喜燥而惡濕、濕去則中陽健運，氣血漸旺，充養五臟化生精氣，則腎精充盛能有子。

方3

組成：黃芪120 克、黃魚鰾膠 1000 克、沙苑蒺藜 240 克。

用法：將黃芪蜜炙，把黃魚鰾膠蛤粉炒珠，沙苑蒺藜用馬乳浸蒸熟，焙乾，上三味共為細末，煉蜜為丸，如梧桐子大小。每服 80 丸，空腹時以溫酒送下。

功效：補氣，添精，益髓。

醫師點評：腎主藏精，氣主推動，若房事太多，耗氣損精，則腎氣虧虛，腎精虛薄，即出現精液滑脫或射精無力、精少等症，方中以魚鰾膠補腎益精血；兼以固精，且以蛤粉炒以金水相生為君藥；臣以沙苑蒺藜補腎強陰，以

老中醫百病特效驗方

馬乳制增其補血滋陰潤燥之力；佐以黃芪益氣健脾，氣充則精生有源，精射有力，脾健則濕邪易祛，腎安不受濕侵，另魚鰾膠、沙苑蒺藜長服易礙胃生痰，故以黃芪佐制。全方即補腎，又健脾，先後天並補，日久則功見。

使用注意：脾虛痰多者不可原方久服。

方4

組成：天雄（炙）90克、白朮240克、桂枝180克龍骨90克。

用法：將以上諸味共研細末，每服3克，酒送下，1日3次，不效稍增之。

功效：補陽攝陰。

醫師點評：腎陽衰憊則畏寒精冷不育，治必溫陽益氣。天雄辛溫而大熱，益火助陽，補腎散寒，為方中君藥。以桂枝為臣，取其辛溫發散，祛寒而通陽，助君藥溫補下焦陽虛而散寒。以白朮益氣健脾燥濕，使中氣漸旺而陽氣盛，以後天培補先天，合桂枝可溫運陽氣，利水而化濕祛下焦寒濕之邪，共助補益；腎陽虛，精關不固則滑精，故方中以龍骨收斂固精止遺，並能鎮心安神，諸藥合用，共奏溫腎種子之效。

方5

組成：磁石240克、白石英300克、陽起石180克。

用法：上藥並搗碎，以水淘清石，用生絹袋盛，以酒10升浸，經5日後，任意暖服，其酒隨取隨添。

功效：溫腎壯陽。

醫師點評：方中以磁石為君，其味辛鹹，色黑虛水，可補腎益精，除煩熱；臣以陽起石補命門火以治陽痿精

各論 常見疾病特效驗方

乏，兩者相合一涼一溫，陰陽雙補，互生互化之義；以白石英潤燥而利小便，以瀉助補。適用於腎氣虛損所致的不育。

方6

組成：黃芪15克、當歸30克、熟地黃15克。

用法：水煎服，日1劑。

功效：補血益氣。

醫師點評：方中用當歸為君，黃芪為臣，佐以熟地滋陰，是重在補血，兼在補氣，自然氣以生血，而非血以助氣，使氣血兩旺，無子者可得子。本方適用於男子面色萎黃、血少無子者。

前列腺炎

方1

組成：茯苓、車前子、文蛤、白蓮蕊各等分。

用法：將上藥共為細末，糯米糊為丸，每服10～15克，空腹白開水送下。

功效：清熱利濕。

醫師點評：本方治證為濕熱蘊結所致的血濁證。方中文蛤可清熱利濕，軟堅散結為君藥。茯苓、車前子健脾利水為臣，助君藥以清熱利濕。蓮蕊可清熱固精為佐藥，使利中有收，利水而不傷正。糯米糊則調和諸藥，全方共奏清熱利濕之功。

方2

組成：鹿角膠30克、覆盆子30克、車前子30克。

用法：將鹿角膠研碎，炒令黃燥，以上諸藥共研細末

為散。每服 6 克，食前以溫酒調服之。

功效：溫腎填精。

醫師點評：本方可治療腎陽不足的前列腺炎，方中選血肉有情之品的鹿角膠溫補肝腎，益精養血，又可溫腎澀精，用為君藥。覆盆子補腎澀精，以之為臣，車前子可利水滲濕，使補而不滯，寓通於補中。

方 3

組成：炮附子 1 枚、礬石 15 克。

用法：用炮附子 21 克重者，去皮臍，將礬石熬令汁枯。兩藥共為細末，水煮面糊為丸，如梧桐子大小。每服10〜20 丸，空心、夜臥清茶送下。

功效：溫腎澀精。

醫師點評：本方主治腎陽虧虛的前列腺炎，方中附子大辛大熱，通行十二經。可溫腎壯陽，散寒除濕，故為君藥。礬石重在收澀，以治療白淫過甚。二藥配伍，可補澀併用，以達溫腎澀精的目的。

方 4

組成：鹿角霜 100 克、菟絲子 100 克。

用法：將菟絲子用酒浸研成餅，陰乾，共為細末，酒面糊為丸，如梧桐子大小。每服 20 丸，漸加至三四十丸，食前溫酒醋湯送服。

功效：溫補腎陽。

醫師點評：本方可治療以滴白為主的前列腺炎，證屬腎陽虛者。方中菟絲子溫腎益精，腎陽雄壯，則陽升陰降為君藥。臣以鹿角霜溫補腎陽，益精血。二藥合用，則溫補腎陽，主治男子精滑不固、小便泔白、溺出無度。

方5

組成：陽起石 100 克、鐘乳粉 100 克。

用法：將陽起石煅用，研令極細。上兩味共為細末，酒煮附子糊為丸，如梧桐子大小。每服 50 丸，空心米飲送下。

功效：溫腎壯陽。

醫師點評：本方適用於腎陽不足的前列腺炎，方中陽起石鹹溫，入腎經，善於溫腎壯陽，溫暖下焦，故為君藥。鐘乳石質重中空。甘溫純陽，其性通達，助陽起石補腎陽。二藥合用，可治療腎陽衰微的白濁不止的前列腺炎。

使用注意：陽起石為石棉類物，不宜久服。鐘乳石純陽之品，中病即止。

方6

組成：菟絲子 15 克、白茯苓 15 克、秋石 30 克。

用法：將菟絲子用酒炙，上三味共為細末，沸湯一盞，花水一盞，為陰陽水，煮糊為丸，鹽、酒湯送下。

功效：溫腎益精。

醫師點評：本方主治腎氣不足的白濁，故以菟絲子溫腎益精，使腎精充，則精關固。先天與後天互相滋養，故以茯苓健脾利水，秋石益腎澀精。鹽引諸藥入腎，酒助諸藥溫腎，全方共奏溫腎益精的功效，故可治療白濁。

方7

組成：菟絲子餅 75 克、石蓮仁 18 克、白茯苓 45 克。

用法：將石蓮仁去心，上三味共為細末，以酒為丸，如綠豆大小。每服 6 克，淡鹽湯送下。

功效：溫腎固精。

醫師點評：本方可治真元不固的前列腺炎。方中以菟絲子溫腎益精為君藥；石蓮仁即可養心安神，又可固腎澀精為臣；茯苓健脾利濕，補後天而助先天。鹽者，腎之使也，引諸藥入腎，全方共奏溫腎固精之功。

方8

組成：硫磺 18 克、丁香 15 克、麝香 3 克。

用法：上藥共研末，獨頭蒜為丸，如豆大，朱砂為衣。每次 1 丸，納臍眼中，上貼紅緞膏。

功效：補火助陽。

醫師點評：本方可用於腎陽虧虛之慢性前列腺炎。方中硫磺酸溫入命門，補火助陽為君藥；丁香辛溫可溫腎助陽為臣藥；麝香辛溫芳香，通十二經，佐硫磺溫陽散寒。朱砂為衣，可防腐，又可制約硫磺的辛溫燥烈為使藥。

使用注意：硫磺有一定毒性，外用後副作用可減少，治療時應中病即止。本方應用公丁香，作為花蕾的公丁香氣香力足，故臨床時選公丁香入藥效果可能更好。

方9

組成：吳茱萸 60 克。

用法：將吳茱萸 60 克研末，用酒、醋各半調製成糊狀，外敷於中極、會陰二穴，局部用膠布固定，每天 1 次。年老體弱者，無明顯熱象者，用吳茱萸 15～20 克，加水 100 毫升，煎煮 40 分鐘左右至 60 毫升，分 2 次服；體質強壯的或有熱象者，用吳茱萸 10～20 克，竹葉 8 克，加水 100 毫升，煎成 90 毫升，分 3 次服，每天 1 劑，上法連服 10 天為 1 個療程。

功效：溫陽散結，活血化淤。

醫師點評：慢性前列腺的臨床表現甚為複雜，且病程遷延難於治癒，臨床常見有濕熱下注，腎氣虧虛，瘀血阻滯三種證型。筆者採用單味吳茱萸內服及外敷合用的方法治療本病，取得了一定的效果。吳茱萸既能入氣，又能入血，是活血化淤，軟堅散結、陽中之陰藥，是治療慢性前列腺炎良藥。

尖銳濕疣、附睪炎、陰囊濕疹等

方1

組成：代赭石40克、枯礬5克、冰片5克。

用法：將其研成細末，分裝為10～20克一包，備用，用茶水調為糊狀敷於患處，每日2次。

功效：清熱燥濕，解毒祛疣。

主治：尖銳濕疣。

醫師點評：本方主治濕熱之尖銳濕疣，方中枯礬可解毒醫瘡，收濕止癢，為君藥。冰片可散熱止痛，祛腐消腫為臣藥，助君藥以清熱祛疣。代赭石可泄熱收斂，防止白礬、冰片過度寒涼以傷正，全方共奏清熱燥濕解毒祛疣之功。

方2

組成：板藍根30克、大青葉30克、金錢草15克、大黃12克。

用法：上藥以水浸數小時後文火煎半小時，取其湯液一半和藥渣用以薰洗或濕敷患處。可反覆多加熱用2～3次，日1劑，對疣體較大者，可配合雷射或手術切除。

功效：清熱解毒，利濕消疣。

醫師點評：本方可治療熱毒型的尖銳濕疣，方中板藍根、大青葉為清熱解毒的要藥，可治療各種熱毒熾盛之證，故為君藥；金錢草清熱解毒利濕為臣藥，為治療結石的要藥；可助板藍根、大青葉二藥解毒利濕，使熱從小便排出；大黃可清熱瀉火，外用涼血祛疣，故諸藥合用，使熱毒去，濕疣止。

方3

組成：斑蝥素適量。

用法：將斑蝥素製成乳膏外用，每個疣體表面均勻塗抹一薄層藥膜，每日 1 次。如出現糜爛可暫停幾日，再繼續用藥。10 次為 1 療程。

功效：解毒祛疣。

醫師點評：本方可治療熱毒之尖銳濕疣，方中斑蝥辛寒大毒，能散結解毒，外用為皮膚病的常見藥。用其解毒祛疣，斑蝥素為其有效成分，可抑制皮膚真菌、病毒。其有毒性，外用適量，製成膏劑可減緩其毒性。

方4

組成：雙黃連粉針劑。

用法：將雙黃連用生理鹽水或注射用水配成 1% 溶液，浸濕 4～5 層消毒紗布，濕敷患處，每日 2～4 小時，無濕敷條件者用本品外搽，每日 7～8 次，7 日為 1 個療程。皮損消退後，用本品外搽，每日 3～4 次，連用 7～10 日。

功效：清熱解毒。

醫師點評：本方可治療陰莖皰疹，方中金銀花可清熱解毒，涼血透疹；黃芩清熱燥濕；連翹為鮮毒透疹要藥。

諸藥合用，可清熱解毒。

方5

組成：鮮酢漿草 100 克、油松節 15 克。

用法：將上二味放入砂鍋內，加入清水 1500 毫升，文火煎至 600 毫升，每日 1 劑，水煎服。

功效：清熱解毒，消腫散結。

醫師點評：本方治症為熱毒之急性附睪炎。方中鮮酢漿草清熱解毒，涼血消腫為君；油松節苦溫，祛風燥濕，消腫止痛。二藥配伍，一寒一溫，可使寒涼之品不致於冰伏熱毒之邪，而有助於消腫散結。

方6

組成：煅石膏 3 克、炒黃柏 3 克、輕粉 3 克。

用法：將黃柏研末過 120 目篩，三藥調勻，摻藥前溫水洗淨潰瘍面，均勻布藥，每日 3～4 次。

功效：清熱解毒，利濕消腫

醫師點評：本方治證為過敏性陰莖包皮龜頭炎，方中輕粉為外用清熱解毒的要藥，可殺蟲止癢，攻毒消腫為君藥。黃柏可清熱燥濕，助君藥清熱解毒祛濕。煅石膏既清熱，又制約輕粉之毒性，防止攻伐太過。諸藥合用，可濕熱去，腫痛癒。

方7

組成：芒硝 50 克、明礬 5 克。

用法：以 500 毫升開水沖化，用乾紗布浸吸藥液後，趁熱敷於陰莖部，涼後更換，每次 10 分鐘，每日 3～5 次。

功效：清熱解毒，消腫利溫。

醫師點評：本方可治療陰莖水腫、龜頭炎，芒硝可清

熱解毒，瀉火消腫；明礬可解毒利濕，消腫止痛。二藥合用，可使熱毒去，水腫消。

方8

組成：青黛適量。

用法：加麻油調成稀糊狀，敷患處。一日可數次，現調現用，10天為1個療程。

功效：清熱涼血，解毒醫瘡。

醫師點評：本方可治療陰莖包皮龜頭炎，青黛可清熱涼血，解毒醫瘡，為治療皮膚、口腔、外陰部感染的常用藥。麻油調敷後可直達病所。應用本藥後，可使熱毒清，濕熱去。

使用加減：尿痛、尿灼配合服用龍膽瀉肝丸；睪丸、附睪疼痛加茴香橘核丸。

方9

組成：桉樹葉 100 克、麻柳樹葉 100 克、艾葉 100 克。

用法：用水洗淨，放入砂鍋內加清水 500 毫升，煎煮20 分鐘。濾出藥液備用，乾紗布蘸洗患處皮膚，每日 2 次，每劑可煎 3 次。

功效：清熱燥濕，消腫止癢。

醫師點評：本方可治療陰囊濕疹，方中桉樹葉可清熱燥濕，祛風消腫；柳樹葉可清熱利濕；艾葉芳香除濕。三藥合用，可清熱祛濕，適用於陰囊濕疹。

使用注意：治療期間忌用冷水清洗，忌食油膩之品。

方10

組成：知母 30 克、黃柏 30 克、滑石 90 克。

用法：將黃柏去皮，上三味共為細末，白水為丸，如梧桐子大小，每次 6 克，每日 2 次，空心溫酒鹽湯送服。

功效：清熱利濕。

醫師點評：方中黃柏苦寒，清熱燥濕，善除下焦濕熱；知母甘寒，清瀉火，二味相須為用，尚可滋陰降火，善制相火，有清利濕熱而不傷陰之妙。滑石苦淡而寒，既能清熱，又利小便，使邪有去路，濕熱從小便而解。三味相伍，清熱利濕，適用於濕熱下注所致夢遺，故方名「斬夢丹」。

使用注意：本方苦寒易於礙胃，故中病即止，不宜久服，或加健脾和胃之品，健脾以助化濕。

缺鐵性貧血

方 1

組成：黃芪30 克、丹參 15 克、雞內金 10 克。

用法：水煎服，每日 1 劑，連服 15 劑為 1 療程。

功效：生血補血。

醫師點評：生黃芪、丹參可刺激造血系統，增加紅細胞、白細胞的數量，升高血紅蛋白。丹參對化療、放療所致的白細胞和血小板下降有治療作用。雞內金功能消食化積，澀精止遺。全方共奏生血補血作用。

方 2

組成：豬蹄 1 只、當歸 20 克、枸杞子 20 克。

用法：共煮湯，吃肉喝湯，每日 2 次，連服 15 天為 1 療程。

功效：補益氣血。

醫師點評：豬蹄能補益氣血，通乳潤膚，托瘡；當歸能增加血紅蛋白和血小板；枸杞子養陰補血，益精明目，具有造血功能。三藥合用補益氣血，增加血紅蛋白。

方3

組成：羊肉 500 克、黃芪 30 克、黨參 20 克、當歸 25 克。

用法：諸藥包在紗布裡，用線紮好，與洗淨、切成塊的羊肉一起放入沙鍋裡，加水適量，以小火燉至羊肉將爛時，加生薑片 25 克，食鹽少許，待羊肉熟爛之後，飲湯食肉，每日 1 劑。

醫師點評：適用於體質虛弱及病後氣血虛弱易發貧血症狀的患者。

慢性白血病

方1

組成：青黛 30 克、麝香 0.3 克、雄黃 10 克、乳香 15 克。

用法：上藥共研細末，每次服 0.1～1 克，每月服 3 次，連續服用 15 天為 1 療程。

功效：解毒抗癌，用於慢性粒細胞性白血病及其真性紅細胞增多症。

醫師點評：青黛的主要成分靛玉紅有顯著的抗癌活性，全方另三味悉具抗癌作用。臨床應用確有效驗。

來源：北京名老中醫郭士魁方。

方2

組成：鮮生地黃 100 克、鮮小薊、鮮蒲公英各 30 克。

各論　常見疾病特效驗方

用法：將上藥水煎分 2 次服，每日 1 劑，小兒酌減，連服 10 天為 1 療程。

功效：清熱解毒，用於治療慢性白血病。

醫師點評：鮮生地黃可清熱涼血，養陰生津。本品對化療、放療所致的白細胞減少有治療作用，能抗放射線損傷，升高血小板。鮮小薊能涼血止血，清散癰腫，對淋巴性白血病有效。鮮蒲公英可清熱解毒，消癰散結。三藥組合可治療慢性淋巴細胞白血病。慢性淋巴細胞白血病是淋巴細胞在體內異常增生和積蓄伴有免疫功能低下的疾病，本病老年人多見。

方 3

組成：乳香、沒藥各 60 克、雄精 30 克。

用法：乳香、沒藥去油，三藥各研極細末，以米飯適量搗和為丸，如蘿蔔籽大小，曬乾，收儲備用。每次 1～3克，每日 1～3 次，開水送下。

功效：活血涼血。

醫師點評：本方用於急性、亞急性及慢性白血病伴肝脾及淋巴結腫大者。

使用注意：由於雄精有毒，連續服藥 30～50 天，可見瘙癢、皮疹、低熱、口渴、頭痛等副作用，應立即停藥。一般連續用藥不超過 3 週為宜。孕婦以及有心、肝、腎器質性損害者忌用。

方 4

組成：青黛。

用法：將青黛粉末分裝膠囊，每次 2～4 克，每日 3 次口服。

功效：清熱解毒，涼血。

醫師點評：本方用治慢性白血病患者。本方特點是服用方便，長期服用無明顯抑制骨髓的副作用。

方5

組成：豬脾（烘乾研粉）、野白合（乾燥研粉）。

用法：上藥等份混合裝入膠囊，每粒 0.25 克，每服 3 粒，每日 3 次。

功效：補肝脾，益肺腎。

醫師點評：本方適用於慢性白血病有肝脾腫人者，方中選用豬脾即以臟治臟，以臟補臟之法。

方6

組成：新鮮雞蛋 5 個、阿膠粉（牡蠣炒珠，壓碎）10克、蜂蠟 30 克。

用法：先將蜂蠟熔化，入雞蛋、阿膠粉攪勻，分 2 次服，每日 1 劑。

功效：補血益脾。

醫師點評：本方用於慢性白血病伴肝脾腫大者，可長期服用。

骨髓增生異常綜合徵

方

組成：當歸 30 克。

用法：水煎服，每日 1 劑，每日 2 次，10 天為 1 療程。

醫師點評：當歸功能補血、活血，當歸所含的維生素 B_{12} 及葉酸類物質有抗惡性貧血作用。骨髓增生異常綜合徵是一組原因未明的造血幹細胞功能異常，導致以難治性貧

血及其它血細胞減少，並伴有病態和無效造血為特徵的疾病，本組疾病與急性白血病的發生密切相關，曾用名難治性貧血、白血病前期等。

再生障礙性貧血

方1

組成：黑大豆葉 100 克。

用法：每天 100 克黑大豆葉煎湯代茶頻服，連服 1 個月。

醫師點評：黑大豆葉味甘，性平，歸脾、胃經，具有止血、解毒的作用。再生障礙性貧血是由於化學、物理、生理因素及其他不同原因導致造血功能衰竭而發生的一類疾病，實驗室檢查血象全血細胞減少，網織紅細胞絕對數減少，再生障礙臨床表現可歸於中醫「虛勞」、「出血證」範疇。

方2

組成：海參（乾品）50 克、大棗 10 枚、豬骨 200 克。

用法：加水燉服，每天 1 劑，10 天為 1 療程，每個療程間隔 2～4 天。

醫師點評：海參功能補腎養血潤燥，止血斂瘡；大棗補脾益胃，養血安神；豬骨補腎健骨，治虛勞羸瘦，腰膝無力。三藥合用可補益氣血。再生障礙性貧血起病急襲，貧血多為首發症狀，出血和感染症狀較輕，多為皮膚黏膜出血。

方3

組成：羊肝 1 具、黑芝麻 100 克。

用法：以青灰色山羊肝為佳，黃熟竹刀切片，瓦上焙乾，去筋雜，黑芝麻炒黃，二味共研細粉，每日早晚各服10克，連服1個月為1療程。

功效：滋養肝腎，補益精血。

醫師點評：羊肝能補肝明目，補益氣血。黑芝麻能補肝腎，益精血，養臟腑。二味藥長期服用滋養肝腎，補益精血。

真性紅細胞增多症

方

組成：卷柏60克、柴草9克。

用法：每日1劑，水煎分2次服，用中藥治療期間停止一切西醫藥治療，治療緩解後，改用間歇服用，以鞏固療效。

功效：抗癌，解毒，清肝熱。

醫師點評：真性紅細胞增多症是由於多能造血幹細胞克隆性異常，導致紅細胞異常增殖的一種慢性骨髓增生性疾病，其臨床表現為顏面及口唇暗紅如醉酒狀、鼻出血、齒出血、皮膚黏膜瘀斑、肝脾腫大、頭痛頭暈耳鳴、疲乏、貧血等症。卷柏、紫草可以清熱解毒，適用於真性紅細胞增多症。

白細胞減少症與粒細胞缺乏症

方1

組成：牛蹄筋50克、雞血藤30～50克、補骨脂10～12克。

用法：將三者洗淨後，加水煎煮約 1 小時至筋爛，取汁服用以上為 10 次量，早晚各食服。

功效：補益肝腎，填精養血。

醫師點評：雞血藤可補血行血，能刺激造血系統，升高白細胞、血紅蛋白和血小板，對化療、放療所致的白細胞和血小板減少有治療作用。補骨脂能補腎助陽，溫脾止瀉，也具有增加白細胞及血紅蛋白的作用。白細胞減少主要是由於中性粒細胞減少所造成。

方2

組成：補骨脂（微炒）。

用法：將補骨脂研為細末，煉蜜為丸，每服 6～18 克；或口服粉劑，每次 3 克，均為每日 3 次，鹽開水送下，4 週為 1 療程。若療效不顯，休藥 10 天，再進行下一個療程。

功效：補髓生血。

醫師點評：補骨脂能刺激造血系統，增加白細胞及血紅蛋白，對化療、放療所致的白細胞和血小板減少有升高作用。

方3

組成：大棗 5 枚、粳米 50 克、紅糖 30 克。

用法：大棗浸泡半小時，加粳米 50 克，水 750 毫升，紅糖 30 克，煮至米開湯稠粥熟，每日 2 次，分早晚 2 次溫服。

功效：益氣養血。

醫師點評：大棗能補益脾胃，養血安神；粳米功能補中益氣，健脾養胃；紅糖性溫，味甘。全方益氣養血。常

服此方可改善脾胃功能，氣行則血行，氣旺則血生，效果頗佳。

過敏性紫癜

方1

組成：白芽根 15 克、生地黃 15 克、牡丹皮 9 克。

用法：水煎服，每日 1 劑，每日 2 次，連服 15 天為 1 療程。

功效：清熱涼血，化淤。

醫師點評：白芽根涼血止血，清熱利尿；生地黃清熱涼血養陰生津；牡丹皮清熱涼血，活血散淤。三藥組合對過敏性紫癜有療效。過敏性紫癜是血管性紫癜中最常見的出血性疾病，屬於一種變態反應性無菌性毛細血管炎，臨床主要表現是以皮膚紫癜為主，常伴有關節炎、腰痛及腎炎等症狀，少數患者還伴有血管神經性水腫。

方2

組成：連翹 25 克、赤芍 9 克、甘草 6 克。

用法：水煎服，每日 1 劑，每日 2 次，連服 10 天為 1 療程。

功效：清熱解毒，涼血祛淤。

醫師點評：連翹清熱解毒，清腫散結，善清心火而散上焦之熱，有治療過敏性紫癜作用；赤芍清熱涼血，祛淤止痛；甘草益氣補中，清熱解毒，緩和藥性。

過敏性紫癜以春秋兩季發病者居多，本病以青少年及兒童為多見，男性多於女性。實驗室檢查，血象白細胞輕至中度增高，可伴有嗜酸粒細胞增多。多數患者血沉輕度

加快，抗「O」可增高，約半數患者血清 IgA 升高。

方3

組成：大棗 15 個。

用法：大棗洗淨，浸泡 1 小時，用文火燉爛。每服 1 劑，日 3 次，7 天為一療程。

功效：補脾生血，益氣生津。

醫生點評：大棗補脾生血，益氣生津，治療氣虛血虧型，紫癜反覆遷延不癒，隱約散在，色淺淡，勞累後加重，神疲倦怠，心悸氣短，蛋白尿，舌淡紅，舌薄白或少苔，脈虛細。長期服用此方可使紫癜全部消退。大棗湯治療過敏性紫癜，陽斑不宜用。

方4

組成：花生米、大蒜肉各 100 克。

用法：同燉，連服 7～8 天為 1 療程，佐餐食。

功效：解毒殺蟲，養血止血。

醫生點評：花生米甘平，有補脾益氣、養血止血、潤肺化痰、潤腸通便、催乳等功效。花生米對出血性疾病都有治療作用。大蒜味辛，性溫，歸脾、胃、肺經，功效解毒殺蟲，消腫，止痢。二味配合具有解毒殺蟲、養血止血的功效。此方適用於寄生蟲、細菌引起的過敏性紫癜。過敏性紫癜發生原因一般認為與細菌和病毒感染、寄生蟲感染、動物蛋白的食入、服用藥物等因素有關。

原發性血小板減少性紫癜

方1

組成：茜草。

用法：用本品製片劑，連續服用。

功效：涼血止血，活血祛淤。

醫師點評：茜草具有涼血止血，活血祛瘀的作用，現代藥理研究表明，茜草可以治療原發性血小板減少引起的紫癜，適用於起病急驟，出血量大而猛，紫癜色鮮紅而密集，無氣、血、陰、陽虛損之症。

方2

組成：雞血藤 30～60 克、大棗 10～20 枚。

用法：以上二藥水煎服，每日 1 劑，3～5 劑可癒。

功效：益氣，攝血，補血。

醫師點評：雞血藤具有補血行血作用，能刺激造血系統，增加白細胞、血紅蛋白和血小板作用，對化療、放療所致白細胞和血小板減少有治療作用。大棗補脾生血，益氣生津。二者合用可治療反覆出血，兼有鼻出血、齒出血、頭暈目眩、面色蒼白、唇甲不華、神疲體倦、食慾不振、心悸、動則心跳氣短、震顫多汗等症。

方3

組成：仙鶴草 20 克、紫草 10 克、大棗 12 枚、紅糖 20 克。

用法：每日 1 劑，水煎，每日分 3 次口服，症狀消除後再服 1 週以上。

攻效：益氣生血。

醫師點評：本方為山西省中醫研究院已故名老中醫靳文清經驗方。用本方治療各種類型的血小板減少性紫癜均有效。曾用本方辨證加減治療 40 例患者，痊癒 34 例，好轉 5 例，無效 1 例，治療後血小板數量升高。

方 4

組成：三七粉 100 克。

用法：研末，每服 2.5 克，每日 3 次沖服。

功效：活血化淤，補血。

醫師點評：本方止血、散血、定痛，治療血小板減少性紫癜，以紫斑、齒出血、鼻出血、月經量多為主症。經臨床驗證 300 餘例病人，有明顯改善症狀的作用，同時也明顯地增加患者血小板數量。

嗜酸粒細胞增多症

方 1

組成：乾蟾蜍粉 1 克、強的松 15 毫克、紫金錠 2 片。

用法：每日 3 次，連服 10 天。

功效：解毒消腫，利尿。

醫生點評：蟾蜍解毒消腫，止痛，利尿。蟾蜍提取物有抗腫瘤作用，服用此方 10 天內粒細胞開始下降。嗜酸粒細胞增多症是由多種原因引起的以外周血嗜酸粒細胞增多為特徵的一組病症，臨床表現變化多端，多由原發性決定，常伴有咳喘、皮膚瘙癢、腹痛等症狀。

方 2

組成：貫眾 15 克、地龍 9 克、甘草 3 克。

用法：水煎服，每日 1 劑，分 2 次服，10 天為 1 療程。

醫師點評：貫眾清熱解毒，止血，殺蟲；地龍具有清熱息風，平喘，通絡，利尿作用；甘草清熱解毒，補脾益氣，祛痰止咳，緩急止痛，調和清藥。本方對於嗜酸性粒

細胞增多症有顯著療效。

方 3

組成：大青葉 15 克、竹葉 6 克。

用法：泡水代茶飲，每日 1 劑。

功效：清熱解毒，生津除煩。

醫生點評：大青葉清熱解毒，涼血清斑，竹葉清熱除煩，生津利尿。本方適用於輕症患者。重者可加用藿香、地龍、桑葉各 15 克，菊花、杏仁各 10 克，銀花 20 克，甘草 6 克，每日 1 劑，分 2 次服。有報導治療 40 例，治癒 23 例，基本痊癒 2 例，總有效率 91.1%。

各論 常見疾病特效驗方

第二章
外科疾病

肩關節周圍炎

方1

組成：細辛 80 克、生薑 300 克、高梁酒 300 克（60度）。

用法：將細辛研末與老生薑混合後和成泥，鐵鍋中炒熱。加高梁酒調勻，再微炒後備用。取適量炒後藥物鋪於消毒紗布上，熱散肩周疼痛部位。每晚 1 次，連敷 1～2 週。

功效：散寒止痛，活血通絡。

醫師點評：肩周炎以寒邪痺阻不通，不通則痛為主。細辛具有散寒止痛，祛風解表作用；生薑、高梁酒辛散溫通，舒筋活絡。現代藥理研究表明，細辛中的主要成分為揮發油，具有鎮痛和緩解平滑肌痙攣的作用。此方主治表現為肩部腫痛較甚，遇寒痛增，得溫痛減，上臂伸屈困難，或肩部有沉重感，伴畏寒肢冷，脘腹冷痛，食慾減退，大便微溏，舌淡苔薄白，或微膩，脈沉遲的肩周炎。

方2

組成：綠豆 150 克、薏苡仁 50 克。

用法：綠豆、薏苡仁水發 4 小時，同煮至爛，加適量

白糖飲汁食渣。

功效：清熱解毒，健脾消腫。

醫師點評：綠豆可清暑利水，薏苡仁健脾祛濕。兩味共奏解毒、消腫、止痛的功效，適用於伴有肩腫、疼痛的肩周炎患者。

方3

組成：紅棗 8 枚、紅豆 150 克。

用法：紅棗、紅豆同者至爛，加適量紅糖，飲汁食渣。

功效：益氣養血，利水消腫。

醫師點評：紅棗補氣益脾；紅豆利尿消腫。此方適用於伴有肩部酸痛的肩周炎患者。

腰扭傷

方1

組成：核桃 7 個。

用法：將核桃燒焦後，取出仁研細末，用 30 克紅糖調水沖服。

功效：活血，去淤，止痛。

醫師點評：腰部突然扭傷不能行動，為瘀血阻絡，核桃仁有破血行淤，潤燥滑腸等功效，主治瘀血腫痛，跌打損傷，腰部突然扭傷疼痛劇烈，活動受限。

方2

組成：土鱉蟲若干個、白酒 15～30 克。

用法：將土鱉蟲研成細末備用。取土鱉蟲末 1.5 克用白酒送服，每天 1 次。一般 3～5 次痊癒，注意用量不易超過 1.5 克，孕婦禁用。

功效：活血化淤，止痛。

醫師點評：土鱉蟲雙名土蛋蟲，地鱉蟲，味鹹，性寒，有小毒，歸肝經，有破瘀血、續筋骨之功效。急性腰扭傷是因閃扭後經脈氣滯血淤所致，蛋蟲「善化瘀血，補易損傷」。

方3

組成：硼砂用量少許。

用法：將硼砂研極細末，取藥少許，放在兩眼角或眼的上、下、右、左四角與邊，一日2次，一次30分鐘，腰痛即可緩解，療程為1週。

功效：通經活絡，活血止痛。

醫師點評：硼砂有清熱化痰，解毒防腐等功效。眼為肝之竅，五臟六腑之精氣皆上注於目，而為之精，精之窠為眼，說明全身臟腑經絡的關係密切，由眼角入藥來調節經絡臟腑活血鎮痛。主治腰扭傷，腰痛不能轉側，動則痛增，咽喉腫痛等。

足跟痛

方1

組成：仙人掌。

用法：先將仙人掌兩面的毛刺用刀刮去，然後剖成二半，用剖開的一面敷於足跟部疼痛處，外用膠布固定，敷12小時後再換半片。冬天可將剖開的一面放在熱鍋內烘3～4分鐘，待烘熱後敷於患處，一般於晚上敷帖。在治療期間穿布底鞋為宜，適當活動，使氣血經脈暢通。

功效：行氣活血，消腫止痛。

醫師點評：中醫辨治足跟痛有虛實之分，虛證多由肝腎虧損或氣虛血淤所致，實證多責之寒濕凝滯與風濕痺阻。然而臨床多見為虛實夾雜，難於明確區分。醫書上說：「傷於濕者，下先受之」，以足居下，而多受濕，濕鬱成熱，濕熱相搏，氣血凝滯，這是足跟痛常見的病因病機。仙人掌功能清熱消腫，行氣活血，散淤止痛，故用治足跟痛是合適的，臨床應用效佳。

方2

組成：夏枯草 50 克、食醋 1000 克。

用法：將夏枯草浸入食醋內 2～4 小時，然後煮沸 10 分鐘，過濾，趁熱用濾液薰足，待藥液變溫後浸泡足跟 20 分鐘，每日 2 次。

功效：軟化骨刺。

醫師點評：夏枯草具有清肝解鬱的作用，食醋能軟化皮膚，夏枯草泡醋可以軟化骨刺，緩解足跟痛的症狀。

方3

組成：生川烏、生草烏各等量。

用法：將生川烏、生草烏研極細末，放入小布袋中，墊於足跟下，每 5 天換一次。

功效：通絡止痛。

醫師點評：川烏、草烏具有祛風除濕、散寒止痛的作用，對緩解足跟痛有良效。

外傷性皮損

方1

組成：白芷。

用法：白芷適量，烘乾研成細末，裝瓶備用。傷口先用雙氧水及生理鹽水清洗，塗抹2%碘酊或紅汞。然後均勻薄薄地撒布白芷粉，包紮或不包紮均可。一日1次，1～3次即可結痂。

功效：解表，袪風燥濕，消腫排膿，止痛。

醫師點評：白芷主治頭痛、眉棱骨痛、齒痛、鼻淵、寒濕腹痛、腸風痔瘻、赤白帶下、疽瘡瘍、皮膚疹癢、疥癬等。現代研究表明，白芷具有顯著的鎮痛、解熱抗炎作用，對大腸桿菌、痢疾桿菌、傷寒桿菌、副傷寒桿菌及膿桿菌等有抑制作用。抑制平滑肌痙攣，擴張血管，止血。

方2

組成：雞蛋黃、豬油。

用法：煮熟的雞蛋黃與經熬化無渣的豬油，按重量2：1的比例混合盛入瓷盅，用文火煎煮，不斷攪拌，直至鼓起大量油泡呈稀糊狀，離火，即為豬油蛋黃膏。先用0.1%新潔爾滅液沖洗消毒創面，然後敷貼豬油蛋黃膏，再用無菌紗布覆蓋。一般2天換藥1次，2次換藥後便可見新鮮肉芽組織增生，癒合迅速。

功效：滋陰潤燥，養血息風。

醫師點評：本方主治心煩不得眠、熱病驚厥、下痢、胎漏下血、燙傷、熱瘡、肝炎、小兒消化不良等。

皮膚慢性潰瘍

方

組成：鳳凰衣。

用法：鳳凰衣即新鮮雞蛋的卵膜。取新鮮完整的雞

蛋，拭淨表面污垢，用75%酒精消毒後，擊破蛋殼一端，排淨蛋液，以消毒無菌鑷子，輕輕剝出卵膜，即可貼敷，若儲存備用，將鳳凰衣放入75%酒精內可儲存1週，也可將鳳凰衣烘乾後，在常溫下長期儲存，同時放入75%酒精中浸泡15分鐘。

敷貼方法：

① 潰瘍面處理：如潰瘍邊緣疤痕增生明顯，或有老化肉芽組織，應將其剪除，創面肉芽組織水腫嚴重者，採用中藥或3%高滲透鹽水濕敷；創面感染嚴重者選用抗生素局部濕敷。待肉芽水腫減輕，局部膿液不多時，即可貼敷鳳凰衣。

② 貼敷鳳凰衣：按創面大小剪取新鮮鳳凰衣，可直接貼敷。經75%酒精浸泡過的鳳凰衣，經用無菌鹽水沖洗後直接貼敷。應將鳳凰衣單層平整敷平創面，注意排盡衣下氣體，使之貼緊創面，若創面較大，可在鳳凰衣之間留出空隙；若創面分泌物多或肉芽水腫，可在鳳凰衣上開孔，以防滲液積存，使鳳凰衣漂浮而移位。貼緊後外敷無菌紗布，加壓包紮。如貼敷24小時後乾燥並形成痂皮，改為暴露。如一次不癒合，隔2～4日換貼1次。

功效：養陰，潔肺。

醫師點評：鳳凰衣係雉科動物家雞之雞殼內膜，具有養陰、潔肺的作用。對於久咳、咽痛失音、瘰癧結核等有效。潰瘍收斂。

局部腫塊及皮下的血腫

組成：五倍子、高粱粉、食用油。

用法：五倍子研末。取高粱粉適量（玉米粉亦可）摻水加熱。不斷攪動至呈稀粥糊狀。候溫加入五倍子細末調成稠粥狀（五倍子粉與高粱粉比例 1.5：1 趁熱外敷患部，待藥乾後取下，依上法外敷。每次敷藥前患部塗抹一層食用油，以防藥物乾燥不易取下，每日換藥 2～4 次，腫塊較大者，繼續換藥，直至消腫止痛。

功效：斂肺澀腸，止血解毒。

醫師點評：五倍子具有明顯的收斂功效，對金黃色葡萄球菌、鏈球菌、肺炎球菌、傷寒、副傷寒、痢疾、炭疽、白喉、綠膿桿菌均有強烈抑菌殺菌作用。主治肺虛久咳，久痢，久瀉，自汗，盜汗，遺精，便血，衄血，崩漏，外傷出血，腫毒。

瘡　瘍

組成：蜂蜜。

用法：把蜂蜜煮沸，用消毒紗布過濾，去渣 1～2 遍，使蜂蜜清亮，儲瓶備用，每日 1 次外敷患處。1 週即癒。

功效：滋養皮膚，有促進肉芽組織新生及保護創面的作用。

醫師點評：瘡瘍為熱毒所致，易耗津傷液，熱邪久衰，陰液耗傷。蜂蜜滋陰潤燥，甘潤補虛，具有養陰生肌的作

用，主治燒傷、燙傷及各種化膿性傷口等症。

黃水瘡（膿疱瘡）

方1

組成：苦杏仁。

用法：取苦杏仁若干枚，煅存性，然後壓磨成黑色油狀備用。在常規消毒下，揭去患部痂皮，用生理鹽水棉球將患部滲出液蘸乾淨，然後塗以苦杏仁油，每日換藥1次，若皮損面積過大，應配合應用抗菌素治療。一週即可痊癒。

功效：解毒消炎。

醫師點評：本病為濕熱毒邪壅遏肌膚而成，苦杏仁性味苦辛，歸肺、大腸經，有小毒，現代藥理研究杏仁具有殺菌消炎作用。

方2

組成：地膚子30克、黃柏30克、芒硝50克。

用法：將上藥共研細末，過篩，裝瓶備用。先用地膚子20克，煎水洗淨患處，然後撒上藥粉，每日2次。一般敷藥2～3天後分泌物逐漸減少，5天左右可結痂痊癒。

功效：清熱利濕。

醫師點評：膿疱瘡是由濕熱解毒邪壅遏肌膚而成。地膚子具有祛濕止癢的功效；黃柏具有清熱燥濕，瀉火解毒的作用；芒硝具有軟堅散結、瀉火消痰收斂的作用。故三藥合用效果甚佳。主治膿疱瘡。

疔 毒

方1

組成：蟾蜍。

用法：取蟾蜍耳後腺分泌的白色漿液（以五月端午節時取液為佳），均勻薄薄地塗在皮紙上，待其自然陰乾後再塗上磨濃的金不換香墨汁，以均勻覆蓋在蟾蜍面上，待其自然陰乾後即可，使用時，視其疔瘡腫脹大小剪下能覆蓋腫脹面者為度，蓋在腫面部，然後以膠布固定。一般外敷1小時後可止痛，1～2天後腫脹消退。但破潰流膿者不宜使用。

功效：清熱解毒，活血消腫。

醫師點評：疔毒為毒邪結聚，以致經絡阻隔，氣血凝滯而成。蟾蜍的耳後腺分泌物名蟾酥，具有拔毒消腫的功效，能消解一切淤滯，能軟堅散結，散癰腫，消疔，殺蟲。

方2

組成：僵蠶粉。

用法：取僵蠶研成粉，每次10克，每天2次，溫水送服。若直接吞服有噁心、嘔吐者，可裝入膠囊服用。服至癰腫消退後，繼續服藥1週以鞏固療效。對較大癰腫可輔以金黃軟膏調適量冰片粉外敷。治療期間忌辛辣食物。

功效：疏散風熱，化痰散結。

醫師點評：僵蠶味鹹辛，性平，歸肝、肺、胃經，《本草綱目》謂其可治皮膚風瘡，一切金瘡疔腫風痔。多發性癰腫係風與熱邪搏結於肌膚而成，僵蠶既能疏散風熱，拔

邪外出，又能化痰散結消腫。本方主治多發性癤腫。

方3

組成：冬青。

用法：取冬青曬乾，研成細粉狀，過120目篩，然後在藥粉內加入凡士林，按2：3的比例配方，拌勻裝瓶備用。用時，先將患部以75%酒精消毒，然後敷上冬青膏，再以消毒紗布包紮。每天換藥1次，直至痊癒。

功效：清熱解毒，消腫散淤。

醫師點評：冬青為落霜紅葉，又名細葉冬青、小葉冬青、細毛金冬、貓秘、子草、瘡草。冬青功能清熱解毒，涼血止血。民間稱之為「疔藥」，採其鮮葉爵碎敷於患處，治療疔瘡效果特別顯著。

丹　毒

方1

組成：蘇葉。

用法：將蘇葉搗爛，用香油調勻，用以搽患處。

功效：祛風清熱，消炎解毒。

醫師點評：丹毒是由血分有熱所致皮膚突然發紅，色如丹塗脂染。現代醫學認為本病是由於溶血性鏈球菌（丹毒鏈球菌）侵入皮膚或黏膜內的網狀淋巴管所引起的急性感染。蘇葉具有解毒、殺菌、消炎的作用。對鏈球菌效果更佳。臨床上常用於治療風濕蘊滯型丹毒。

方2

組成：萹蓄草（又名火丹草）。

用法：將鮮萹蓄草搗爛後敷患處。

功效：清熱利濕，消炎止痛。

醫師點評：丹毒是由血熱肌虛，邪氣所搏而發。萹蓄具有利濕通淋，殺蟲止癢的功效。現代藥理研究具有消炎殺菌的作用，臨床上常用於治療濕熱下注型丹毒。

方3

組成：木芙蓉。

用法：取木芙蓉的花或葉（乾品），研極細末，過120目篩，在藥粉中加入凡士林，按1：4比例配方調勻儲瓶備用，用時將芙蓉膏塗敷患處，塗敷面宜超過患處邊緣1～2公分，每天2～5次，直至痊癒。

功效：清熱解毒，消腫止痛。

醫師點評：木芙蓉為錦葵科木槿屬植物木芙蓉的花或葉，味微辛，性涼無毒。功能清熱解毒，消腫排膿，涼血止痛。本品是一味中醫臨床並不常用，而民間卻常用於治療癰疽疔瘡、帶狀疱疹、燙火灼傷等病症的中草藥。丹毒是以紅腫熱痛，色如塗丹為特徵的急性感染性疾病。生於頭面者稱「抱頭火丹」，生於下肢者稱為「流火」，新生兒生於臀部者稱為「赤游丹」。該病與癰癤、膿腫同屬熱毒為患，故用芙蓉膏塗敷能收奇功。

褥　瘡

方1

組成：荊芥、防風、甘草各9克。

用法：水煎後取其汁外洗患處，每日3次。創面濕敷換藥每日1次。

功效：祛風清熱，解毒消炎。

醫師點評：褥瘡為大病久固之人，失於調護，壓磨皮膚破而成瘡。多見於皮膚摩擦部位，兩肩胛、尾骶、兩髖及膝側部先起紅斑，繼而瘀斑，壞死，糜爛，潰瘍或者感染化膿，肉芽不新，久治難癒。荊芥具有和血止血，祛風解毒的功效，為瘡病之要藥；防風具有散風止痛的功效。用治褥瘡效果甚佳。甘草調二藥並補虛扶正，以增強斂瘡生肌的作用。三藥合用治療褥瘡效果甚佳。

方2

組成：苦參 50 克。

用法：加水 500 毫升，煎煮 30～40 分鐘。待藥液涼後，用消毒棉球蘸取藥液擦洗瘡面，使瘡面潔淨，10 分鐘 1 次。

功效：消炎去腐。

醫師點評：苦參為清熱殺菌藥物，對褥瘡、疥瘡、瘙癢等病有很好的療效。

方3

組成：黃連 30 克、黃芩、連翹各 15 克。

用法：水煎煮，沸後 20 分鐘，取濾液備用。清潔瘡面，外搽藥液，10 分鐘 1 次，連用 3 次；也可用大塊紗布蘸取藥液濕敷，上蓋油紙保持濕潤，每次 1 小時，每日 3 次。

醫師點評：方中藥物均具有清熱解毒的作用，適用於老年性褥瘡患者。

方4

組成：核桃仁 15 克、芝麻 15 克。

用法：同搗爛調勻，隔水蒸 20 分鐘即可服用。每日 1

次，連用 2～4 週。

功效：滋陰通便。

醫師點評：本方為一款食療方，適用於褥瘡長期臥床、便秘患者。

方5

組成：黑豆 200 克。

用法：加水浸泡 30 分鐘，用文火煮至爛熟即可服食。

功效：和營托毒。

醫師點評：黑豆具有托毒生肌的作用，經常食用可補肝腎，去腐肉，本方適用於褥瘡腐肉不化者。

燒　傷

方

組成：乾虎杖、青魚膽草適量。

用法：取上藥各等份共研細末，經高壓滅菌後，用麻油調勻備用。用棉籤蘸虎膽散塗於燒傷處。1 日數次，藥粉乾燥脫落可再塗。

功效：清熱，利濕，生肌。

醫師點評：虎膽散具有清熱消炎，收斂作用，能控制創面感染，用本藥敷後能使創面迅速乾燥形成包殼，類似異體植皮作用，減輕創面疼痛，有促進肉芽組織形成和保護上皮生長的作用，故效果頗佳。

淋巴結核

方1

組成：殼木鱉 500 克。

用法：上藥炒至玉牙黃色，酥透，研細過篩，紙包壓去油脂後裝瓶。同時取藥末 1.5 克，以雞子 1 枚拌勻燉服，每日 1 次，1 週後改 1 日 2 次，半月為 1 療程，間隔 2～3 日，繼服 2 療程。直至腫塊消失。

　　醫師點評：殼木鱉為葫蘆種植物木鱉子的成熟種子，《本草綱目》認為能治疳積，利大腸治瀉痢，並治痔瘡，瘰癧等，有祛痰散結之功，多入丸劑。現代醫學證實其具有降壓，興奮呼吸，加快心率及對兔紅細胞溶血等作用，故用時須嚴格按法炮製，炒研去盡其油，以減少毒性。如若偶爾出現頭暈、噁心等副反應，則減量或停服 1～2 日，即可緩解。

方 2

　　組成：紅礬 3 克、青黛 3 克、豬睪丸 2 個。

　　用法：將紅礬、青黛研為細末，再配豬睪丸共搗，拌勻調成膏狀，蓋貼於病處。一般外貼 2 天即可，根據病情可反覆貼 2 次。

　　功效：祛痰散結，涼血解毒。

　　醫師點評：本方為治療頸部淋巴結核的外用方。方中紅礬有強烈的蝕瘡去腐，解毒殺蟲之功。現代醫學研究有殺滅結核桿菌的作用；青黛清肝涼血、解毒散結；豬睪丸甘寒，涼血潤燥，行水散結而解毒。三藥相伍有較強烈的祛痰散結，涼血解毒的功效。本方有毒，取以毒功毒，組方特點是藥味少，藥量少，然而臨床應用取效快。

方 3

　　組成：雄黃 6 克、活蚯蚓 2 條、鴨蛋 1 個（小兒量酌減）。

用法：將鴨蛋開一小孔，倒出少許蛋清，蚯蚓放入冷水內浸泡，待排盡體內泥土後，切碎與雄黃末共入鴨蛋內，攪拌均勻，用白麵或膠布封口，置火邊焙黃，熟透後食用。每天 1 個，早飯前服，間隔 3 天再服第 2 個，3 個藥蛋為 1 療程，效果不著者可再服 1 個療程。

功效：活血通絡，軟緊散結。

醫師點評：瘰癧為頸淋巴結核，由結核桿菌侵入而引起，中國醫學認為由於肝氣鬱結，脾失健運，痰熱內生；或肺腎陰虧，痰沉凝結等，以致結聚成核而為病。雄黃有毒，有解毒殺蟲，息風止痙的功效，為解毒療瘡之要藥。蚯蚓活血通絡、散結，鴨蛋滋陰補虛，臨床證明此法對瘰癧效果較好。

方 4

組成：夏枯草 50 克。

用法：夏枯草 50 克，每天 1 劑水煎或沸水浸泡當茶頻服。可加適量白糖，病程長伴破潰不癒反覆發作者，可加白頭翁 100 克、陳皮 10 克，水煎，每天 1 劑。

功效：散結消腫。

醫師點評：夏枯草具有散結、消腫之功效，用治頸部淋巴結核（瘰癧）古今文獻均有記載。瘰癧一症，多由痰凝氣滯所致。夏枯草在臨床上有引起過敏反應者，故使用上方時宜注意觀察。

急性乳腺炎

方 1

組成：蒲公英根 500 克、綠豆 250 克。

用法：春天採挖蒲公英根曬乾研成細末，綠豆用文火炒成微灰色，研成細末混勻裝瓶封存備用。用時將上二味細末適量用雞蛋清調成膏狀，敷於患處表面，厚約 1 公分，外敷無菌紗布 4～6 層，膠布固定，每日換藥 3 次。

　　功效：清熱解毒。

　　醫師點評：本方是一則治療急性乳腺炎的外用小驗方，方中蒲公英根、綠豆、雞蛋清均有清熱解毒的功效，合用外敷治療早期急性乳腺炎具有方便易行、經濟實用的優點。

方2

　　組成：粳米 100 克、油菜 100 克。

　　用法：油菜洗淨，切段，與粳米同煮為粥。每日分早晚服食。

　　功效：清熱清炎。

　　醫師點評：油菜能消炎清熱，使成食療粥可以緩解乳腺炎局部紅腫熱痛者。

方3

　　組成：黃花菜 500 克。

　　用法：如常法炒，佐餐用。

　　功效：清熱解毒，消腫散結。

　　醫師點評：這是一款食療菜譜，能夠緩解乳腺炎早期伴有全身發熱患者。

耳飾性耳垂膿腫

方

　　組成：茶葉蕊。

用法：揀取呈棗核狀或釘子狀的綠茶葉卷蕊（當年產的）2根，粗約1毫米，長10～15毫米，備用，先取下耳垂膿腫的耳飾，排盡膿液，再用0.01%的新潔爾溶液沖洗3遍，然後把茶葉蕊緩緩插入耳飾孔。如感染嚴重者，可適當加用抗生素，1～2週即可痊癒。

功效：清熱解毒。

醫師點評：茶葉味苦甘，性涼，歸肝、心、胃經。茶葉卷蕊，俗稱「嫩頭」，功能同茶葉，能清熱解毒，近代藥理研究提示本品有抑菌作用。

甲狀腺腫

組成：五倍子。

用法：取五倍子放入砂鍋內炒黃（忌鐵器），冷卻後研成末，晚上睡前用米醋調成膏狀，敷於患處，次晨洗去，7次為1療程。

功效：散結消核。

醫師點評：甲狀腺腫大，中醫稱之謂「肉癭」，多見於青壯年女性。本病大多為情志內傷、痰濁凝結，聚而成塊，發於結喉兩旁，隨吞咽而上下移動。五倍子為化痰降火收濕斂瘡之品，其所含鞣質可使皮膚、黏膜、潰瘍等部位的組織蛋白質凝固而顯收斂作用，與醋合用，共奏散結消核之功。用上方必須堅持用藥3週以上，多至10週，方能見效。

骨關節結核

方

組成：烏梢蛇。

用法：將乾燥烏梢蛇去頭皮後研成細末，黃酒沖服，每次3克，每天3次，連服5週為1療程。治療期間停止西藥抗結核治療。隨症加減，疼痛劇烈加骨粉，竇道形成久治不斂者加龍骨粉、鹿角霜粉。用量比例為10：2：1，用法用量同前。

功效：透骨通絡，解毒殺蟲。

醫師點評：烏梢蛇味甘，性平，歸肝經。本品有祛風、通絡、止痙之功能，用治風濕頑痺、驚癇、疥癬、瘰癧惡瘡惡病症。

乳頭皸裂

方1

組成：公丁香5克、紅糖5克、白酒。

用法：公丁香研細末，與紅糖一起放置於鐵勺內，加白酒1小杯，置於火上炒至乾枯研細，用菜油或麻油調敷乳頭皸裂處。哺乳時擦去，哺乳後塗藥。

功效：舒肝解鬱，化淤止痛，潤燥生肌。

醫師點評：乳頭皸裂多見產婦哺乳期，尤多見於初產婦，係指乳頭及乳暈部位發生裂傷或糜爛而言。多由產婦乳頭皮膚柔嫩，或乳汁分泌不足，不耐嬰兒吸吮所致。方中主藥公丁香《海藥本草》謂其能「舒鬱氣，去風，行水」；《本草經疏》也有「散陽陰之邪，療風毒諸腫」的

記載。輔以紅糖補中緩肝，和血化淤，麻油、菜油潤燥生肌，共奏舒肝解鬱，化淤止痛，潤燥生肌之功。用治乳頭皸裂是非常合適的。

方2

組成：新鮮雞蛋2枚。

用法：新鮮雞蛋2枚，去清，將蛋黃放入銅勺內炒，炒至蛋黃焦黑色，聞及響聲油即出，然後將蛋黃油收入瓶內備用。同時將患處常規消毒，每日用蛋黃油搽患處3～4次。如有炎症可配綠藥膏併用。

功效：滋陰潤燥，養血息風。

醫師點評：雞蛋黃熬油治濕疹，燒傷，古今文獻均有記載，如劉禹錫《傳信方》亂發雞子膏治熱瘡。有報導以蛋黃油直接塗在經清創處理的燒傷創面上，治療Ⅰ、Ⅱ度中小面積燒傷，均獲良效而未出現繼發感染。

乳腺增生

方1

組成：老鸛草（乾品或鮮品均可）30～60克。

用法：當茶沖服或煎服，每日1劑，日服2～3次。30～60天為1療程。月經期照常服藥。

功效：疏肝理氣，止痛消腫，軟堅散結。

醫師點評：乳腺增生病相當於中醫所稱之「乳癖」，多由情志內傷，沖任失調，淤凝結而成。乳房腫塊和疼痛每隨喜怒而消長，常在月經前加重，月經後緩解。臨床發現老鸛草可能有活血通經，疏肝理氣，止痛消腫，軟堅化結功能，對治療乳腺增生病確存良效且無明顯副作用。

方2

組成：全蠍。

用法：全蠍研末，每天服 5 克，飯後用溫開水沖服。
10 天 1 療程，一般需服 1～2 療程。

功效：散結，通絡止痛。

醫師點評：全蠍功能解毒散結，通絡止痛。乳癖又稱
「乳中結核」，多由肝鬱、氣滯、血淤所致。唯該藥有
毒，不但內服可以引起中毒、過敏、蛋白尿等不良反應，
外敷本品尚有引起大皰性表皮鬆解萎縮壞死型藥疹的報
告，故應用上方時需注意觀察用藥後的反應。

方3

組成：蘆筍 100 克。

用法：炒食或煮食。

功效：抗乳腺增生及抗乳腺瘤的作用。

醫師點評：蘆筍具有明顯的抗腫瘤療效，對於乳腺增
生等病有較好的功效，可經常食用。

方4

組成：橘核 15 克。

用法：炒黃，研細末，用少量黃酒送服。

功效：疏肝理氣，通絡。

醫師點評：橘核具有疏肝理氣的作用，配以黃酒可使
藥效速走經絡，達到止痛消腫之功。

方5

組成：粳米 50 克、夏枯草 50 克。

用法：夏枯草加水濃煎，棄渣取汁，與粳米同煮為
粥。每日分早晚服食。

各論　常見疾病特效驗方

功效：軟堅散結。

醫師點評：夏枯草具有清熱散結的作用，做成藥膳更易發揮藥效，本方適用於乳腺增生伴結節堅硬者。

男子乳房發育症

組成：草決明。

用法：草決明（生用）25～50克，開水沖泡代茶飲，或研成粉末，每次25克，每天2次，開水沖服。

功效：軟堅散結。

醫師點評：草決明，既是決明子又是青葙子的異名。本品功能清熱明目，潤腸通便。傳統用治目赤澀痛，羞明多淚，頭痛眩暈，目暗不明等病症。現代臨床證明已具有治療高血脂症，霉菌性陰道炎，改善小兒消化功能的報導。且對細胞免疫功能有抑制作用。因其「苦能泄熱」，「鹹能軟堅」，故用治肝經鬱熱所致男性乳房發育症是合適的。

腸梗阻

方1

組成：丁香30～60克、酒精。

用法：丁香研成細末，加75%酒精調和成糊狀（對酒精過敏者可用開水調）敷於臍及臍周，直徑為6～8公分，紗布用塑膠薄膜覆蓋，周圍用膠布固定，以減少酒精揮發。對膠布過敏者可用繃帶固定，每天換1次藥。機械性腸梗阻不適宜應用本法。

功效：溫中降逆，助陽行氣。

醫師點評：丁香功能溫中降逆，補腎助陽。現代藥理研究表明，丁香有刺激腸壁、促進蠕動、排出腸內異常蓄留氣體的作用。本品外用敷臍，可促使麻痺腸管恢復蠕動，有利於引流，減少毒素吸收，防止粘連，早進食。

方2

組成：吳茱萸10克、淡鹽水。

用法：吳茱萸研末，淡鹽水調成糊狀，攤於2層方紗布上，將四邊折起，長寬約5公分，敷於臍部，膠布固定，12小時更換1次。

功效：散寒止痛，降逆止嘔。

醫師點評：外科手術後每易併發麻痺性腸梗阻，其主要症狀為腹痛、嘔吐，吳茱萸有散寒止痛，降逆止嘔的功能，故用之合宜。上方外用敷臍，臨床使用是安全的。

蜈蚣咬傷

方

組成：獨頭大蒜。

用法：取獨頭大蒜（新鮮者尤佳），剝去蒜衣，切除蒜皮一層，將獨頭蒜截面對咬傷處及周圍2～3公分處反覆擦之。每1小時擦1次，每次擦10～15分鐘，直至痛止腫消為止。

功效：解毒止痛。

醫師點評：大蒜辛溫走竄，長於通達，具解毒殺蟲之功。近代藥理研究，大蒜毒對兔、大鼠感染性創傷及無菌性創傷均有治療作用。外擦蜈蚣咬傷之患處，藥力直達痛

所，故能獲效。

黃蜂螫傷

方

組成：景天三七葉。

用法：取景天三七鮮葉，搗爛，外敷患處。

功效：解毒，消腫，止痛。

醫師點評：景天三七，別名土三七，見血散等。味甘，微酸，性平。功能散淤活血，消腫定痛。用治吐血，衄血，便血，血尿，崩漏，跌打損傷，燙傷等病症。現代藥理研究表明，本品可縮短出、凝血時間，具有消炎、抑菌作用，蜂螫後會出現局部腫痛，景天三七有解毒、消腫、止痛之功，外治直達病所，故而能收佳效。

肛 裂

方 1

組成：阿膠。

用法：患者於便後及臨睡前洗肛門後用藥。取阿膠切成花生仁大，置 60～80℃ 熱水中，浸泡 1～2 分鐘，取出揉搓成片條狀，長約 2 公分，立即送入肛內，肛外以塔形紗布及膠布封固。每天 2 次，5 天為 1 療程，1～3 個療程基本痊癒。

功效：潤燥，止血。

醫師點評：阿膠味甘性平，功能滋陰潤燥，補血止血。現代藥理研究表明，本品有加速血液中紅細胞和血紅蛋白的生成的作用，尚可防治進行性肌營養障礙症。阿膠製成

栓劑，肛門給藥，使藥力宜達病所，營養血脈肌膚，恢復肛管彈性，故而收效顯著。

方2

組成：荸薺 10 克。

用法：洗淨去皮生食，每日 3 次，連食 7 日。

功效：清熱，消炎，止血。

醫師點評：荸薺為一種潤肺、消炎、通便的食品，生食可治療肛裂疼痛伴少量出血患者。

方3

組成：香蕉 1 根，牛奶 250 毫升。

用法：香蕉切片，與牛奶同煮沸，趁溫飲食。每日晨空腹飲用。

功效：潤腸通便。

外　痔

方1

組成：馬齒莧 20 克、苦參 10 克、槐角 10 克。

用法：以上三味藥，水煎服，每日 1 劑，每劑分早、晚 2 次，飯後 30 分鐘口服，連服 5～7 天。

功效：清熱利濕，止血涼血。

醫師點評：中醫認為痔瘡是濕熱下注所致，現代醫學認為痔瘡是肛周靜脈叢曲張，靜脈血栓形成所致。馬齒莧具有清熱解毒止血的功效；苦參具有清熱燥濕的作用；槐角具有清熱解毒利濕止血的作用。以上三藥合用具有清熱利濕解毒，止血活血之功效。現代藥理研究，馬齒莧具有收縮血管、止血的作用。

各論　常見疾病特效驗方

方2

組成：黃花菜 100 克、紅糖適量。

用法：加水煮熟，於每日早飯前服。

功效：通便，消炎，止痛。

醫師點評：這是一款食療方，對於外痔伴有便秘者有效。

方3

組成：蜂蜜 2 匙。

用法：溫開水沖飲，於每日晨起空腹飲。

功效：清熱滑腸通便。

方4

組成：公豬膽汁適量。

用法：外塗於患處，每日 1～2 次。

功效：清熱消炎，消腫止痛。

方5

組成：大蔥 500 克。

用法：加水煎湯，趁熱薰洗。每日 1 次，連用 2 週。

功效：消腫散淤。

醫師點評：大蔥在許多中藥湯方中都有應用，是一味消腫消炎的亦食亦藥食物，此方對外痔腫患者有效。

肛　瘻

方1

組成：壁虎。

用法：將壁虎捕捉後，取其尾巴置於瓦片上焙乾，研成極細末備用。使用時，消創後將粉末撒入肛瘻管道內，

至瘻管基底部，填滿為止，創口以紗布包紮，一般 2 天換藥 1 次，痊癒為止。

功效：散結止痛，消炎解毒，生肌收斂。

醫師點評：壁虎功能有祛風定驚，散結止痛，用治風痰驚癇，瘰癧，惡瘡等病症。也可用於治療癌腫，用壁虎治療肛瘻，發現有拔膿、溶解瘻管內的壞死組織、提高病損組織的修復能力。

方2

組成：粳米 50 克、馬鈴薯 50 克。

用法：同加水煮粥服食。

功效：健脾利濕。

方3

組成：糯米 30 克、紅糖 30 克、阿膠 20 克。

用法：糯米煮粥，將熟時加入搗碎的紅糖和阿膠，攪勻，煮沸即可服食。

功效：養血補血。

脫　肛

方1

組成：人參蘆頭 20 枚。

用法：取人參蘆頭 20 枚，文火焙乾研末，分成 20 包，密封瓶儲備用。成人每次服 1 包（兒童酌減），每天 2 次，早晚空腹以飲調服。10 天為 1 療程。

功效：升提益氣。

醫師點評：參蘆為人參根部頂端的根莖部分。味甘、苦，性溫。功能湧吐，升提。傳統用治虛人痰壅，氣陷泄

瀉等病症。煎服常用量為 3～10 克，量大可致湧吐，量小有升提之效，故可用治氣虛脫肛。臨床發現其治氣虛脫肛的作用較補中益氣湯為優，且發現服上方後可使虛羸改善，食慾增進，精神好轉。臨床若遇濕熱下注之脫肛則不宜用此方。

方 2

組成：泥鰍 200 克、升麻 20 克。

用法：加水同燉熟。佐餐用，可常食。

功效：益氣升提。

方 3

組成：粳米 100 克、槐花 10 克、側柏葉 10 克。

用法：後二味水煎取汁，與粳米同煮為粥，分早晚服食。

功效：清熱，涼血，止血。

醫師點評：此方適用於脫肛伴有出血的患者。

老中醫百病特效驗方

第三章
婦科疾病

月 經 先 期

月經先期指月經提前 7 天以上，甚則 1 個月 2 次。

方1

組成：青皮 10 克、山楂 15 克、馬齒莧 30～40 克。

用法：以清水 350 毫升煎 2 次，兌勻溫服；經前 3～4 天服至行經。

功效：疏肝，清熱，止血。

醫師點評：本方主要用於肝經有熱者，症見患者月經提前，量或多或少，經色暗，質稠，排出不暢或有血塊，心煩易怒，或胸脇脹悶不舒、或乳房及小腹脹痛。方中以青皮舒肝解鬱；山楂有消食健胃並有活血化淤之功，使舊血去新血生；馬齒莧是婦科止血熱之出血要藥，故此方中重用，又因其西醫之藥理有消炎退熱的作用。

方2

組成：劉寄奴 20 克、補骨脂 10 克、精豬肉 100 克。

用法：加水 300～400 毫升，食鹽少許燉服，每日 1 次，食肉、飲湯，經前 3～4 天服至行經。

功效：補腎益氣，固沖調經。

237

醫師點評：本方適用於月經提前量多，色淡質稀神疲乏力，腰脊、下肢痠軟、夜尿頻數、舌淡苔薄白，經中夾小血塊。方中以補骨脂、劉寄奴補腎、活血補血，調節黃體功能；以精瘦肉補益脾氣；使患者的抵抗力提高，達到氣固經止的功效。

方3

　　組成：黃芪30克、白朮30克、黨參30克。

　　用法：加水300～500毫升煎服，每日2次，分早晚服。

　　功效：補中益氣，攝血固沖。

　　提示：量多色淡質稀，神疲乏力，氣短懶言，嗜睡是服用本方的辨證要點；黃芪、黨參、白朮均有補氣之效，對脾氣虛弱不能統攝血液而致月經量多有一定療效。

　　注意：本病應與經間期出血鑒別，經間期出血常發生在月經期的第12～16天（但不一定每月中期都出血）持續1～2小時至2～3天，流血量一般較少，而月經先期的量、色、質和持續時間與正常月經基本相同。

月經後期

　　月經後期指月經周期延長7天以上，甚至40～50日一至。

方1

　　組成：西瓜子研細末、黃芪30克、當歸6克。

　　用法：以清水300毫升煎黃芪、當歸，每日2次，沖西瓜子末。

　　功效：補氣，益血，調經。

老中醫百病特效驗方

醫師點評：本方適用於經期延後，量少色淡者。這樣的患者往往是由於血虛引起，伴有小腹綿綿作痛，喜按，面色蒼白或萎黃，頭昏眼花，心悸失眠等症狀。黃芪、當歸配伍是中醫的著名方劑當歸補血湯；西瓜子本身便有養血補血的作用。三藥齊奏補血之效；使血生有源，經能如期而至。

方2

　　組成：大黃 3 克、五靈脂 10 克、生蒲黃（包煎）10 克。

　　用法：以清水 300～350 毫升煎服，每日 2 次，以白酒 10～15 毫升為飲服之。

　　功效：活血化淤調經。

　　醫師點評：本方主要適用於月經延後，量少色暗，小腹冷痛，得熱減輕，痛時如針刺或痛有定處，月經排出不暢者。方中五靈脂、生蒲黃是中醫著名方劑失笑散，功有活血化淤止痛之效，佐以大黃化淤之力更強；白酒性溫；以之為引，可使寒凝之經脈開通，使淤阻之血暢快的排出。

方3

　　組成：半夏 15 克、橘紅 15 克、川芎 6 克。

　　用法：以清水 450 毫升煎服，每日 2 次，早晚服。

　　功效：燥濕化痰，活血調經。

　　醫師點評：本方適用於體質肥胖，月經後期，經量或多或少；經血夾雜黏液，色淡質稠，或平時白帶多質稠；多痰眩暈，心悸者。古語有「肥人多痰」之說；是因肥胖的人飲食多為肥甘厚味，日久化濕生痰阻滯經絡。方中以

半夏陳皮燥濕化痰，以川芎活血化淤；共奏燥濕化痰通絡，使經水如期而至的功效，另應使患者多運動，食清淡之飲食，這樣會對本病有一定的幫助。

注意：本病應與月經初潮妊娠下血象鑒別：

① 與月經初潮的鑒別，青春期月經初潮的 1～2 年內，月經偶有 2～3 個月一行者，乃腎氣尚未充盈之故，待腎氣充盈，月經便可準時來潮，不屬本病範疇。

② 與妊娠下血象鑒別，停經 40～50 天後，突然有陰道出血者；應透過 B 超，婦科檢查，尿 HCG（促絨毛膜性腺激素）等檢測方法輔助診斷；患者在未診斷之前切勿盲目投用此藥。

月經先後無定期

月經先後無定期指週期時而提前時而錯後 7 天以上，連續 3 個月以上者。

 方1

組成： 旱蓮草 30 克、女貞子 15 克、生地榆 15 克、補腎脂 10 克。

用法： 以清水 400 毫升水煎，早晚各 1 次，分 2 次服。

功效： 補腎調經。

醫師點評： 本方主要用於月經時先時後，量少、色淡黯、質清、帶下清稀，量多，精神不振，頭昏耳鳴，腰骶酸痛小便頻數，夜尿多等諸症。方中以旱蓮草、女貞子（二至丸）治療腰膝酸軟，頭昏耳鳴，以補骨脂來補腎陽，使腎之陰、陽雙補，使內分泌由紊亂到有秩，使先後不定之月經趨向正常規律的週期，又輔以生地榆涼血止

血，以防止經量過多或經期過長。本方是治療腎氣不足內分泌失調引起不規律月經的良方。

方2

中成藥：逍遙丸或逍遙顆粒。

用法：以紅糖18克化水沖服。

功效：疏肝解鬱，養血調經。

醫師點評：本病以週期紊亂為主症，經量或多或少，色正常或紫紅，行經暢、血塊，經前乳房或小腹脹痛，經來痛減精神鬱悶，或心煩易怒，或鬱悶不舒，時欲嘆息，兩脅脹痛；故用逍遙散以疏肝理氣調經；以紅糖調理脾胃以養血。

注意：經期要注意保暖，講究衛生，不冒雨涉水，禁食生冷，調節情緒。

月經過多

月經過多指每次月經量超過80毫升以上，連續2個月以上者。

方1

組成：仙鶴草30克、鬼見愁30克、旱蓮草30克。

用法：以清水400毫升煎，分2次早晚服。

醫師點評：本方主要用於血熱型經量過多，陰虛血熱證見量多，五心煩熱，腰膝酸軟，虛煩耳鳴，實熱者多月經量多，色紅、黏稠，口乾喜冷飲，心煩易怒，少腹疼痛，帶下綿綿，婦科檢查可有盆腔炎體徵。方中以旱蓮草養陰清熱，以仙鶴草清實熱止血，鬼見愁亦清熱解毒止血，三藥合用以止熱迫妄行之血。

方2

組成：五靈脂 10 克、生蒲黃（包）10 克、百草霜 30 克。

用法：以清水 400 毫升煎服，每日 2 次。

功效：活血化淤，安沖止血。

醫師點評：本方主要適用於經行量多，色紫紅，有血塊，小腹痛疼，拒按，血塊排出痛疼減輕；婦檢或 B 超提示子宮肌瘤，子宮肌腺症等。方中五靈脂、生蒲黃活血化淤，調經止痛，以百草霜止血固脫，用於血淤所引起的經量過多。

方3

組成：黨參 30 克、白朮 30 克、黃花 30 克。

用法：以清水 500 毫升煎服，分 2 次早晚服。

功效：補氣，攝血，固沖。

醫師點評：本方是補中益氣丸的濃縮方，主要治療月經量多，色紅，五心煩熱，乏力，動則汗出，小腹空墜。

注意：

① 經期不宜過勞或劇烈運動，過則易傷脾氣，以致經量過多。

②注意節欲，避免生育過多（含人工流產）過頻，以免精虧氣不足，沖任不固。

③ 經期忌食辛辣，以免熱助血行。

④ 月經過多者要積極治療，防止發展成崩漏；調節情志，避免七情過極，五志生火，擾動血海。

⑤出現貧血者，應積極糾正貧血，增加營養，或服養血補氣中成藥或西藥鐵劑。

月經過少

月經過少指經量明顯減少；甚至僅點滴即淨，或經期縮短不足 2 天。

方1

組成： 益母草 12 克、當歸 12 克、丹參 30 克。

用法： 以清水 400 毫升煎服，分 2 次，早晚各 1 次。

功效： 活血化淤，調經。

醫師點評： 經行量少，色紫黑有塊，小腹脹痛拒按，血塊排出後脹痛減輕是本方適用範圍，方中以益母草活血化淤，當歸養血活血，丹參一藥單當四物，即有養血之效，又有化淤之效。

方2

組成： 雞血藤 30 克、大棗 10 枚、豬肉 200 克、巴戟天 10 克。

用法： 將雞血藤、大棗、巴戟天、豬肉放入鍋中同燉至熟，食肉喝湯，在每次月經前連服 5 天，每天 1 劑。

功效： 養血，補腎，調經。

醫師點評： 本方主要用於月經量少，僅點滴即淨，色淡無塊，或伴頭昏眼花；心悸怔忡，面色萎黃，小腹空墜，方中以雞血藤養血補血，以補骨脂補腎，大棗和胃生血，用來治療血虛不足的月經量少。

注意： 本病在西醫婦科中作為一臨床症狀，並散見於子宮發育不良，子宮內膜結合等病；如育齡婦女突然月經過少，應除外妊娠，本病還應除外宮腔、宮頸黏連及因服避孕藥引起的月經過少。

各論　常見疾病特效驗方

預防與調護：本病的預防重在經期保暖，嚴禁涉水飲冷；以免凝滯氣血，此外調情志適勞逸，做好計劃生育，經常參加體育鍛鍊，增強體質，增加營養，都可以減少本病的發生。

經期延長

經期延長指月經週期基本正常，經行時間持續 7 天以上，甚至半月始淨。

方1

組成：雞血藤 30 克、桃仁 6 克、紅花 6 克。

用法：用清水 400 毫升水煎，分 2 次，早晚服用。

功效：活血化淤，止血調經。

醫師點評：本方主要適用於經期延長，色黯有塊。伴小腹疼痛，拒按，面色晦暗。方中以雞血藤養血活血；以桃仁、紅花活血化淤止痛。三藥組合頗有桃紅四物湯的功效，使舊血去而新血生；以達到「藥物刮宮」的功效。

方2

組成：美人蕉花 9 克。

用法：將美人蕉花曬乾後研細末，黃酒吞服。

功效：補氣清熱，固經止血。

醫師點評：這是一個小驗方，摘自《中醫婦科手冊》。因美人蕉花具有補氣不燥又兼止血之功，本方只用此一味以性溫之黃酒引藥，使其藥效迅速遍布全身而達病所。

方3

組成：紫石英 30 克、鹿角膠（烊化）20 克、側柏葉20 克。

用法：以紫石英與側柏葉加水 400 毫升煎，鹿角膠烊化，分 2 次，兌在中藥液裡，早晚各服 1 次。

功效：溫陽補腎，調經止血。

醫師點評：本方主要適用於經期延長 7～10 天以上兼下腹冷痛，神疲乏力，氣短懶言，食少納呆，腰膝酸冷等諸症。方中紫石英、鹿角膠補腎壯陽，調節內分泌，因二藥均有雌激素樣作用，所以可以修復子宮內膜，而側柏葉有涼血止血作用，在本方是起到「急則治其標」的作用。

參考：經期延長可見於子宮內膜不規則剝脫或子宮內膜修復遲緩，前者由於黃體萎縮不全，雌激素不能迅速下降，致子宮內膜不規則脫落，使出血期延長，血量增多，後者為月經來潮後，下一週期的卵泡未能及時生長，未能分泌足量的雌激素，促使子宮內膜再生，修復創面而止血，致月經期延長。

預防與調護：調暢情志，心境平和則經候正常；節飲食，不可恣食生冷，血熱者忌食辛辣及刺激食物，避免過倦過勞，損傷氣血，避免房勞多產（人工流產）損耗腎氣，月經量多者，腹痛甚者，宜臥床休息。

經間期出血

經間期出血指 2 次月經之間有週期出血，一般 1～3 天。

方1

組成：益母草 15 克、山楂肉 10 克、蒲黃炭 10 克。

用法：上三味藥加水 300～400 毫升，紅糖適量（10～15 克）熬湯，每日 1 次。

各論 常見疾病特效驗方

功效：化淤止血。

醫師點評：本方適用於經間期出血量或少或多，有小血塊，色紫暗，小腹兩側脹或刺痛者。本方主要是針對患者排卵時卵巢周邊的血管不能及時癒合或者由於炎症引起卵泡排出時障礙或不暢，故以益母草、山楂肉活血化淤，增加其活性而後又加蒲黃炭起止血、化淤而止痛的作用。

方2

組成：白芍 15 克、牡丹皮 12 克、小薊 10 克、車前子（包煎）10 克。

用法：以水 500 毫升煎服，每日 2 次，早晚各 1 次。

功效：清熱利濕，調和沖任。

醫師點評：經間期出血多屬濕熱下注，熱傷血液所致，故用利濕清熱，活血止血的法則治療。方中以白芍、牡丹皮清肝熱，以車前子利濕，以小薊涼血止血，四藥合用，使血脈通達，沖任調和，血止而病除。

預防和調護：患者應進行心理調護，保持愉悅的精神，避免隱曲不利，做好避孕措施，必要時到醫院裡咨詢醫生治療，排除腫瘤及宮頸病變。

痛　經

痛經指經期前後或經期出現週期性的下腹疼痛，甚至昏厥者。

方1

組成：乳香、沒藥各 15 克，小茴香 10 克。

用法：將上藥研成細末備用於月經前取藥 5 克，調黃酒製成餅如五分錢錢幣大小，稍厚些，貼在患者肚臍上，

外用膠布固定，每天換藥 1 次，痛止則停用。

功效：溫經散寒，化瘀定痛。

醫師點評：本方主要用於寒凝胞中，經行小腹冷痛，得熱則減，月經量少、色黯，伴有血塊者。方中以小茴香溫經散寒，乳香、沒藥化瘀止痛。共起溫經散寒，活血化瘀之效。

方2

組成：肉桂、細辛、吳茱萸、元胡、乳香各 10 克。

用法：上藥共研為細末備用，月經前 3 天，取藥粉 2～3 克，用黃酒數滴拌成糊狀，外敷臍中，用傷濕止痛膏固定，藥乾後則調換一次，經行 3 天後取下，連續使用至治癒或有微痛為止。

功效：溫經，散寒，止痛。

醫師點評：本方主要適用於涉冷水或風寒後引起的腰腹墜痛，方中以肉桂、細辛 、吳茱萸散寒，元胡、乳香活血止痛。

方3

組成：人參 10 克、黃芪30 克、當歸 6 克。

用法：上三味加清水 600 毫升，文火燉至 300 毫升，分 2 次，早晚服用。

功效：養血，補氣，止痛。

醫師點評：本方主要適用於經期或經後期小腹隱隱墜痛，喜按，月經量少、色淡、神疲乏力、面色不華。方中黃芪、當歸之比為 5：1，為古代之著名方劑當歸補血湯。人參味甘，大補元氣，患者之所以會經中、經後腹痛正是氣血虛的表現，故用此方峻補氣血以達補氣養血止痛之

各論　常見疾病特效驗方

效。

 方4

組成：五靈脂 10 克、香附 10 克、枳殼 6 克、川芎 6 克。

用法：以上四味藥加水 450 毫升煎至 300 毫升，分 2 次，早晚服用。

功效：行氣，活血，止痛。

醫師點評：本方適用於每月經前 2～3 天或經期小腹脹痛、拒按、經量少或經行不暢，經色紫暗或有血塊排出則痛減，並伴有胸脇、乳房脹痛，煩躁易怒的患者；患者小腹脹、乳房脹痛皆為氣機不暢，心煩易怒為肝氣不舒，月經色暗有塊，排出痛減是瘀血阻滯的表現。本方以枳殼、香附疏理肝氣，元胡、川芎活血化淤止痛，以達到疏肝行氣止痛的功效。

提示：對於痛經的治療，首先要辨明寒熱，然後再有的放矢，有時往往虛、寒、淤夾雜，故可以上三方選其又合用，以達補氣、散寒、化淤止痛的目的。

預防與調護：

① 平時及經前注意精神調護，解除心理顧慮，避免精神緊張，清除恐懼心理。

② 經前少食或不食生冷或刺激性的飲食。宜保暖，防止寒冷之邪入侵。

崩　漏

崩漏指經血非時，暴下不止或淋漓不盡。

方1

組成：五靈脂9克、神曲6克、黃芪30克。

用法：加清水400毫升煎服，日2次，早晚服。

功效：補氣攝血，養精調血。

醫師點評：本方適用於經血非時而至，量多繼而淋漓，血色淡而質薄，氣短、神疲，面色㿠白或面浮肢腫，手足不溫，或飲食不佳，方中以黃芪、神曲健脾補氣攝血，五靈脂使血止而不留瘀。

方2

組成：蓮房炭、荊芥穗炭各12克、升麻6克、當歸10克。

用法：上諸藥加清水450毫升煎，每日2次，早晚服。

功效：補氣，化淤，止血。

醫師點評：蓮房炭為治療子宮出血的專藥，能走子宮，為引經藥；荊芥穗炭可止血，對下紫黑血塊有效；升麻有升提作用，因崩漏為人體之下部出血。本方使用升麻可以引血上行，與當歸配合能使血循經，恢復正常的血液循環。

方3

組成：棕櫚皮10克、黃芩12克、仙鶴草30克。

用法：上諸藥加清水400毫升煎，分2次早晚服。

功效：清熱涼血，止血調經。

醫師點評：本方適用於經血非時大下或淋漓不淨，色深紅、質稠。口渴煩熱，或有發熱，小便黃或大便乾結。方中之黃芩古方中有清熱的作用，現代臨床研究其又有止

血解攣的作用，仙鶴草涼血清熱，棕櫚皮止血，故此方可用於血熱妄行而致的經下不止。

方4

組成：紅棗、扁豆不拘數或荔枝肉隨時食用。

用法：紅棗數枚、扁豆適量以水熬服，喝湯食棗與扁豆。

功效：補脾益腎，止血。

方5

組成：銀耳、冰糖，或糖拌鮮藕絲。

用法：文火煨爛，可常食。

功效：清熱舒肝。

醫師點評：方4、方5均為食療之法，適用於病情不是很急或已明確診斷，用以配合藥物治療的飲食療法，因紅棗、扁豆均有補益作用，而銀耳、冰糖、藕絲均有涼血作用，故臨床上可以用其調理患者的飲食結構。

建議及意見：本病相當於西醫的功能性子宮出血（簡稱「功血」）中無排卵型功血。由於中西醫理論體系不同，崩漏與功血不能完全對號法同。故本病應與妊娠相關的疾病鑒別，如流產、宮外孕，滋養葉細胞疾病，胎盤殘留，子宮復舊不良，胎盤息肉等，所以患者出現子宮不規則出血應先到醫院做一些諸如B超、妊娠試驗、診刮等相應檢查，做出明確診斷；另外，這樣也可以排除一些其他全身性疾病。

閉　　經

凡女子年逾18歲仍未來月經者稱原發閉經；若已行經

又非生理性或藥物性停經已達或超過 3 個月，為「繼發閉經」。

方1

組成：生水蛭 20 克、懷山藥 250 克、山茱萸 100 克。

用法：將生水蛭曬乾研末；懷山藥及山茱萸加工為細末，每次取山藥、山茱萸末 30 克，冷水調勻煮稀粥，加紅糖適量，送水蛭粉 1～2 克，每日 2 次。

功效：破血化淤，行經。

醫師點評：月經數月不行，少腹刺痛，面色晦暗或起斑，口渴不欲飲，多噩夢者是本方的適應證。方中水蛭善走串，功能破血逐淤，行沉涸之血，山茱萸、山藥補先天之本，使水生有源，三藥合用以達補腎破血之效。

方2

組成：蒼朮 12 克、天南星 10 克、生薏苡仁 30 克、桃仁 10 克。

用法：用清水 400 毫升煎，每日 2 次，早晚服。

功效：豁痰除濕，理氣行血。

醫師點評：本方適用於停經數月，形體肥胖，或多毛（多為 PCDS 患者），不孕、胸脅滿悶、嘔噁多痰、神疲肢倦或面浮肢腫、帶下量多色白、眩暈等諸證，患者家族多有糖尿病史。方中以蒼朮燥濕，南星化痰，生薏苡仁化濕健脾，桃仁潤腸減肥兼活血化淤。

方3

組成：瓜蔞 15～30 克、石斛 15 克、益母草 20～30 克。

用法：以上諸藥（如脾虛便溏者瓜蔞減量，患者自行

擬定）加水 350 毫升煎服，日 2 次，早晚服。

功效：滋陰養血，活血化淤。

醫師點評：本方適用於經血由少而漸至閉經。身心煩熱，兩顴潮紅，夜睡盜汗，或骨蒸勞熱，或咳嗽唾血，或經檢查診斷有結核史。本方以瓜蔞、石斛潤腸滋陰養血，以益母草養血生血，活血化淤。

方4

組成：茜草 500 克、製香附 50 克、川牛膝 100 克。

用法：用以上諸藥加入紅糖 300 克，將上三藥加水 1500 毫升煎成 500 毫升，濾液加紅糖，黃酒 300 毫升，每晚臨睡前服 100 毫升，連服半個月為 1 個療程，如不癒，可間隔半月再服下 1 療程。

功效：理氣活血，祛淤通經。

醫師點評：本方適用於月經數月不行，患者精神抑鬱，煩躁易怒，胸脇腹痛而善走，或少腹脹痛而拒按，或有宮腔操作史。方中以茜草及黃酒活血化淤，紅糖補益，使血有所生，香附製用即行走舒肝又可活血化淤，牛膝強腰膝、壯筋骨兼引血下行，引藥下行；合理配伍中藥，使各藥之效各盡所長，共同達到舒肝解鬱而經復行之效。

鑒別診斷：與生理性閉經相鑒別：

①妊娠：停經前一般月經基本規律，停經後可伴有早孕反應，尿 HCG 陽性。

②絕經停經前一般有月經紊亂史，亦可突發閉經，停經後有早孕反應，尿妊娠試驗陰性（已進入更年期；雌激素水平低）。

③如果患者出現閉經應到醫院進行明確診斷，診斷出

老中醫百病特效驗方

是垂體性、卵巢性閉經還是丘腦性閉經。必要時給予一定雌激素，以防止子宮及卵巢的萎縮。

預防與調護：

① 減少精神刺激；

② 做好計劃生育，減少或避免流產手術；

③ 增強體質，預防結核菌感染；

④ 閉經伴有泌乳者，要定期檢查，注意腦垂體腫瘤；

⑤ 對於月經不調者要盡早找醫生診治，尤其是閉經和月經量少者。

經行乳脹

婦女每於經前或經期出現週期性的乳房脹痛，甚至有結節，不能近衣，經後症狀消失。

方1

組成：柴胡 10 克、白芍 30 克、川楝子 10 克。

用法：以上三藥加水 450 毫升煎至 300 毫升去渣，分2 次，早晚服。

功效：舒肝解鬱，理氣止痛。

醫師點評：本病多與肝鬱氣滯有關，患者胸脅脹滿，心情抑鬱，善嘆息，心煩易怒，月經提前或錯後，量或多或少，每與經前乳房脹痛。方中以柴胡舒肝解鬱，川楝子理氣止痛，白芍柔肝養血，解痙止痛。以達到治療的目的。

方2

組成：旱蓮草 10 克、女貞子 10 克、懷牛膝 30 克。

用法：以上三藥加水 500 毫升煎至 300 毫升，分 2 次，

早晚服。

功效：滋肝益腎。

醫師點評：本方主要適用於經期或經後出現乳房脹痛，乳房柔軟而無結塊，腰酸膝軟，兩眼乾澀，咽乾，五心煩熱等諸證，方中以二至丸（旱蓮草、女貞子）滋陰養腎，以懷牛膝壯腰健脾。三藥合用以達到補腎之效，使腎水足，肝得養，乳痛消的目的。

提示：乳房脹痛、觸之有結節，活動欠佳者，可作超音波或鉬靶照相等檢查，除外惡性疾患。

經行頭痛

每於行經前或經期疼痛為辨證要點。

方1

組成：柴胡 6 克、白芷 10 克、蔓荊子 30 克、薄荷（後下）10 克。

用法：上諸藥加清水 450 毫升煎至 300 毫升，待藥還有 3～5 分鐘出鍋，加入薄荷，經前 5 天服，服至來月經。

功效：疏肝清熱，止痛。

醫師點評：本方主要適用於肝火旺盛，頭痛劇烈如劈，患者怕煩、怕熱、喜清靜者；本方以柴胡舒肝、白芷定痛，蔓荊子疏風清熱，薄荷即清熱又與柴胡相須而理氣。

方2

組成：羚羊角粉。

用法：每於行經前 5 天，以 1 克羚羊角粉溫開水沖服至經至。

功效：疏肝，清熱，止痛。

醫師點評：本藥對精神緊張、學習、勞累引起的經行頭痛頗有一定療效，羚羊角即可以疏肝清熱又可以解痙止痛，是治療頭痛的要藥。

　　提示：如每行經頭痛劇烈、嘔吐，需到醫院進行明確診斷，排除顱佔位病變。

　　預防與調護：本方的預防重在調節情志，消除緊張的心理，使心情舒暢。其次應注意勞逸結合，適當增加體育鍛鍊，調整機體臟腑功能，增強體質達到扶正祛邪的目的。經期應注意保暖，避免冒雨、受冷、外感。

經行發熱

　　每於經行前後或經期，出現週期性的發熱為主的病症要點，經前 7～14 天發熱，經前 2～3 天加重。

方 1

　　組成：牡丹皮 10 克、地骨皮 15 克、知母 10 克、黃柏 6 克。

　　用法：以上四藥加水 500 毫升煎至 300 毫升，分 2 次，早晚服。

　　功效：滋陰，清熱，涼血。

　　醫師點評：本方主要適用於經前或經期出現身熱面赤，月經週期提前或午後潮熱，月經量少，五心煩熱或心煩易怒，口苦咽乾，方中以牡丹皮、地骨皮清虛熱，知母、黃柏補腎滋陰，四藥組合標本兼治。

方 2

　　組成：柴胡 10 克、桃仁 10 克、紅花 6 克。

　　用法：上藥三味加清水 400 毫升煎至 300 毫升，每日

各論　常見疾病特效驗方

2 服，早晚各 1 次。

醫師點評：本方適用於經前或經期發熱，經色紫暗，夾有血塊，伴有腹痛，胸悶煩躁，小腹脹痛或刺痛。瘀血蓄積體內引起的發熱，患者口渴不欲飲，舌有瘀斑；方中以柴胡清熱，以桃仁紅花活血化瘀治本；三藥組合標本兼治，使瘀血祛而積熱清。

提示：與一些感染相鑒別，如闌尾炎、氣管炎、腸炎、盆腔炎等發熱無週期性，而經行發熱有週期性。

預防與調護：因本病的發作與月經週期有關，故經前宜調節情志，使心情舒暢，注意勞逸結合，避免精神緊張，同時根據天氣的變化，隨時增減衣服，避免外感發熱，飲食方面要忌食辛辣之品，以防辛燥助熱。

老中醫百病特效驗方

經行感冒

每逢月經期間出現感冒症狀，經後自癒者。

方1

組成：生薑 5～10 克、紅糖適量。

用法：以生薑、紅糖加水 250 毫升煎成 150 毫升，每日 2 次。

功效：解表散寒，溫經調血。

醫師點評：本方適用於每逢經前或經期發熱惡寒、身痛、鼻塞、流涕、噴嚏、咽乾或咽痛等症狀，月經淨後逐漸減輕而自癒，並隨月經週期反覆發作者，若偶爾一次月經出現本病，不屬於本病範疇。上述症狀是風寒感冒的症狀，方中以新生薑祛風解表，以紅糖溫裡補益。二藥合同共奏解表散寒之效。

方 2

組成： 板藍根 30 克或板藍根沖劑亦可。

用法： 以水 500 毫升煎板藍根至 400 毫升，板藍根沖劑，則按說明服用即可。

功效： 疏風清熱，解表。

醫師點評： 本方主要運用於經前期或經期發熱惡寒，無汗、鼻塞流涕、咽喉癢痛、口渴欲飲、咳嗽痰稠者，以上所列諸證是風熱感冒的臨床表現，故以清熱解毒之板藍根預防治療。

提示：

① 與普通感冒鑒別：兩者雖症狀相似，但經行感冒隨月經期反覆發作，有規律性，一般感冒沒有規律性。

② 與經行發熱相鑒別：經行感冒者發熱可有可無，而鼻塞流涕，頭痛身痛，咳嗽等症狀明顯，經行發熱則反之。

預防及調護：

① 積極鍛鍊身體，增強體質。

② 注意經期飲食與起居。

③ 積極治療慢性病，尤其是上呼吸道感染的慢性病。

經行浮腫

婦女每於月經前後或經期出現頭面及四肢的浮腫，或有腫脹感，經後則逐漸消退的症狀。

方 1

組成： 茯苓 30 克、桂枝 15 克、白朮 10 克、補骨脂 10 克。

用法：以上四味藥以清水 500 毫升煎至 300 毫升，早晚服。

功效：健脾益腎。

醫師點評：本方主要適用於經行面肢浮腫，月經錯後，色淡質清者，另有腰酸膝軟、腹脹納減等諸證。本方是苓桂朮甘湯隨證加減的簡方，方中以桂枝、補骨脂溫腎陽，以茯苓利水，白朮健脾除濕，四藥合用以達補腎益脾、陽溫水通之效。

預防與調護：本病的預防重在調節情志，使心情舒暢，氣血調和，則病自能除。但經前要注意勞逸結合，避免精神緊張，應注意低鹽飲食，控制每日的飲水量。

方2

組成：乾葫蘆 200 克（鮮葫蘆 400 克）、生黃芪10 克、白朮 6 克。

用法：經前 3～4 天開始服，水煎服，每日 1 劑，服 2 次。連服 10 劑。

功效：健脾消腫。

醫師點評：本方適於經行浮腫，伴有面色萎黃、四肢乏力、納少腹脹者。

方3

組成：紅豆 30～50 克、粳米 100 克、白糖適量。

用法：先將紅豆入砂鍋，加適量水煮爛，然後入粳米煮粥，粥成入白糖，稍煮即可。經行時每日服 1 劑。

功效：利水消腫。

醫師點評：本方適於經行浮腫，伴有飲食量少、頭暈乏力者。

方4

組成：中成藥金匱腎氣丸。

用法：每次 1 丸，每日 2～3 次口服。

功效：補腎，溫陽，利水。

醫師點評：本方適於經行浮腫，伴畏寒、肢冷、腰酸、小便少者。

經行吐衄

婦女每於月經前 2～3 天出現或經期出現週期性的口鼻出血。經後症狀消失。

方1

組成：小薊 90 克、灶心土 30 克。

用法：以上 2 味藥加入清水 500 毫升煎至 300 毫升，日 2 次，早晚服或不拘時。

功效：清熱，涼血止血。

醫師點評：本方適用於患者常有鼻燥、口臭、月經量少、色暗、形體偏瘦的患者。

方2

組成：三七粉 1.5 克。

用法：每次 1.5 克，日 2 次，溫開水沖服。

功效：活血止血。

醫師點評：三七是活血止血的要藥且還有化淤止痛的作用，故無論血淤還是出血均可用之。

方3

組成：大蒜 30 克。

用法：將大蒜搗爛如泥，包兩腳心，待鼻有蒜氣時即

各論　常見疾病特效驗方

效。

功效：引火歸源。

醫師點評：口鼻出血為虛火浮於上，而不能下循。方中的辛溫之蒜入在兩腳湧泉穴之處，可使離經之火歸經，使其下溫腎水而伏火去，血自止。

預防與調護：

① 本病的發熱機制是火熱上逆，熱傷陽絡，故平時要注意保持心情舒暢，不要因情志不暢而引起肝氣鬱滯，鬱久面化火。

② 平時飲食清淡，少吃辛辣厚味之品，以免胃中伏熱而致病。

③ 保持胃腸通暢，以防胃腸積熱而致病。

經行情志異常

婦女每於經行前後或經期出現煩躁易怒、悲傷欲哭或情緒壓抑、喃喃自語、徹夜不眠等證。

 方1

組成：浮小麥 30 克、甘草 10 克、大棗 6 枚。

用法：以清水 500 毫升煎至 300 毫升，每日 2 次，早晚服。

功效：養心安神，和中緩急，亦補脾氣。

醫師點評：本方以甘草、大棗補益脾氣，和中緩急，以浮小麥疏肝斂汗，以適於精神恍惚，常悲傷欲哭，不能自主，睡眠不安，甚則言語失常，呵欠頻作者。本病又稱躁臟證，而本方是古代及現代臨床的專用方。

方2

組成：柴胡 10 克、白芍 10 克、生龍齒（先煎）15克、珍珠母（先煎）10 克。

用法：以上四味藥加水 600 毫升煎至 400 毫升（注：生龍齒及珍珠母需先用清水 150 毫升煎至 100 毫升左右時，再加入另二味藥）。

功效：疏肝解鬱。

醫師點評：本方主要適用於經前情志不寧，坐臥不安，煩躁易怒，不能自制；經後逐漸減輕或復如常人，月經量多、色紅、經期提前。平時寡默少言、胸脇脹滿，不思飲食者。以上所列諸證是肝鬱氣滯的明顯表現，本方以柴胡、白芍疏肝緩急，以珍珠母、生龍齒重鎮安神以達舒肝解鬱的目的。

提示：本病必須與臨床上的一些精神疾病相鑒別，精神疾病可表現為沉默痴呆，語無倫次，或喧擾不寧、躁動打罵，動而多怒等症狀，與月經週期沒有關係。

預防與調護：本病多由情志而致病，故平時尤其經前應心情舒暢，勞逸結合，適度勞動，避免過度勞累，使氣血調和，陰陽平衡，身心健康。

經前面部痤瘡

臨床表現為每適經前面部出現似小紅疹樣突起，與毛囊一致，呈淡紅色，時有癢痛，有時可擠出白色液體，經後即消退。

方1

組成：柴背天葵草（或紫花地丁）50 克（乾品 15 克）

生薏苡仁 30 克。

用法：淘米水 500 毫升，小火煮 30 分鐘，過濾取藥汁，每晚睡前用 7～8 層紗布浸透藥液，提起後趁熱敷於面部，藥冷再換，持續 45 分鐘，每天 1 次，10 次為 1 療程。

功效：清熱解毒，消腫。

醫師點評：本方適用於經前面部痤瘡、紅腫熱痛癢者，方中的紫背天葵草（或紫花地丁）清熱解毒，以生薏苡仁利水消腫，另生薏苡仁本身有消斑作用，可防止痤瘡消退後留下斑痕及色素沉著。

組成：桑白皮 10 克、枇杷葉 10 克、銀花 20 克、野菊花 20 克。

用法：以上四味藥加水 1500 毫升煎至 1200 毫升，代茶飲。

功效：清肺瀉熱，消斑祛痤。

醫師點評：本方主要適用於經前面部痤瘡，乾咳少痰，顴紅、形體偏瘦，大便乾結或數日一行，小便黃，或口、舌、鼻內易生瘡者；本方是清肺枇杷飲的簡方加減的，清肺枇杷飲在古代即是治療面部痤瘡的代表方劑，符合中醫理論之肺主皮毛，肺中鬱熱，薰蒸至上焦頭面的原則。方中以桑白皮、枇杷葉瀉肺熱，以銀花、野菊花疏風清熱、解表，共奏祛痤除瘡之效。

提示：本病應與「酒渣鼻」相鑒別，酒渣鼻大多數是中年人，而痤瘡好發於青春期，至中年消退，而且本病與月經週期關係密切，酒糟鼻以面部中央皮膚為主、皮膚呈彌漫性潮紅及毛細血管擴張為特點，而痤瘡則無皮膚彌漫

性潮紅及毛細血管擴張。

預防與調護：

① 面部痤瘡患者應積極治療，平時少吃動物性脂肪，避免使用油性化妝品及皮質類固醇激素。

② 注意個人衛生，經常用溫水或硫磺皂清洗面部，然後用特製的粉刺擠壓器擠出黑頭（不要用手去擠）。少食動物內臟及含糖高的食品，保持大便通暢，患面部痤瘡要保持心情愉快，並積極治療。

停經前後諸證

原更年期綜合徵，主要表現為眩暈耳鳴，烘熱出汗，心悸失眠，煩躁易怒，面目或下肢浮腫，納呆便溏，胃脘脹滿，月經紊亂，周身關節疼痛等為主的一組症候。

方1

組成：浮小麥 30 克、甘草 10 克、當歸 10 克、淫羊藿 15 克。

用法：以上四味藥加水 600 毫升煎至 400 毫升，每日 2 次，分早晚服。

功效：補腎養陰，健脾養血。

醫師點評：本方主要用於患者面色晦暗，精神萎靡，形寒肢冷，納呆腹脹（便溏者可去當歸加蒼朮 15 克），便溏，轟熱出汗，煩躁易怒者。方中以浮小麥、甘草斂汗、除煩，當歸養血，淫羊藿補腎溫陽，四藥合用，相得益彰。

方2

組成：麥門冬 10 克、五味子 10 克、太子參 15 克、紫

草 30 克。

用法：以上藥加水 500 毫升煎至 400 毫升，日 2 次，分早晚服。

功效：養血補腎，滋陰養心。

醫師點評：本方主要適用於心慌氣短，心煩易怒，周身關節疼痛的患者，方中以五味子、麥門冬、太子參（生脈飲），養陰補氣清心除煩，運用紫草清熱，主要是運用其西醫藥理的雌激素酚作用，因為更年期綜合徵主要是以雌激素水平下降，內分泌失調所引起的一組症候群，故適當地給予一些雌激素樣作用的藥予以對抗，適當的緩解一下症狀。

方3

組成：（麥棗粥）浮小麥 50 克、大棗 10 枚、甘草 10 克。

用法：先煎去渣，入麥棗小米適量煮粥，頓服每日 1 劑。

功效：益氣養陰，除煩。

醫師點評：因方 1 已提到此方劑，只是使用的方法有異，故作者不予詳述點評。

方4

組成：知母 10 克、黃柏 10 克、熟地黃 30 克、枸杞子 30 克。

用法：以上四味藥加水 500 毫升煎至 300 毫升，每日 2 次。

功效：滋養腎陰，佐以滋陽。

醫師點評：本方主要適用於頭目眩暈，耳鳴，頭面部

陣發性轟熱，汗出，五心煩熱，腰膝酸軟；或月經先期或先後不定期，或皮膚乾燥、瘙癢、口乾、大便秘結，尿少色黃者。上述症狀是腎陰虛的表現，故以知柏地黃丸的簡方予以治療，另知柏地黃丸已被現代臨床證實，有一定的雌激素作用。

提示：本病應與眩暈（美尼埃病）心血管病、水腫等病鑒別。

① 與眩暈的鑒別：眩暈以頭昏目眩，目不能開，頭痛耳鳴，甚成嘔吐的一組症狀。

② 心血管的鑒別：患者若心悸氣短，心慌等症應到醫院找醫生做各項檢查做出明確診斷。

③ 患者若有水腫應先到醫院排除心腦血管疾病。

預防與調護：

① 多與醫生溝通，多了解更年期這一生理過程的知識，解除不必要的顧慮和心理負擔，保證勞逸結合，保證充分的休息和睡眠。

② 做適當體育運動，加強和改善全身血液循環和神經系統的調節作用，飲食要選擇易消化，富於營養的食物，多進食蔬菜水果，少食含動物脂多的食物，防止身體過度發胖。

③ 平時多食各種維生素：如維生素（C、B、E）等，多吃一些含鈣的食物，如骨頭湯、小魚乾、蝦皮等，或補充一些如樂力鈣、高鈣素等，這些食物和藥物對人身體的代謝都有一定的促進作用。

④ 到了更年期的婦女，其家屬也要對更年期的知識有一定的了解，對更年期的患者要予理解、支持、關懷，幫

各論 常見疾病特效驗方

其順利度過更年期。

停經後出血

婦女在停經期陰道出血停止 1 年或 1 年以上，謂之停經，停經後又出現陰道出血，稱之為停經後出血，亦叫「停經後陰道出血」。

方1

組成：黃芪50克、大米 50 克。

用法：將黃芪加入鍋內，加水適量，熬開鍋 15 分鐘取汁去渣；大米淘淨，放鍋內，加黃芪汁熬成粥即成，可作主食，宜常吃。

功效：益氣，健脾，攝血。

醫師點評：本方適合於脾虛出血，主證是停經後突然陰道出血，量少，色淡，質稀；精神疲乏，氣短懶言，食少腹脹，面色㿠白。方中以補氣健脾的黃芪與大米熬成粥，宜常服用。徐緩補氣。

方2

組成：三七末 5 克。

用法：溫開水沖服，每日 2～3 次。

功效：活血止血。

醫師點評：本方適用於出血量較多，血中多塊，出血時間較長者，三七末止血而不留瘀，活血而不破血，寓活血、止血之中，是傷者及止血的要藥。

方3

組成：龍膽草 6 克、梔子 6 克、車前草 30 克、黃芩 10克。

用法：以上四味藥加水 600 毫升煎至 400 毫升，每日 2 次，早晚服。

功效：清熱利濕，止血。

醫師點評：本方適用於停經後陰道出血，量少，色紅，或淡紅夾有白帶，外陰陰道瘙癢，口苦咽乾，或小便短赤，大便不爽，或胸悶口膩者。上列諸證均是肝膽濕熱的表現，方中四味藥均為清熱利濕之品，且黃芩在現在藥理上有止血作用。本方重在治本，意欲截住水的源頭使濕熱去而血自止。

提示：

① 本病需與尿血象鑒別，一般尿血僅在小便時有出血，到醫院導尿可由醫生做出鑒別，再詳查出血原因。

② 與使用雌激素所致的出血相鑒別，患者病史上有使用過雌激素史，停藥後少量陰道出血者，數日後血會自止，勿要驚慌。

③ 與陰道炎症所致的出血相鑒別，停經後因雌激素水平低落，陰道黏膜變薄，血管趨於表淺，極易受細菌感染，使黏膜組織引起出血，即所謂的老年性陰道炎。這樣的出血均伴有皸裂感，或疼痛感，或乾澀感，患者根據自身感覺亦不難區分。

④ 與一些宮頸息肉、腫瘤等區別，需到醫院，求助醫生鑒別診斷。

注意：患者如閉經 1 年以上，突有陰道出現呈五色白帶，首先應到醫院進行 B 超、婦檢、診刮等檢查，明確診斷後再對症進行治療。

各論 常見疾病特效驗方

預防與調護：

① 應定期做好婦科檢查和防癌檢查。

② 飲食要清淡，少食或不食辛辣食物。

③ 注意外陰清潔，避免因抵抗力下降引起的感染。

④ 如有性生活時應上一些人工體液或含有雌激素的藥膏（如歐維婷），避免因外陰乾澀引起的暴力損傷。

帶下病

方1

組成：烏賊骨 15 克、樗白皮 15～20 克、白雞冠花 10～20 克。

用法：上藥同煎後去渣，內服。

功效：消炎止帶。

醫師點評：婦女陰道內有少量白色無臭的分泌物，滑潤陰道，為生理性帶下，若帶下量過多，色質味異常，即為帶下病。西醫診斷為陰道炎、宮頸糜爛、盆腔炎等急慢性炎症疾病及宮頸癌、宮體癌的等均可出現帶下病症狀。烏賊既長於止血、止帶，又能固腎澀精止遺，是治療婦女白帶的常用藥。白雞冠花澀可收斂，涼能勝熱，入氣分能固澀大腸及帶脈。為治白帶之良藥。

方2

組成：乾山藥（炒黃色）500 克、粳米 2 升。

用法：上為末。炒粳米 2 升，一般為糊丸，米湯送下。

功效：健脾益氣，固腎止帶。

醫師點評：乾山藥味甘性平，味香而不燥，因其味甘氣香，用治助脾益氣，治脾虛之腹瀉、倦怠、嗜臥、四肢

乏力。又取其甘則補陽，以補中益氣，溫養肌肉。又能補肺氣，益腎氣，使土旺生金，金盛生水，故山藥補一身之氣。肺為水之上源，腎為水之下源，脾為水之轉輸，若三臟之氣旺盛，則水道通調，絕無水濕停聚之患。水濕得行而化，帶脈得固，則帶下自癒。

方3

組成：補骨脂（炒）10克、安息香（研）10克、胡桃仁16克。

用法：上為極細末，煉蜜調成糊狀。每服半匙，空心溫酒調下。

功效：溫腎助陽，固精澀帶。

醫師點評：補骨脂味辛苦性溫，能溫補脾腎陽氣，固精關，止遺、泄、帶下；安息香暖腎陽，驅風冷；胡桃仁甘溫，入腎肺二經，為滋補強身，強健筋骨之要藥，故能治腰痛腳弱之疾，能補腎氣，固腎精，納腎氣，故能治虛勞咳喘，氣不歸根，下焦虛寒，小便頻數，女子崩漏，帶下之疾。方中三味藥物俱為溫腎助陽，固精澀帶之品。

方4

組成：牛膝10克、車前子4克、黃柏3克、白芍10克。

用法：水煎服。

功效：清肝瀉火，利濕止帶。

醫師點評：婦人憂思傷脾，又加鬱怒傷肝，於是肝火內熾，下克脾土。而脾土不能運化，濕熱之氣蘊結於帶脈之間，肝火焚燒，肝血不藏，亦滲於帶脈之內，帶脈因脾氣之傷，約束無力，濕熱之氣隨氣下陷，同血俱下，至患

赤帶，似血非血。方中白芍養血柔肝以平肝經之怒火；以牛膝引火下行；黃柏清利肝膽之濕熱；車前子引濕熱下行從小便而出。全方配伍，共奏清肝瀉火，利濕止帶之功。

方5

組成：蒼朮、黃柏各 10 克、馬齒莧 12 克。

用法：水煎，每日 1 劑，分 2 次服。

功效：治療濕熱帶下。

醫師點評：本方清熱利濕止帶，對於濕熱帶下，帶下色黃，質黏稠，氣味腥臭，陰道覺瘙癢者有效。蒼朮芳香辛散，苦溫燥烈，具有燥濕健脾之功；黃柏苦能燥濕，寒能清熱，善達下焦，治膀胱濕熱，若濕熱下注，帶脈受累，帶下黃稠穢臭者本品適宜。馬齒莧酸可收斂，有抗菌作用。

妊娠嘔吐

少數孕婦在妊娠早期出現劇烈噁心嘔吐，反覆發作，不能進食，以致影響身體健康者。

方1

組成：芫荽 1 把，蘇葉、藿香各 3 克，砂仁 1.5 克。

用法：以上諸藥放在壺內，加水少許，煮沸，以其徐徐熱氣薰蒸，患者深呼吸。

功效：寬胸、降逆止嘔。

醫師點評：妊娠嘔吐嚴重者，不得進食進水，進藥更是枉然，故本方用薰蒸法，使藥從呼吸而入。方中藿香，降逆止嘔，蘇葉寬胸，砂仁和胃而安胎，更借芫荽（香菜）清新之氣使患者胃氣和而嘔吐止。

方2

組成：太子參 20 克、麥門冬 15 克、五味子 10 克、竹茹 12 克。

用法：以上四味藥加清水 600 毫升煎至 400 毫升，代茶頻頻慢慢飲之，不可急於一時飲盡。

功效：益氣養陰，和胃止嘔。

醫師點評：本方主要用於妊娠惡阻重症，反覆發作嘔吐黏液帶血物，形體消瘦，精神萎靡，肌膚不澤，眼窩下陷，發熱口渴、尿少、便秘的患者。

方3

組成：半夏 10 克、陳皮 10 克、砂仁（後下）6 克、生薑 3 片。

用法：以上半夏、陳皮、生薑用清水 400 毫升煎至 300 毫升，待還有 3～4 分鐘出鍋加入砂仁。

功效：化痰除濕，降逆止嘔。

醫師點評：本方主要適用於噁心嘔吐痰涎，胸脘滿悶，不思飲食，心悸氣短，口淡膩的患者，方中的半夏、陳皮、降逆止嘔，砂仁和胃，生薑降逆止嘔。

提示：本病應於胃病合併肝炎，胃腸道疾患或腦瘤引起的嘔吐相鑒別：

① 慢性胃腸炎急性發作或急性胃腸炎引起的嘔吐，伴有上腹部或全身疼痛，時有腹瀉。

② 肝炎的患者伴有肝病史，肝區疼痛，嘔吐不劇烈的症狀。

③ 腦瘤引起的嘔吐伴頭痛，嘔吐常呈噴射狀，並伴有神經意識障礙等。

各論　常見疾病特效驗方

注意：若劇烈嘔吐，伴有少量陰道出血者應做 B 超防止葡萄胎，不能進食時（嚴重）應尋求西醫補液，調節酸鹼平衡，若危及生命，應終止妊娠。

預防和調護：本病的發生多與精神因素有關，應該多了解一些關於妊娠的知識，多向醫生徵詢意見，了解妊娠的科普知識，以消除緊張工作情緒，正確對待孕育問題，飲食上應多吃一些清淡而易消化的食物，少吃油炸煎炒的食品，嘔吐嚴重者，應禁食，到醫院去輸液，注意保暖，保持大便通暢，保持樂觀情緒。

妊娠腹痛

方 1

組成：當歸 10 克、白芍 20 克、川芎 3 克、炒白朮 10克。

用法：以上四味藥加水 500 毫升煎至 350 毫升，每日2 次，早晚服。

功效：養血止痛。

醫師點評：妊娠腹痛，其病多由血虛、胞脈失養所致，其表現為妊娠後小腹綿綿作痛，面色萎黃，頭昏目眩或心悸少寐。本方是以養血生血的鼻祖方四物湯加減的。方中去地黃而易白朮，是為了防止地黃過於滋膩，引起妊娠反應的加重，用上健脾益氣保胎的白朮，是治療血虛妊娠腹痛較理想的方劑。

方 2

組成：當歸 10 克、阿膠（烊化）9 克、艾葉 12 克。

用法：當歸、艾葉加水 300 毫升煎至 200 毫升，把阿

老中醫百病特效驗方

膠加水 50 毫升放另一容器裡烊化，兌入，分 2 次，早晚服。

功效： 暖宮止痛，養血安胎。

醫師點評： 本方主要適於孕後小腹冷痛，形寒肢冷，面色㿠白，便溏的患者。方中以當歸養血，阿膠養血安胎、艾葉溫宮散寒。三藥合用，共奏暖宮散寒，養血安胎之效。

方3

組成： 柴胡 10 克、白芍 30 克、甘草 10 克。

用法： 以上三藥加水 400 毫升煎至 300 毫升，日 2 次，早晚服。

功效： 疏肝理氣，解鬱止痛。

醫師點評： 本方主要適用於妊娠後小腹痛，脅肋脹串，或伴情志不爽或急躁易怒的氣鬱孕後腹痛。方中以柴胡舒肝理氣治其本，以白芍、甘草緩急止痛治其表，三藥合用，標本兼治，以達到治療的目的。

提示：

① 本病需與胎動不安的腹痛相鑒別：胎動不安之腹痛為陣發性墜痛，同時可伴有腰酸及陰道少量出血。

② 本病需與異位妊娠鑒別，異位妊娠腹痛為一側下腹部突然發生劇烈疼痛，多伴昏厥或休克、貧血，有腹腔出血體徵。

③ 與妊娠合併闌尾炎相鑒別：闌尾炎腹痛多為陣發性加劇，或伴噁心嘔吐，發熱惡寒。腹痛多發於胃脘及臍周，以後轉移至右下腹，闌尾炎有壓痛，也不難區分。

預防及防護： 本病患者應注意勞逸有節；切勿因過勞

各論　常見疾病特效驗方

損傷胎氣；過於安逸則使氣血壅滯不暢而發生腹痛；同時應注意飲食應營養豐富，使陰血充盈，得以養胎；另外還應調節情志，孕後陰血聚於下養胎，陰血不足，則肝血不足而肝氣旺，情志容易發生變化，此時應注意調暢情志，調暢情態可防止腹痛的發生。

滑　胎

墮胎或小產連續發生 3 次以上者，稱為滑胎或數墮胎，西醫稱之為習慣性流產。本病與一般流產症狀相同，有腹痛腰和陰道流血等症狀。

方1

組成：黃芪30 克、桑寄生 20 克、阿膠（烊化）10 克。

用法：以清水 400 毫升煎黃芪、桑寄生至 200 毫升，將烊化之阿膠兌入，日 2 次，早晚服，每日 1 劑。10 劑為 1 療程。

功效：益氣補腎，養血安胎。

醫師點評：本方主要適用於習慣性流產，體質較弱，甚則腰膝酸軟，入夜尿頻，精神萎靡，甚則頭昏耳鳴的症狀。以黃芪補氣固元，桑寄生補腎固沖、安胎，阿膠養血安胎。三藥合用，補氣固腎，養血安胎。

方2

組成：蓮子肉（去心不去皮）20 克、家用青苧麻（洗淨）20 克、當歸身 20 克、炙黃芪20 克。

用法：以上四藥再加白糯米一大把，紅棗 10 枚（去核），黑小豆一把，水適量煎服，每日 2 次，分早晚服。

功效：補益脾腎，安胎。

醫師點評：本方適宜於習慣性流產，腰膝酸軟，小腹冷痛，面色㿠白無華或黃，倦怠懶言，神疲乏力，心悸氣短，或納呆便溏的症狀，這些都是氣血虛弱，脾腎不足的表現；方中的黃芪、小豆、大棗、糯米益脾氣，蓮子肉固腎防脫，青苧麻固澀，當歸養血，諸藥合用，使先天與後天均得補，而奏固澀安胎之效。

提示：本病首先應運用西醫查出流產的原因，針對病因治療，一旦受孕，應與醫生配合，如黃體不足的應盡早運用黃體酮或絨膜促性素（HCG），用藥期間應超過以往妊娠時間或用到妊娠 4 個月，同時服以中藥。

預防與調護：孕前檢產，避免流產的潛在因素，結合本病已知的或可能發生的病因，採取相應的檢查和預防措施，調節月經週期及機體功能。再次妊娠應與上次流產間隔半年以上的時間，有性生活史，月經稍有延期，則到醫院或自行測尿妊娠試驗，及早確診，受孕後首忌同房，以免擾動胎元，適當休息，避免勞累，增加營養。根據早、中、晚妊娠的特點調節飲食，調暢情志，穩定情緒，消除恐慌心理，以靜養胎，樂觀自信，必要時到醫院住院保胎。

子　淋

妊娠期間出現小便頻數，淋瀝澀痛症狀者。

方

組成：穿心蓮 60 克、鮮竹葉 40 克（或乾竹葉 10 克）、大青葉 30 克。

用法：以上諸藥加水 1500 毫升，開鍋 15 分鐘，代茶飲。

功效：瀉火利濕，清熱通淋。

醫師點評：本方適用於妊娠期小便頻數而急，色黃艱澀不利、口乾、口苦、煩熱、口舌糜爛的、濕熱兼有，有心火的患者。方中以穿心蓮、大青葉清熱解毒，祛心火，以竹葉利尿通淋，三藥合用，效果較理想。

提示：本病患者應臥床休息，左右輪流側臥，減少妊娠子宮對輸尿管及膀胱的壓迫。使尿液通暢；另本病應與附件炎相鑑別，附件炎除有尿頻、尿痛症狀外，還伴有腰骶酸痛，有時可有低熱及白帶增多為主要症狀，必要時到醫院做尿常規及白帶的分析檢查。

預防與調護：妊娠時，由生理上的特殊變化，應注意局部衛生，養好良好的衛生習慣，鼓勵病人多飲水，勤排尿，每次排尿務必乾淨，生活要有規律，飲食要清淡而富有營養，並定期做好孕期檢查，了解孕期生理特點。

產後身痛

其表現為婦女在產褥期間出現四肢關節、腰、頸椎疼痛、酸楚、麻木、重著等症狀。

方 1

組成：黃芪30克、當歸 6 克、秦艽 12 克、桂枝 6 克。

用法：上藥四味加清水 500 毫升煎至 300 毫升，每日2 次，早晚服。

功效：養血益氣，溫經通絡。

醫師點評：本方主要適用於素體虛弱或產後出血過多，

產後全身關節疼痛、肢體酸楚、麻木、面色少華，心悸頭昏，皮膚無澤的患者，這些症狀都是血虛的表現。方中以黃芪補血湯補血，以秦艽祛風濕止痛，以桂枝溫經散寒，四藥合用使血得養，經絡通，藥到則痛止。

方2

組成：獨活 10 克、桑寄生 30 克、秦艽 12 克、桂枝 6 克。

用法：以上四味加水 500 毫升煎至 300 毫升，每日 2 次，早晚服。

功效：養血祛風，散寒除濕。

醫師點評：本方主要適用於產生關節疼痛屈伸不利，或痛有定處，或痛無定處，疼痛劇烈，宛如針刺；或肢體關節腫脹，麻木重著，步履艱難，得熱則舒的風寒型產後身痛。方中以獨活祛風濕，桑寄生壯腰腎祛風濕，秦艽祛風通絡，桂枝溫經散寒而通絡，四藥合用，使風濕祛，經絡通，血痛止。

方3

組成：當歸 20 克、川芎 10 克、沒藥 6 克、川牛膝 15 克。

用法：以上四味加水 500 毫升煎至 300 毫升，1 日 2 次，早晚服。

功效：活血化淤，通經止痛。

醫師點評：本方主要適用於產後遍身疼痛，屈伸不利，按之痛甚，惡露量少或不下。小腹疼痛拒按，兩唇紫暗，舌有瘀點的血淤型產後身痛者，本方是產後第一方生化湯的加減，方中的當歸、川芎養血活血，沒藥化淤，川牛膝

引血下行、止痛，四藥共濟，使瘀血下，惡露出，而身痛止。

提示：本病應與風濕性關節炎鑒別：風濕性關節炎一般伴發熱，關節疼痛，酸楚麻木重，有風濕斑，伴清晨手腳僵直等症狀。

預防與調護：

① 提高生活質量，減少產時產後出血量。

② 產褥期居室溫度應適宜，注意冷暖，避免風寒潮濕，以防止外邪侵襲。

③ 產褥期應進行適當的活動和必要的鍛鍊，以促進全身血液循環提高機體免疫力，從整體調節。

產後自汗盜汗

自汗表現為產後出現潸汗出，持續不自止者，盜汗，若睡後汗出濕衣、醒來即止者。

組成：黃芪30克、大棗5枚、浮小麥30克。

用法：以上三味藥加水500毫升煎至400毫升，每日1劑，早晚服。

功效：益氣，固表，止汗。

醫師點評：本方主要用於產後出汗較多，不能自止，動則加劇，伴有面色㿠白，氣短懶言，言語低怯，倦怠乏力的氣虛型盜汗。方中以黃芪益氣止汗，大棗和胃，以助黃芪益氣之功，浮小麥斂汗。三藥合用，使正氣固而汗自止。

方 2

組成：烏梅 10 克、浮小麥 30 克、大棗 5 枚。

用法：以上三味藥加水 600 毫升煎至 400 毫升，一日 2 次，早晚服。

功效：養陰益氣，生津斂汗。

醫師點評：本方主要適用於產後睡中汗出，醒來自止，面色潮紅，頭暈目眩，口燥咽乾，渴不思飲，或有五心煩熱，午後較甚，腰膝酸軟的陰虛盜汗。方中以烏梅生津滋陰斂汗，浮小麥斂汗、益氣、除熱，奏其益氣固表之功，大棗和營，使營衛調和，三藥合用，使陰平陽秘而汗止。

提示：本病應與產後中暑鑒別，因為有的家屬為了防止產婦產後身痛，升高房中的溫度，加厚產婦的衣服，使產婦散熱受到嚴重障礙，表現為大量汗出，四肢乏力，口渴頭昏，眼花胸悶，心悸，嚴重者體溫上升、面色潮紅，劇烈頭痛，噁心嘔吐，胸悶加重，不難鑒別只需改善室內環境即可汗止。

預防與調護：產褥期注意保健，避風寒，調飲食、汗出多時及時擦拭；更換內衣，冬季也要注意保持通風良好和適宜溫度。

產後缺乳

方 1

組成：當歸 10 克、漏蘆 10 克、穿山甲 10 克、豬蹄一個。

用法：以上三味藥加水 500 毫升煎至 300 毫升，去渣後，再加水適量用以燉豬蹄，至蹄爛，食蹄喝湯，每日 1

個。

功效：補氣養血，佐以通乳。

醫師點評：本方主要適用於產後分泌物少，乳汁不足，乳房柔軟，無脹痛感，面色少華，神疲食少的氣血兩虛的乳少者。方中以當歸養血，漏蘆、穿山甲通乳，豬蹄益氣，使氣血充盈而乳汁出。

提示：本病應與乳腺炎（乳癰初起）的乳汁少相鑒別，乳癰初起惡寒發熱，乳房紅腫熱痛，繼而在化膿破潰成癰，缺乳則無此症。

預防與調護：

① 孕期應注意乳房的衛生，特別是乳腺凹陷者，應予產前糾正。

② 孕婦要保障豐富的營養和足夠的睡眠，這是產後乳汁分泌的基礎。

③ 保持良好的情緒，使肝氣條達舒暢。

斷乳方藥

方 1

組成：生麥芽 20 克。

用法：取生麥芽，微火煨煮，置鍋內加水 600 毫升，待水開，濾汁，復加水 600 毫升，煎至 400 毫升，將 2 次藥液合為一日量，分 3～4 次服。

功效：斂乳。

醫師點評：麥芽有對抗泌乳素的作用，能抑制垂體，故可起到回乳的作用。

方2

組成：芒硝 200 克。

用法：以布袋裝入，縛裹貼在兩側乳房上，濕則另換一袋，交替使用。

功效：能使乳汁較快減少，防止乳房脹痛。

醫師點評：本法主要是利用芒硝中鎂鹽的消腫斂水的作用，使多餘的乳汁從皮膚吸出；為暫緩之法，應配合方1效佳。

陰道炎

外陰瘙癢，灼熱疼痛，性交痛，如感染尿道口可見尿頻，尿痛，陰道分泌物多，呈稀薄泡沫狀，黃色或黃綠色，有臭味，（滴蟲性）凝乳樣、豆渣樣或灰白色分泌物。

方1

組成：紫草。

用法：加水 3000 毫升，大火煎 40 分鐘，濾出藥渣每日 1 劑，分 2 次坐浴，每次 15 分鐘。

功效：清熱，解毒，殺菌。

醫師點評：本方主要用於各種陰道炎，主要是利用紫草的抗菌作用。

方2

組成：苦參 60 克、地膚子 15 克、槿皮 15 克。

用法：加水 800 毫升煎後成 500 毫升去渣備用。用時取 50～100 毫升，加豬膽汁 2～3 枚，或加食醋 10 毫升，再加 500 毫升溫水，先薰後沖洗，每日 1 次，10 次為 1 療

各論　常見疾病特效驗方

程，每劑可用 5～10 次，可連續用 2～3 療程。

　　功效：清熱解毒，殺蟲止癢。

　　醫師點評：本方主要用於滴蟲性陰道炎，表現為帶下量多，質稀薄，色灰呈膿性泡沫狀，外陰瘙癢，或灼熱心煩，失眠或胃納欠佳。

方3

　　組成：苦參 15 克、黃柏 10 克、草決明 15 克、雄黃（後下）15 克、硼砂 5 克、冰片（後下）5 克。

　　用法：上藥加水 2500 毫升，煎開後，再煮 20 分鐘，去渣放溫後坐浴，每次 20 分鐘，10 次為 1 療程。

　　功效：清熱解毒，殺蟲止癢。

　　醫師點評：本方是婦科的常用方劑，滅菌煎用於治療霉菌性陰道炎，表現為帶下量多，色白質稠，如豆渣樣，陰部奇癢，心煩易怒者。

方4

　　組成：熟蛋黃 3～4 個，黃柏 10 克研末。

　　用法：熟蛋黃放入鐵鍋中，文火熬煎出油；加黃柏末適量，調成糊狀，塗陰道壁，每日 1 次，10 次為 1 療程。

　　功效：滋陰潤燥，殺蟲止癢。

　　醫師點評：本方主要用於老年性陰道炎，症狀表現為陰部瘙癢，陰道乾澀，灼痛，頭昏目眩，腰酸腿軟。口乾尿黃，或帶下色黃或赤帶。

　　提示：滴蟲性陰道炎、霉菌性陰道炎、細菌性陰道炎都有外陰瘙癢的症狀，且帶下均有異常，患者可根據帶下的性狀給以判斷，但最好到醫院婦科找醫生鑒別，以排除陰道阿米巴菌性陰道炎。

預防與調護：

①加強意識，經常保持外陰清潔，內褲及浴巾要經常洗曬，保持良好的社會關係和心態，防止交叉感染。

②積極治療糖尿病、手足癬，不要濫用抗生素；不要使用公共浴盆，得上此病後要堅持治療，樂觀面對。

盆腔炎

方1

組成：紅藤 30 克、蒲公英 30 克、鴨跖草 30 克。

用法：上藥以 200 毫升清水煎至 150 毫升，保留灌腸（溫度 39℃）每日 1 次，於晚上臨睡前灌腸，最好保留至第 2 天清晨。10 次為 1 個療程。

功效：清熱解毒。

醫師點評：本方主要用於慢性盆腔炎，以低熱起伏，乏力、腰酸腹痛，經前或經期勞累後加重，月經不調，經量增多，尿黃、大便秘結，帶下多有臭味。方中紅藤、蒲公英、鴨跖草均為清熱解毒藥，有消炎的作用，另灌腸離宮頸附件比較近，有利於藥物的吸收。

方2

組成：黃芩 15 克、紫花地丁 30 克、澤蘭 30 克、大黃 30 克。

用法：以上四味加工成末，加入冰片少許用藥酒煎，調敷患處，每日換藥 2 次。

功效：清熱解毒，活血消炎。

醫師點評：本方主要適用於發熱惡寒，腹痛拒按，口苦咽乾、白帶增多，色黃質稠，噁心嘔吐，食納少，小便

黃赤，大便燥結，成便溏，痛處不移的濕熱淤結的盆腔炎。方中以大黃、黃芩、紫花地丁清熱解毒，以澤蘭與大黃共奏活血之功，利用冰片擴張血管以利於藥物的吸收，加黃酒而使藥效速達病所。

方3

組成：小茴香 15 克、元胡 15 克、生蒲黃（先煎）10 克、五靈脂 10 克。

用法：以上藥四味加水 550 毫升煎至 350 毫升，每日 2 次，分早晚服。

功效：溫經散寒，行氣活血。

醫師點評：本方主要適用於下腹隱痛，痛處不移，經期或勞累後加重，月經後期量少色暗，帶下色白，質清稀量多者。方中以小茴香溫經散寒，元胡止痛，五靈脂與生蒲黃更是「失笑散」的完善配合。四藥合用，使藥到百病止。

提示：

① 急性盆腔炎的發作需與闌尾炎相鑒別，二者均有腹痛，闌尾炎往往是開始於上腹部疼痛，而後轉移於右下腹，多伴有噁心嘔吐。

② 必須與異位妊娠即宮外孕相鑒別，以防止延及救診時間而危及生命，宮外孕往往有閉經史成昏厥史，下腹部往往有一側隱痛成墜痛，破裂時下腹部可出現一側突然性絞痛或撕裂痛，伴肛門墜脹，陰道少量出血。

③ 還需與卵巢囊腫蒂扭轉相鑒別，這樣的患者一般為一側下腹痛，持續發作，漸加劇，下腹部可觸及包塊。

預防與調護：注意個人衛生和性生活衛生，防止經期和產褥期的感染，杜絕經期性生活，應積極徹底的治療急

性盆腔炎，防止轉為慢性盆腔炎，注意鍛鍊身體，提高機
體抵抗力，急性盆腔炎應臥床休息，取半臥位，高熱時可
物理降溫。

各論　常見疾病特效驗方

小兒咳嗽

方1

組成：川貝末 9 克、猴棗 0.3 克。

用法：上藥混合研勻，每包 1 克重，一日總量，1 歲 1 包，3 歲 2 包，6 歲 3 包，分 2～3 次服。

功效：清熱化痰。

醫師點評：方中猴棗清熱豁痰，川貝母清化熱痰，潤肺止嗽。兩藥配合可清熱化痰，適用於痰熱阻塞氣道而致咳喘憋氣之證。對哮喘性支氣管炎的遷延狀態配合喘逐平，能稀釋痰液，減少呼吸道分泌。對於喘性喉中痰鳴，單服本藥，一般在 2～3 日內可使痰鳴消失。唯藥源稀少，藥價昂貴，常於一般治療無效時應用。

方2

組成：生石膏 30 克、川貝母 3 克、朱砂 0.3 克。

用法：上藥共研細末，1 歲以內者每服 1 克，2～4 歲者每服 2 克，4 歲以上者每服 3 克，以蜂蜜調服。如感冒咳嗽需先服治感冒藥，感冒癒後，單純咳嗽者再服此藥。

功效：清熱，止咳，化痰。

醫師點評：本方僅用於症狀簡單，僅為單純性咳嗽者，不適有其他的兼症者，以蜂蜜調服，幼兒易於接受，三藥共用，共奏清熱，止咳，化痰，安神之效。

方3

組成：猴棗。

用法：研散，每次 1.5～3 克，每日 2～3 次。開水或煎劑藥液沖服。

功效：消痰消驚，清熱解毒。

主治：小兒痰熱作喘，驚厥，小兒嗜紅細胞增多性哮喘。

方4

組成：生麻黃（不去根節）、苦杏仁（不去皮尖）、生甘草各等份。

用法：水煎服，每次取 9 克，分 2 次服。

功效：宣肺，止咳，平喘。

主治：風寒咳嗽。

醫師點評：方中麻黃平喘，配杏仁宣肺除痰，伍甘草以益氣緩急，並加強祛痰止咳之功；共奏宣肺止咳平喘之功。咳嗽痰多，加半夏 3 克、茯苓 6 克、蘇子 6 克；咽痛口渴，痰稠，加生石膏 15 克、黃芩 9 克以清裡熱。

發　熱

方1

組成：地骨皮 10 克、桑白皮 10 克、炙甘草 0.1 克。

用法：銼散，入粳米一撮，水煎，食前服。

功效：瀉肺清熱，平喘止咳。

主治：肺熱喘咳，皮膚蒸熱，洒淅寒熱，日晡尤盛，脈細數，舌紅苔黃。

　　醫師點評：本方為瀉肺清熱之劑，方中桑白皮瀉肺清熱，化痰平喘，地骨皮清肺中伏火，且退虛熱；甘草、粳米和中健脾，取其虛則補母之意，合用可以清肺熱，定喘咳。本方清肺調中，標本兼治，對正氣不太傷，伏火不太甚者用之較為適合。

方2

　　組成：桂枝、芍藥各6克，甘草4克，生薑3片，大棗4枚。

　　用法：水煎，溫服，每日1劑，分3次～4次服。服藥後片刻，啜熱稀粥適量或開水，覆被取微汗。

　　功效：解肌發表，退熱。

　　醫師點評：桂枝湯有明顯的解熱作用，可使菌苗所致發熱家兔的體溫明顯降低。

方3

　　組成：荊芥、香薷、半夏、茯苓、黨參、柴胡、黃芩各10克，甘草5克。

　　用法：水煎服，每日1劑，每2小時服2～4湯匙。

　　功效：疏風解表，退熱。

　　醫師點評：本方疏表和解退熱。治療小兒上感發熱。治療小兒上呼吸道感染發熱108例，結果均獲癒，服藥1日內退熱者71例（65.7%），2日內退熱者34例（31.5%），3日內退熱者3例（2.8%）。

肺　癰

方

組成：葶藶子9克、大棗10枚（擘）。

用法：水煎服。

功效：瀉痰行水，下氣平喘。

醫師點評：小兒肺癰以發熱、胸痛、咳嗽，吐膿血痰為主要特徵。因熱毒內盛，痰濁淤熱鬱蒸成膿；痰飲停積於胸膈，咳喘而浮腫者；肺痛痰濁阻肺，咳而喘滿，咳痰嘔吐膿濁，不得臥者可用此方。方中葶藶子瀉肺化痰濁，大棗健脾和中。

急性上呼吸道感染

方1

組成：大黃10克。

用法：取生大黃放入杯內，用沸開水150～250毫升浸泡，待水溫降至溫涼時飲用，服藥2小時後，將原藥用上述方法再浸泡1次。服藥時可加適量冰糖調味以利小兒飲用。

功效：清熱解毒，消腫散結。

醫師點評：大黃性味苦寒，有瀉血分實熱，下腸胃積滯，推陳致新之功效。臨床常用於通便瀉火，消癰散腫，清熱燥濕，活血通經。中醫認為：化膿性扁桃體炎多由胃火熾盛所致，用生大黃可內瀉胃火熱毒，推蕩壅滯，而使壅腫消散，達到治癒的目的。本方法簡便易行，療效滿意，尤其適用於不能應用抗生素治療的患者。適合在基層

醫院推廣使用。

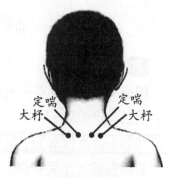

上呼吸道感染取穴

方2

組成：白芥子 100 克。

用法：取白芥子 100 克研細，分 3 次服用。每次加上 90 克白麵，用水調好，做成餅。每晚睡覺前敷背部穴位，晨起去掉。一般連服 3 次便可。

功效：豁痰利氣，宣肺止咳。

醫師點評：白芥子辛溫氣銳，性善走竄，能豁痰涎，利氣機，宣肺氣，通經絡。加之背部有大杼、定喘等多個穴位，敷後其藥力適達 0.2～0.3 公分寸深，足可以起到疏風散寒，宣肺平喘，止咳化痰之功效，適用於小兒急慢性氣管炎。

方3

組成：葶藶子 3～10 克，大棗 2～3 枚。

用法：每日 1 劑，用溫水泡 5～10 分鐘，水煎分次頻服。

功效：瀉肺逐飲，祛痰定喘。

醫師點評：方中用葶藶子瀉肺逐飲，祛痰定喘，且有強心作用，對伴有心衰者更妙。大棗益氣健脾，杜絕生痰之源。且「土能生金」益肺保津，以充熱傷之津，又緩制峻藥之猛，反傷嬌臟而損其正氣。葶藶子辛苦大寒，配伍恰，隨證加味，不論寒痰、熱痰均可應用，也對慢性支氣管炎痰盛，肺心病慢性心衰者有良效。然而，葶藶終非益

之品，應中病即止，勿可過用。

方4

組成：百部、白前、蜂蜜各30克。

用法：將百部、白前加水300毫升，文火煎至100毫升，去渣後入蜂蜜，再煎至無沫即成，口服每日3～4次，每次3～5毫升。

功效：化痰降氣，潤肺止咳。

點評：小兒臟腑嬌嫩，免疫功能低下，易染疾病，如治療不當或治療過晚，往往纏綿難癒，出現許多併發症。對頑固性久咳，一般均有肺氣虛，肺陰虛證，宜補肺，清肺，養陰化痰止咳。方中百部、白前辛溫入肺經，降氣下痰，潤肺止咳，蜂蜜清熱補中，潤肺寧嗽。三藥相合，對治療小兒頑固性咳嗽有很好的療效。

方5

組成：西洋參3～6克、麥門冬15克、五味子3克。

用法：上藥水煎，每日1劑，不拘時，代茶飲。

功效：益氣生津。

醫師點評：嬰兒重症肺炎多為氣陰兩傷，治當益氣生津。方中西洋參性涼而補，具有益氣生津清熱之功。配伍麥門冬養陰生津，清虛熱而除煩；五味子斂肺生津。三藥配伍，共奏益氣生津，養陰清熱之功。

藥理學研究表明，本方有穩定而持久的強心作用，並可使血脈暢利，從而促進肺內炎症吸收，祛邪而不傷正，扶正而不留邪，故用之常奏佳效。

病毒性肺炎

方1

組成：熊膽 0.9～1.5 克、麝香 0.03～0.06 克。

用法：上藥為末，化服，每天 1 劑。

功效：瀉熱涼血，豁痰散結。

醫師點評：腺病毒肺炎，表現為稽留高熱，有中毒及急性衰竭症狀，病程遷延，白細胞不高，胸片陰影較淡而呈片狀，抗生素效果不佳。熊膽有瀉風熱，開鬱結，清心平肝，涼血瀉火之功，專治小兒熱盛神昏，急驚痰火上重症；麝香味苦而辛，氣溫而香，開結通竅，解毒定驚，對驚厥昏迷從之重症有救死回蘇之效。兩品相會，功專清火解毒，瀉膻中之熱，解胸膈之鬱，有出奇制勝之妙。本方以病初實證為宜，病情好轉即可停藥，原則上不超過 5 劑，否則，損胃傷正。

方2

組成：天竺黃 7.7 克、川貝母 7.7 克、麝香 0.3 克。

用法：上藥混合研勻，裝瓶密封備用，每次服 0.6 克，溫開水送服。

功效：通竅化痰。

醫師點評：方中川貝母化痰，天竺黃清痰解痙，麝香通竅利氣，共奏緩解痰壅氣阻之功。適用於痰熱膠結，阻塞氣道造成的痙攣性咳嗽或痙攣性支氣管肺炎的咳嗽，可配合化痰散服用，可使痰液變稀，防止呼吸道梗阻，效果更好。

方3

組成：獵月豬膽不落水，黃大豆揀淨抹光。

老中醫百病特效驗方

用法：取獵月新鮮豬膽 3～5 個，吊起，防止膽汁溢出，將黃豆（計好粒數）納入豬膽中，約裝至六七成，使豆沒入膽汁中，將膽囊口紮緊，懸掛於背陰通風處，待百日後取出，吹乾（不能見陽光，否則要發臭）用瓦加火上，炙焦存性，攤在地上（墊一層紙）出火氣。然後研成粉末，裝入玻璃瓶中待用。每日 1～2 次，每次約 10 粒豆之量，3 歲以上小兒加倍。用粥漿或溫水調服，連服 1～3 個冬春，最有效的僅需服 1 個冬春，一般服 2 個冬春，其哮自平。

功效：清熱補脾，肅肺止哮。

醫師點評：方中豬膽汁能涼肝脾，去鬱熱，黃豆寬中下氣，補脾生金並且採用食治方法，使患兒易於接受，這是不治喘而喘自平的方法。此藥應當預製，乾燥保存，不能曝曬，更不能稍受濕氣。防止變腐發臭，如其粉末結成塊，並有臭氣，是藥已變質，不能服用。藥中不能加糖或鹽，以免有些鹽哮糖哮的患兒不適。服藥要堅持，按冬春季節服藥，藥量不必增減，始終按年齡規定量即可，並不必配合湯藥。

各論 常見疾病特效驗方

方4

組成：魚腥草 30～90 克、（乾品 15～45 克）。

用法：煎沸 15 分鐘，分 3 次溫服，每 2 小時服一次。

功效：發散風熱，解毒燥濕，消腫下氣。

醫師點評：魚腥草味辛微苦性平，有發散風熱，解毒燥濕，消腫下氣的作用。現代藥理實驗表明，本品對肺炎雙球菌、金色葡萄球溶血性鏈球菌有較強抑制作用，並含有較多鉀鹽，有利尿祛痰作用。此方劑量不可太小，太小

則不顯效。

白　喉

組成：鮮瓜子金 15～30 克（乾者加倍）、鮮奶（人奶或牛奶）10～20 毫升。

用法：將鮮瓜子金用開水浸泡 5～10 分鐘，撈出，加鮮奶搗爛榨汁。治療時取藥汁滴入患兒咽喉或頻頻含咽。每日 3～4 次，同時配用朱砂、生巴豆各 1.5 克（碾細末和勻，取適量撒於小塊膠布上），敷貼於大椎、印堂、定喘、廉泉、天突等穴位，敷貼時間為 8～12 小時，到時取下（敷貼時間不足影響療效，過長則會致皮膚起泡）。若已起泡者，可用消毒針刺破，再外搽龍膽紫即可。

功效：清熱解毒，化痰利咽。

醫師點評：本方選用的瓜子金為甘苦寒之品，有清熱解毒，化痰寬胸，活血化淤之功，故對因疫毒所致的白喉有治療作用。配用鮮奶既可增強機體抗病能力，又能滋潤

老中醫百病特效驗方

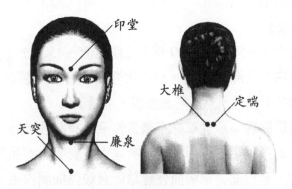

白喉取穴

咽喉，兩者合用，促使咽喉局部的腫脹充血消退，偽膜脫落。而同時配用外貼方，能疏通經絡，調暢咽喉部的氣血，有助於內服藥驅除疫毒，改善患病部位氣血運行等作用。兩方配合，內外並治，確有協同增效之功。經臨床觀察，本方法效果良好，簡便價廉，易於掌握，尤適於一些醫療條件差的區域應用。

方2

組成：鮮馬鞭草全草 200 克。

用法：上藥加水 1000 毫升，水煎取汁，濃縮至 400 毫升。兒童 100～150 毫升／次，成人 200 毫升／次，每日早晚各服 1 次。連服 10～15 天。同時配用維生素 B_1 10 毫克，維生素 C 200 毫克，每日 3 次。

功效：清熱解毒，活血利咽。

醫師點評：馬鞭草有清熱解毒，活血化淤，利水消腫等傳統功能。經現代藥理實驗證明，馬鞭草具有消炎止痛、止血、殺菌等作用。體外藥敏試驗結果，本方煎劑 30～40 毫克，對白喉桿菌高度敏感。說明馬鞭草可能具有抗白喉桿菌及類白喉抗毒素的雙重作用。其臨床療效不亞於西藥療效組，且有奏效快，服用方便，安全無毒，價格低廉等優點，若見少數白喉桿菌培養不能轉陰者，可加用抗生素。

方3

組成：鮮酢醬草全草 30 克、人中白 3 克。

用法：將鮮酢醬草洗淨搗爛，絞取汁液 10～15 毫升，加入人中白、白開水適量調勻，含漱緩咽，每日 1 次，重症者每日含漱 2 次，連續治療至假膜脫落為止。同時配用

白喉抗生素 4 萬單位（嚴重者或為咽白喉者可用 8～10 萬單位；青霉素 40～120 萬單位／日，7～10 天為 1 療程，若見病程嚴重者伴併發症，尚可加紅霉素，激素靜滴；若合併中毒性心肌炎者，可加用 ATP 輔酶A 等）。

功效：清熱降火，化淤消腫。

醫師點評：本方選用的鮮酢醬草具有清熱利濕，活血散淤，消腫止痛等功能；人中白能清熱降火，祛淤止血，為治療咽喉腫痛，牙疳口瘡所常用。兩藥組合，並採用含漱緩咽的治療方法，可使藥物直接作用於咽喉局部生產治療作用，同時配合使用西藥，兩者可互相協同增效，故而獲得良好療效。

方 4

組成：青橄欖肉、生白蘿蔔各等分。

用法：二味取汁，隔水頓溫，頻頻飲，或漱喉亦可。

功效：清瘟解毒，化痰利咽。

醫師點評：白喉臨床以發熱、氣逼、聲嘶、犬吠樣咳嗽、咽喉部出現白膜為特徵。以 2～6 歲小兒最多，現全國推廣白喉預防注射發病率已明顯下降。治療以養陰清肺，清熱解毒，兼以辛涼清解為主要原則；方中青果清肺解毒，生津利咽；生白蘿蔔清瘟解毒，化痰散淤。共奏清瘟解毒，化痰利咽之功。主用於疫毒在表，白喉初起者。

百 日 咳

方 1

組成：白附子、僵蠶各 6 克、全蠍 3 克。

用法：水煎服，每日 1 劑。

功效：祛風解痙，止咳化痰。

醫師點評：牽正散治療百日咳，主要取方白附子祛風解痙，燥濕化痰，為治上焦風痰之要藥；僵蠶宣降肺氣而滌痰；全蠍逐風痰，除攣急，止咳化痰，臨床運用可以迅速達到風祛、痰消、咳止、痙除之目的，藥中病機，故可收立竿見影之效。若見發熱可加黃芩、川貝母；痰多加半夏，陳皮；咳甚加遠志；嘔吐頻作加代赭石；咯血、衄血加白茅根，痰壅氣道加瓜蔞皮。

方2

組成：馬齒莧200～300克。

用法：水煎2次，濃縮為100～150毫升，1日分2次口服，5天為1療程。

功效：清熱解毒，利濕祛痰。

醫師點評：馬齒莧具有清熱利濕，解毒祛痰作用，且對多種桿菌有抑制作用，使炎症消失，咳嗽自癒，本品來源廣且價廉，使用方法簡便，療效卓著，無毒副作用，尤適用於流行季節。

方3

組成：鮮雞膽4隻、川貝母20克、百部10克。

用法：先將貝母、百部研成極細末，再用針尖刺破雞膽，使膽汁全流入研成的藥粉中，拌均陰乾備用。服用時用蜂蜜加開水沖服。每日3次，每次劑量因年齡不同而有所差異，小於3歲小兒每次1克，3～5歲每次2克，6～7歲每次3克。

功效：清熱宣肺，化痰止咳。

醫師點評：治療上應清熱宣肺止咳。方中雞膽汁、川

貝、百部均有清熱化痰止咳的功效，經臨床應用表明，本方藥方雖簡，但療效甚滿意。

流行性腮腺炎

方1

組成：枯礬、黃柏、雄黃各50克。

用法：上藥焙乾研磨成粉狀，加入生理鹽水調成糊狀，將藥糊攤在2毫米厚的紗布塊上後，再貼在腫大之腮腺上，隔日換藥1次，腫脹嚴重者每日換藥1次。

功效：清熱，燥濕，解毒。

醫師點評：方中枯礬是白礬經過加熱失去結晶的白色質輕的塊狀物，燥濕作用較強；黃柏性苦寒，有清熱解毒，燥濕之功效；雄黃內主要含硫化砷，並含有少量重金屬，性溫辛。有燥濕殺蟲，解毒之作用，近年人們還發現雄黃有抗病毒之效。用這三味藥配製成外用藥，既可以控制症狀發展，又可以迅速縮短病程。且雄黃散無副作用，患兒使用無痛苦，製作方便，臨床上可以廣泛應用。

方2

組成：鮮馬齒莧50克、紅糖適量。

用法：共搗爛敷於患處。

功效：解毒消腫。

方3

組成：生綠豆研成細末。

用法：調米醋成糊狀，敷患處，每天2次，直至腫消。

功效：退熱消腫。

方4

組成：絲瓜。

用法：絲瓜燒灰存性，研末，用蛋清調勻，敷患處，每日2次，直至腫消。

功效：清熱消腫。

細菌性痢疾

方1

組成：黃芩、黃連、黃柏各等量。

用法：將上藥用中藥粉碎機打粉即成三黃粉。使用時調入生理鹽水適量灌腸，肛管插入約5～8公分，1歲以內患兒每次取三黃粉1克，生理鹽水20毫升；2～3歲取三黃粉2克，生理鹽水30毫升，4歲以上取三黃粉3克，生理鹽水40毫升。一般每日灌腸1次，病情較重者每日2次。

功效：清熱燥濕，解毒止痢。

醫師點評：黃連、黃芩、黃柏具有較強的清熱燥濕，解毒止痢之功，尤其對於濕熱痢療效頗佳，且採用灌腸法針對病位，直達病所。藥液被腸黏膜直接吸收，而迅速進入體循環故取效較捷。配製後的三黃粉具有長期儲存，不易變質、無需煎煮、用時即取等諸多優點。本法應用簡便，可免小兒服藥難之苦，頗受患兒及家長歡迎。治療期間應使患兒節制乳食，以免影響療效。

方2

組成：鮮苦瓜100克、苦瓜花10克。

用法：上藥搗爛絞汁，1～2歲者每次服5毫升，3～5

歲者每次服 10～15 毫升，每天服用 2 次。

　　功效：清暑解毒，涼血止痢。

　　醫師點評：小兒痢疾的治療應清熱解毒，涼血止痢。鮮苦瓜汁性味苦寒，有較強的清熱解毒的功效。故用鮮苦瓜汁治療痢疾，療效滿意。赤痢者可加蜂蜜 3～4 滴。白痢者加薑汁 2～3 滴。

　　方3

　　組成：車前湯 9 克、玫瑰花 4 克、大黃 3 克。

　　用法：水煎服。

　　功效：涼血解毒，清腸止痢。

　　醫師點評：本方《格物堂經驗良方》濕熱痢關鍵在於清熱化濕解毒，輔以調氣行血導滯。方中車前草涼血解毒，利尿止痢；玫瑰花行氣活血止痛，大黃清腸解毒，涼血蕩積，共奏涼血解毒，清腸止痢之功。

中　暑

　　方

　　組成：滑石 180 克、甘草 30 克。

　　用法：共研細末，每次用 9 克，和白蜜少許，冷水或燈芯湯調服。

　　功效：清熱利尿，解暑化濕。

　　醫師點評：方名六一，是以二味藥物用量比例命名。滑石性寒味淡，寒能清熱，淡能利濕，質重而滑，重則沉降，滑則利竅，重則解肌清熱，行水利濕，統治表裡上下三焦濕熱，甘草瀉火和中，藥僅二味使內蘊之暑濕從下而泄，則熱可退，渴可解，小便利，暑熱清。入白蜜矯味，

燈芯調服可增強清心利水之力。

傷暑感冒

方

組成：香薷、白扁豆各 10 克，厚朴 6 克。

用法：水煎去滓，置溫後服，一連吃 2 服。

功用：祛暑解表，化濕和中。

醫師點評：本方即後世通稱的三物香薷飲。香薷辛溫發散，兼能利濕，前人喻為夏令的麻黃，乃暑月解表要藥。厚朴化濕和胃，扁豆消暑和脾。合用具有祛暑解表，化濕和中作用。夏月乘涼飲冷，感受寒濕，身熱畏寒，頭重頭痛，陽氣為陰邪所遏，外則表氣不宣，內則脾不和，見症如上所述者，可以應用本方。去扁豆，加黃連名黃連香薷飲，用治濕盛於裡。

小兒出汗

方 1

組成：男子亂髮一握（燒存性）。

用法：上為細末，以絹袋盛置，乾撲之。

功效：斂汗。

醫師點評：外用血餘炭具斂汗之效，適用於小兒出汗不止。

方 2

組成：煅龍骨、五倍子各等份。

用法：為粉，用 9 克，醋調敷臍，晚放晨取。

功用：收斂止汗。

醫師點評：煅龍骨，五倍子收斂止汗，醋調增其收斂之功。

小兒濕疹

方

組成：蒼朮 60 克、川黃柏 60 克。

用法：共炒存性，為末，麻油調搽。

功效：清熱燥濕。

醫師點評：多由稟受胎毒及外感風濕聽致，孕婦懷孕期間，多食辛辣厚味菸酒等刺激物，或七情之火，均可貴熱於胎兒而發生濕疹。主要特徵是皮膚表面出現細粒紅疹，瘙癢流水，反覆發作，蔓延迅速，任何部位都可發生，以面部為多。黃柏清熱燥濕，蒼朮祛風燥濕。共奏清熱燥濕，祛風止癢之功。

消化不良

方 1

組成：柚皮。

用法：取柚皮之外皮含油脂部分（即皮色青的部分）炭火上置新瓦片，俟柚皮烤焦後取下並研成極細末，儲瓶備用。小兒每次 0.3～1 克，成人 1 克以上。

功效：行氣除滿。

醫師點評：柚皮很常見，大多都不知道柚皮還具有消食功效，製備方法較簡單，適於家中使用。凡遇小兒症見腹脹如鼓，大便不通者，可應用此方。成人亦可使用，見脘腹脹滿，噯氣頻作或呃逆不止者。

方2

　組成：人參、白朮、雞內金各等份。

　用法：上藥等分為末，周歲每服 1.5 克，白開水送服。

　功效：健脾胃，消食積。

　醫師點評：人參具有大補元氣，補脾益肺，生津止渴，安神增智的功效。白朮具有補氣健脾，燥濕利水之效。雞內金可運脾消食，三藥共用，針對「脾為後天之本」脾胃得健，食積即消。

方3

　組成：萊菔子 15～30 克（量小兒年齡大小選用，3 歲以下用 15 克，3 歲以上用 30 克）。

　用法：水 200 毫升，文火煎至 100 毫升，2 次溫服。

　功效：消食利腸。

　醫師點評：萊菔子即蘿蔔子，可消食化積，降氣化痰。家中可常備萊菔子以防消化不良。成人亦可服用，若有消化不良，可代茶飲。

方4

　組成：白豆蔻、茯苓各 3 克，半夏 1.5 克。

　用法：水煎服，入生薑 5 片、沉香 1 克，趁熱服。

　功效：溫中降逆，調中止嘔。

　醫師點評：寒吐多因過食瓜果冷食，凝滯中脘；或因過服苦寒攻伐之藥，中陽受損；或乳母過食寒涼生冷，致乳汁寒薄，或久病脾胃虛弱，中陽不振，不能承受水穀，致寒濁中阻，上逆而生嘔吐，症見小兒面色青白，糞青多沫，手足指（趾）冷，因寒而吐乳者。方中白豆蔻溫中化濕止嘔；半夏、生薑溫中和胃，降逆止嘔；茯苓健脾，沉

香降氣散寒。共奏溫中降逆，調中止嘔之功。

方5

組成：生蘆根 60 克、粟米 50 克。

用法：水煎，去滓，放入米煮粥，加生薑、蜂蜜少許食之。

功用：清熱生津，和胃止嘔。

醫師點評：方中蘆根甘寒，清熱生津，止嘔除煩；粟米蜜補益中氣；生薑和胃止嘔，共奏清熱生津，和胃止嘔之功。方中所用均為藥食兩用之品，且煮粥加蜜食之，香甜可口，患兒易於接受，確為食療良方。

方6

組成：白茯苓 30 克，烏梅肉（炒乾）、乾木瓜各 5 克。

用法：上藥三味為細末，每服 3 克，水煎溫服。

功用：健脾滲濕，生津潤燥。

醫師點評：若瀉下無度，水液耗損，陰津受劫者，治宜酸甘合用，以收斂陰津，化生陰液。方中白茯苓健脾利水滲濕，烏梅酸平，澀腸止瀉，生津止渴，木瓜酸溫，化濕和胃。共奏健脾滲濕，酸甘化陰之效。

方7

組成：高良薑、香附子各 30 克。

用法：共研細末，每次 6 克，開水送下。

功效：疏肝行氣，散寒止痛。

醫師點評：本方治證由肝鬱氣滯，胃有寒凝，氣滯寒凝所致。方中良薑溫胃散寒，香附疏肝行氣，氣行寒散，其痛可止。

小兒泄瀉

方1

組成：艾葉6克。

用法：將艾葉與生薑少許，水煎服。

功效：理氣血，逐寒濕，溫經，止血等。

醫師點評：本方治證乃因寒邪侵於腸胃。症見腸鳴腹痛、便瀉稀水、哭鬧不安、得暖哭止，治宜溫中散寒。方中艾葉具有溫經止血散寒止痛之功效，可用於虛寒性出血病症及痛經，帶下等。煎湯外洗還可治皮膚濕疹瘙癢。生薑有發汗、和胃、止吐、祛痰、驅風散寒、解表等作用。

方2

組成：棗樹皮3克。

用法：將棗樹皮煅存性研細末，用糖水送服。

功效：收斂止瀉，祛痰鎮咳。

醫師點評：本方治證主因脾胃運化失調所致，症見泄瀉不止，食慾減退。治宜止瀉和胃，方中單用棗樹皮，煅後性溫味甘，可收斂止瀉，糖水送服小兒較易接受。則胃氣得助，共奏和胃止瀉之功。

方3

組成：魚腥草6克。

用法：將鮮魚腥草用水洗淨搗爛，放少許白糖，用溫開水送服。可根據小兒年齡適當加量。

功效：清熱解毒，利尿消腫。

醫師點評：本方治症乃因熱邪迫及腸胃。症見瀉下起泡沫，稠黏，或注瀉如水，肛門紅灼，治宜清熱瀉火，魚

腥草又名九節蓬，折耳根，性寒味辛，歸肺經。《本草經疏》治痰熱壅肺，發為肺癰吐膿血之要藥。臨床有報導用其治療空洞性肺結核效果較顯著，亦可外敷治病。

方4

組成：枯礬、黃丹各等份。

用法：將枯礬研細，與黃丹混合研勻為敷。每次取6克。用鮮薑、蔥白適量搗如泥。調藥成膏，敷於臍部，外用紙護住，加布帶固定，以乾為度，以癒為止。

功效：祛寒，利濕，止瀉。

醫師點評：本方係參考《青囊回春》治小兒水瀉方擬定，主要用於夏秋季因感受寒濕引起的水瀉，特別是水樣便、量較多、舌苔白滑者，若寒甚至手足厥冷，可加胡椒7粒；若有高燒或明顯熱瀉症狀則不可用本方。方中枯礬、黃丹均有收澀作用，使水濕得斂，則便瀉即止。

方5

組成：焦山楂10克、茯苓10克、甘草6克。

用法：以淨水200毫升，煮沸後用文火煮至40毫升為宜，分4次空腹服藥，每次15毫升，每5小時1次，1日盡劑，可連服2～5劑，以病癒為準。

功效：消導，化滯，和中。

醫師點評：山楂炒焦更具消導化滯的作用；茯苓可利水滲濕，健脾，安神；甘草補脾益氣，緩急止痛，並緩和諸藥性。

方6

組成：白朮9克、懷山藥12克。

用法：以水煎，一日2次，溫服。

功效：補氣健脾。

醫師點評：方中白朮，可補氣健脾，燥濕利水；山藥具有益氣養陰，補脾肺腎的功效。二藥合用，甘緩止瀉，為小患兒脾虛久瀉之良方。

驗案：彭某，男，5個月，腹瀉3個月餘，每日4～5次，時有嘔吐，曾治療腹瀉仍不減，大便呈淡黃色，食差，體瘦，面黃，指紋青紫，舌質淡紅，苔薄白，診為脾虛久瀉，治以甘緩健脾止瀉法，方中加石榴皮12克，4劑後大便成形，每日1次。

方7

組成：生薑汁1湯匙、蜂蜜糖1湯匙。

用法：上用沸水燉15分鐘，用小茶匙調勻，小量放在病兒口中舌上，讓甚慢慢咽下，約用3～5茶匙即可。

功效：止嘔。

醫師點評：生薑汁祛風止嘔，蜂蜜緩急解毒。病兒吞嚥薑蜜後，氣順嘔停，為服中藥和口服保健液創造條件。

方8

組成：青蘋果1個。

用法：將蘋果洗淨，置瓷缸中（不加水），隔水煎至熟爛，或置籠中蒸熟，熟後去果皮，飲其自然汁，能食者，並食其果肉，量不拘。每日早晚各1次，每次服用1個。

醫師點評：傷食泄瀉多由飲食不當，暴飲暴食，以致脾胃受傷，傳導失職，升降失調而致。蘋果甘酸，即可營養形體，又可開胃健脾，由於其味鮮美，亦為小兒樂於服用。多年來，曾用此法治療傷食腹瀉數百例，均獲滿意效

果，一般一次見效。連服二三日可以痊癒。至於菌痢、腸炎，試之亦效，但需配合抗菌消炎，方能痊癒，蘋果治瀉，以青綠欠熟者為佳，紅黃熟透者次之。以色青入肝柔肝，生者酸重而兼澀，收斂止瀉力強。

方9

組成：苦參 60 克、木香 10 克。

用法：共研細末，每次用 1～2 克，溫水調糊敷於肚臍上，用傷濕止痛膏或膠布固定，對膠布過敏者可用紗布包裹，每日一換。

功效：清熱利濕，止瀉。

醫師點評：小兒濕熱泄瀉和濕熱痢疾，表現為大便次數增多，黏液便膿血便，腹痛或有裡急後重，肛門灼紅，舌紅，苔膩。嚴重者可出現不同程度的脫水現象，對小兒危害甚大。方中苦參清熱燥濕利小便；木香行氣止痛，現代藥理研究，其含有揮發油，對痢疾桿菌、大腸桿菌有一定的抑制作用，二藥合用具有清熱止痢，行氣止痛之功效。且屬外用藥，可解決小兒服藥困難之苦，每服 1～2 天均可收到滿意的效果，本方經臨床應用 30 餘年，頗受廣大患兒家長的讚揚。

方10

組成：肉豆蔻 2.5～5 克。

用法：將肉豆蔻切成薄片，取 1.5～2.5 克。用陶瓷茶杯盛藥，加沸水約 20～30 毫升，加蓋，隔水燉 15～30 分鐘。倒出藥汁溫服，分 1～2 次飲完，1～2 小時後可將原藥渣再放約 20 毫升開水復燉，再服藥汁。

功效：溫中祛寒，止瀉。

老中醫百病特效驗方

醫師點評：哺乳期嬰兒，服藥期間應暫停哺乳6～8小時，以米湯化之。

驗案：胡某，男，1.5歲，泄瀉3天，日瀉6次，水樣大便，伴嘔吐，四肢冷，體溫36.5℃，經西藥治療2天未效。用本法單味肉豆蔻1.5克燉服，當日瀉止，嘔止，次日，再服，排出軟便，獲癒。

方 11

組成：漢防己。

用法：將鮮漢防己曬乾，盛裝密封罐子，加米湯浸30天，再取出陰乾備用。同時以井水（冷開水亦可）將漢防己置於粗碗內磨成糊狀即可。1歲以下每次服藥液10毫升，1～3歲服20毫升，4～6歲服30毫升，隨年齡酌情增減，亦可研粉調成糊狀服。

功效：利小便，止泄瀉。

驗案：賴某，女，4歲。患兒某日因食一生黃瓜，次日晨起泄瀉3次，便淡黃色水樣物，飯後有輕微發熱，至下午瀉10餘次，嘔吐2次，不思飲食，經西醫治療無效，予以上法，每次服藥30毫升，1日2次，服1次後瀉泄次數減少，小便增多，服2次瀉即止，再服第3次以鞏固治療。

方 12

組成：蒼朮、山楂等份。

用法：上藥共研極細末，放置瓶內勿受潮濕，1歲以下，每次1克，3歲以下，每次1.5克，1日4次，糖水溫服。

功效：利濕止瀉。

醫師點評：根據小兒脾常不足，脾主運化，無濕不成瀉等特點，採用運脾，化滯，芳香利濕的藥物泄濁和中達到止瀉的目的。《本草崇原》提示：補脾用白朮，運脾用蒼朮。「運者和也」，具有行、轉、旋動之義，運與化，是脾的功能，蒼朮性味微苦，芳香悅脾，功能醒脾助運，疏化水濕，正合脾之習性，山楂消積開胃，消運兼備，與蒼朮配伍，久瀉必傷脾陽，故方中可加炮薑，溫陽止瀉。

方13

組成：罌粟殼5克。

用法：將上藥水煎成汁，用紗布浸汁後敷於臍部，一日調換數次。

功效：收斂止瀉。

醫師點評：小兒久瀉，滑脫固攝，罌粟殼性澀收斂，外敷臍部常有效。

注意：

① 在久瀉脾憊，升降失常，中焦空滯，胃不受納的情況下，可採用外敷療法。

② 哺期嬰兒，用藥期間應暫停哺乳，以炒米湯代之，以免泄瀉遷延難癒。

方14

組成：炙黃芪5～10克、黨參5～16克、炙甘草5～10克。

用法：上藥水煎服，一日2次，溫服。

功效：益氣健脾。

醫師點評：可據患兒具體情況酌量加減。腹脹加木香3～5克，香附5～10克；自汗加防風、牡蠣各5～10克；

小便不利加茯苓、澤瀉各 5～10 克；氣虛加人參 3～5 克。

方 15

組成：麝香、丁香、肉桂。

用法：上藥共研成細末，每次用 0.5～1.0 克，溫水調敷肚臍部位，以傷濕止痛膏固定，24 小時更換 1 次。

功效：溫補脾陽。

方 16

組成：生山藥 500 克、白糖 30～50 克。

用法：先將山藥軋成細末，過細羅。取山藥粉 50 克左右，置搪瓷缸內加適量涼水調勻，放置火上加熱，時時攪拌，待煮兩三沸後即成稀糊狀，加少許白糖。日服 4～5 次，每次 4～6 羹匙。若嬰兒可適當調稀，頻頻飲之。

功效：益氣養陰，健脾除濕，止瀉。

醫師點評：山藥甘平，既補脾氣，又益脾陰，且兼澀，性能止瀉，對於脾虛氣弱引起的泄瀉食少尤為適宜。小兒服藥困難，山藥又為尋常服食之物，以之做粥，少加白糖調和，小兒必喜食之。本方藥味雖少，然任專力宏，融益氣養陰，健脾除濕、止瀉於一爐，對治療泄瀉可謂藥證合拍，絲絲入扣。

方 17

組成：青黛 3 克、大米湯。

用法：將青黛研細末，調米湯服。周歲內小兒少服。

功效：清熱，涼血，解毒。

醫師點評：青黛又名青蛤粉、青紅花、靛沫花，性寒味鹹，歸肝、肺、胃經。有清熱解毒，涼血散腫之功；小兒暑瀉主因小兒感受暑邪，夏季常見，症見泄瀉如水、嘔

各論 常見疾病特效驗方

吐等。治宜清熱解暑。

疳　積

方1

組成：蟾蜍 1 隻、砂仁適量。

用法：將蟾蜍剖腹，取出內臟，將砂仁塞滿腹腔。用稻草紮住腹部，外用稀黃泥包裹，在火旁烤乾，到黃泥乾硬為止，將乾泥及稻草灰去掉，將蟾蜍連烤熟之砂仁一同研成細末，每日早晚各服 1.5～3 克，7 天為 1 療程。

功效：補胃健脾。

醫師點評：疳積是指患兒身體虛弱，面黃肌瘦，腹脹大，青筋暴出，皮膚粗糙，精神萎靡，不思飲食，消瘦等虛實夾雜的證候。病機為脾胃虛弱，血氣枯滯，臨證當以脾胃為重點，砂仁性辛溫，歸脾、胃經，可化濕，行氣，溫中；與蟾蜍共焙，更可溫中健脾。

方2

組成：牽牛子、大黃等份為末。

功效：消食導滯，祛痰化積，健胃調中，化瘀破淤，逐淤滌飲，清熱瀉火，解毒涼血。

醫師點評：大黃一味，幼少用之，可解胎熱時毒，消化積滯，退骨蒸積熱；婦女用之可調經活血，破積聚，血癖痞塊；老人用之，則推陳置新，明目通便，安和五臟，調中化食；牽牛子則祛積驅蟲，逐淤滌飲，尤長於治五積，兩藥製成牛黃散具有消食導滯等如上功效。

治食疳可加天竺黃面等化痰之品。疳積食傷，可消食導滯，治疳證每歲每日 0.5～2 克，治食傷，每歲每日 2

克，治納呆每歲每日 0.5～1 克；止腹瀉，妙在用量，大量（每歲每日 2～3 克）可攻堅止滯，滌蕩胃腸宿垢；中量（每歲每日 1～2 克），有清熱瀉火，祛痰滌飲之用；小量（每歲每日 1 克以下）則有健脾止瀉，清胃厚腸之功。

注意：勿使用過久過量，特別是病久體弱，特別是病久體弱，先天發育不良之患兒，更應慎用。

方3

組成：焦雞內金 15.6 克、焦黑芝麻 15.6 克。

用法：共為細末，製成餅狀，嬰幼兒每次服 3 克，溫開水送服。

功效：消積化疳。

醫師點評：方中焦雞內金消導健胃，黑芝麻養肝益腎，一消一補，補消兼施，適用於小兒體弱，脾運欠佳，消化力弱等消化不良及營養不良之病，可長期服用。

方4

組成：鵝不食草 3 克。

用法：將鵝不食草研細末，與豬肉燉食。

功效：有祛風，散寒，勝濕。

醫師點評：鵝不食草又名石胡荽、山胡椒、球子草、豬屎草、砂藥草、通天竅、蚊子草等。該藥性溫味辛，歸手太陰肺經。小兒疳積因脾胃虛弱或寒濕緊結者，多症見不思飲食，面黃肌瘦等，治宜健脾胃，祛寒濕。

方5

組成：胡蘿蔔 250 克。

用法：將胡蘿蔔水煎後，加少許紅糖服用。

功效：有下氣補中，利胸膈，調腸胃，安五臟等功效，

可代茶飲。

醫師點評：胡蘿蔔又名黃蘿蔔，性微濕甘辛。四季均有，口感佳。嬰兒積食主因飲食不節，傷於腸胃。症見積食不化，吐瀉不止，哭鬧不安，治宜消氣導食。

方6

組成：生梔子9克，雞蛋清、麵粉少許。

用法：將生梔子研成細末，加麵粉、雞蛋清，調成3個餅，分別敷貼在臍部、兩足心。

功效：有清熱，瀉三焦火，涼血，瀉火，清胃脘等功效，治五臟邪氣和胃中熱氣。

醫師點評：小兒積食主因脾胃運化失常，食物積滯。症見大便秘結，納食減少，胸悶腹痛。治宜運脾消積，瀉熱和胃。該方用生梔子，可瀉五臟邪熱之氣，雞蛋清有清熱解毒的作用，外用敷於臍、足心處，有通瀉脾胃積熱，調和臟腑陰陽，清熱安胃，健脾等功效。

方7

組成：五倍子9克。

用法：將五倍子焙黃，加醋搗爛，攤在布上貼於囟門或抹於臍腹。

功效：有生津液，止血解毒等功效，治腸虛泄痢，斂肺降火等。

醫師點評：五倍子可生津斂肺解毒，小兒多「脾常不足」，脾為後天之本，脾胃虛損則症見身體羸疲，面色萎黃，乳食不多等。治宜調理脾胃。外用敷貼囟門、臍腹，囟門為「大腦之門」，元神之府，位居最高，臍腹乃元氣所儲之處，元氣盛則元陰元陽得充。在這兩個部位給藥，

有綜合調護，調和內臟脾胃功能的作用。

方8

組成：雞內金3克。

用法：將雞內金研細末，用開水沖服。

功效：消積滯，健脾胃。

醫師點評：雞內金又名雞黃皮、雞食皮、雞中金、雞合子、雞肫子等，具有消積導滯，健運脾胃等功效。常用來治療食積脹滿，疳積等症。小兒疳積因脾胃虛弱，症見飲食無味，面黃肌瘦，神倦體乏者，治療關鍵是寬中健脾，和胃消積。該方簡單易行，療效頗佳。

方9

組成：丁香7枚。

用法：將丁香研細末，調入乳汁蒸熟服。

功效：有溫中暖胃，開九竅，舒鬱氣，祛風行水等功效。

醫師點評：丁香又名丁子香、公子香、支解香等，具有溫中開竅的作用。腎為先天之本，秉承父母之精，若小兒失天腎氣不足，症見小兒面黃肌瘦，肚脹筋青，氣虛體弱者，治宜溫中暖腎，適用此方。

方10

組成：萊菔子9克、芒硝6克。

用法：將萊菔子與芒硝共同炒熱，用布袋裝好，貼揉中脘。

功效：有下氣定喘，消食化痰等功效。

醫師點評：疳積主因小兒脾胃虛弱，寒濕入裡。症見飲食無味，腹脹腹瀉，惡寒怕冷，治宜散寒消積。方中萊

各論 常見疾病特效驗方

菔子乃民間常見的蘿蔔子，可消食化積，降氣化痰。芒硝有瀉熱通便，潤燥軟堅等作用。外貼揉中脘穴，中脘穴位於臍上，劍突下與臍的連線中點，有散寒消積、和胃安神等作用，治療小兒腹脹腸鳴，疳積等效果顯著。

佝僂病

方1

組成：黃芪10克、菟絲子10克、白朮10克。

用法：煎成200毫升，裝入瓶中備用。一日3次，每次10毫升，每週服1瓶，全程2個月，服藥期間停用維生素D製劑。

功效：健脾益腎，促進鈣質吸收。

醫師點評：方中菟絲子為益腎主藥。該品入肝腎兩經，補肝腎益精髓；白朮為脾經主藥，健脾益氣，既能燥濕，亦能實脾，復能生津；黃芪乃氣家主帥，率菟絲子、白朮入脾、肝、腎三經，使脾腎得益。

方2

組成：雞蛋殼。

用法：將雞蛋殼研末，炒至微黃，每次0.5克，每日2～3次，連服4週。

功效：補鈣。

方3

組成：丁香1.5克、黃芪9克、黨參9克。

用法：水煎服，每日1劑，分2次服；或製成糖漿，每次5毫升，每日3次。

功效：溫振陽氣，提高免疫力。

小兒急性腎炎

方

組成：螻蛄1～2隻。

用法：取紅殼雞蛋1枚，將其敲一小孔，再將螻蛄1～2隻放入蛋中，外用草紙或衛生紙浸濕包8～10層後，再放入草木灰水中或電烤箱內待熟後，棄紙及殼，趁熱食之。一般1～5歲每天吃有螻蛄蛋1個，6～10歲每天吃2～3個，10歲以上每天吃3～4個。

功效：利尿，消腫，通淋。

醫師點評：螻蛄能利大小便，消水腫，通石淋，消癰腫惡瘡等。其治療水腫，多在服藥1～2小時尿量及尿次增加。1天後大便由硬變軟或為稀水，繼之水腫逐漸消退。螻蛄藥源廣泛，無毒副作用，配雞蛋內服，小兒易於接受。

遺　尿

方1

組成：烏藥、益智仁、山藥各等份。

用法：為末，酒煎山藥末為糊，與米粥共飲。

功效：溫腎祛寒，縮尿止遺。

醫師點評：遺尿是小兒睡中小便自遺，醒後方覺的一種病症。嬰幼兒時期，對排尿的自控能力較差；學齡兒童白日遊戲過度，精神疲勞，睡前多飲等原因，偶然發生遺尿，這些都不屬病態，5歲以上的幼童，不能自主控制排尿，熟睡時經常遺尿，輕者數夜一次，重者可一夜數次，

則為病態。遺尿若長期不癒，易使兒童產生自卑感，且對小兒的智力、體格發育都有一定影響。本方緊扣腎氣不足，下元虛冷的病機，方中益智仁溫腎納氣，暖脾攝津，固澀縮尿，為君藥；烏藥溫散下焦虛冷，助膀胱氣化，以療小便頻數，為臣藥；更以山藥健脾腎而澀精氣；為佐使藥。諸藥合用，溫而不燥，除下元虛冷，助膀胱氣化而約束有權，遺尿自癒。

方2

組成：川楝子肉30克、吳茱萸15克。

用法：上為細末，每服3克，鹽湯送下。

功效：溫經散寒，行氣止痛。

醫師點評：本方主治因寒疝所致的遺尿，疝氣多屬肝腎氣虛，凡坐臥寒濕之地或風邪所致，以致血氣相搏而成。方中川楝子疏肝行氣止痛；吳茱萸溫中下氣，散寒止痛；鹽湯引藥入腎，共奏其功。

便　秘

方1

組成：玄參30克、麥門冬24克、細生地黃24克。

用法：水煎服，如不大便，可再劑煎服。

功效：增液潤燥。

主治：陽明溫熱病，津液不足，症見大便秘結，口渴，舌乾紅、脈沉細稍數或沉而無力。

醫師點評：本方治證 因熱病耗損津液所見。方中重用玄參養陰生津，潤燥清熱為主藥；麥門冬滋液潤燥，生地黃養陰清熱，為輔助藥。三藥均屬質潤之品，合用有滋陰

清熱，潤腸通便的作用。

方2

組成：鮮蒲公英全草或乾品 50 克

用法：水煎至 50～100 毫升，每日 1 劑頓服，可加適量白糖或蜂蜜調味。

功效：清熱解毒，緩泄，消腫散結。

醫師點評：取蒲公英治小兒熱性便秘，臨床療效滿意，在服藥同時養成每天定時排便習慣，多飲水多吃青菜，注意運動以增強胃腸蠕動功能。

鵝口瘡

方1

組成：牛黃（為末）0.3 克。

用法：上藥用竹瀝調勻，瀝在兒口中。

功效：清熱解毒，化痰。

醫師點評：鵝口瘡為小兒口腔、舌上滿布白屑，狀如鵝口，故名。因其白如雪片，故又稱「雪口」，因先天胎熱內蘊或口腔不潔，感受穢毒之邪，致邪毒蘊積心脾，上薰口舌而發病。本方治證由熱毒鬱結所致。方中牛黃苦涼，清心解毒；竹瀝甘寒，清熱豁痰。共奏清熱解毒化痰之功。

方2

組成：木通、生地黃各 6 克，生甘草 3 克。

用法：竹葉 20 片，水煎溫服。

功效：利濕消熱，滋陰瀉火。

醫師點評：本方治證脾胃濕熱上蒸口舌所致。方中木

各論　常見疾病特效驗方

通上清心火，下利濕熱；生地涼血清熱，滋陰生津；甘草
清熱火，竹葉清心利尿共奏利濕清熱，滋陰瀉火之功。

方3

組成：吳茱萸不拘多少。

用法：研粉醋調，敷兒腳心。退即去之。

功效：引火下行。

醫師點評：本方治證由心脾鬱熱，邪熱循輕上蒸口舌
所致。醋調吳茱萸敷兒腳心有引火下行之功。

新生兒臍炎

方1

組成：枯礬、龍骨（煅）各6克，麝香少許。

用法：上研細末，撒臍中。

功用：收斂燥濕。

醫師點評：臍濕是臍部被水濕邪毒所侵而致。方中枯
礬燥濕止癢解毒，煅龍骨燥濕斂瘡；麝香辛香走竄，活血
散結，消腫止痛。共奏收斂燥濕之功。

方2

組成：爐甘石30克（黃連製）、冰片7克。

用法：上藥和勻為末，乾摻患處，或以湯泡放溫，時
時洗洗，每日2次。

功效：斂濕解毒。

醫師點評：方中爐甘石甘平，有斂濕生肌的作用，用
黃連製後，增加了清熱燥濕，瀉火解毒之功；冰片解毒消
腫，外用以驅除水濕邪毒所致諸症。

第五章
五官科疾病

針　眼

方1

組成：薄荷 3 克、銀花 15 克、赤芍 9 克、白茅根 15 克、天花粉 9 克、枳殼 3 克。

用法：水煎服，日兩次。

功效：疏風清熱，活血通絡。

醫師點評：方中銀花、薄荷共為清涼疏散風熱之品。赤芍涼血散淤以消腫，佐以白茅根清熱利水，引邪下行。天花粉清熱生津，消腫散結。該方藥性平和，能使風熱之邪內清外疏，表裡分消。本方適用於針眼初起為化膿者。若已成膿者，非本方所宜。

方2

組成：蒲公英 50 克、野菊花 10 克。

用法：加水 1000 毫升，水煎煮，取汁 600 毫升，取藥液洗患處，每日 2 次。

功效：解毒清熱。

方3

組成：川牛膝 10 克、蒲公英 50 克。

各論　常見疾病特效驗方

用法：水煎煮，留取藥液 500 毫升，洗患處，每日 2 次。

功效：解毒通絡。

沙　眼

方 1

組成：麥門冬（去心）30 克、川大黃 30 克、川芒硝 30 克、茺蔚子 45 克、車前子 45 克、黃芩 45 克。

用法：上為散。每服 9 克，以水一碗，煎去滓，食後溫服。

功效：清熱瀉火，養陰通便。

醫師點評：方中以黃芩清熱瀉火、解毒、燥濕；茺蔚子活血行氣，以助消腫、養陰；車前子清熱利濕與硝黃相配以使邪以二便分消，以「釜底抽薪」。另外，大黃又能清熱解毒活血祛淤，芒硝可軟堅散結；麥門冬、茺蔚子又能顧護正氣。本方宜加強清熱解毒之功。

方 2

組成：黃芪30 克、茺蔚子 30 克、麥門冬（去心焙）30 克、地骨皮 30 克、玄參 30 克。

用法：上為粗末，加適量水，煎去滓，食後、臨睡溫服，每日三次。

功效：益氣養陰，清熱瀉火。

醫師點評：本方主治多為患者素體虛弱，又感熱毒，上攻眼瞼引起的眼瞼硬赤腫痛，瞼內生有顆粒、疙瘩不平等。

方 3

組成：桑葉 10 克、元明粉 5 克。

用法：水煎煮，留取藥液 500 毫升，洗眼，每天 2 次。

功效：清熱瀉火，適用於沙眼。

眼腫如桃（眼瞼水腫）

方1

組成：黃連（去鬚）45 克、防風（去叉）30 克、牛蒡子（炒）60 克。

用法：上焙過為末，煉蜜為丸，如梧桐子大。每服 30 丸，食後以溫水下，臨臥再服。

功效：疏散風熱，清心瀉肝。

醫師點評：本方所治眼疾，實屬胞腫如桃範圍，症見瘡瞼高腫，瞼閉不開，皮色紅赤，伴眼脹頭痛等。

方2

組成：苦竹葉 30 克、黃連 30 克、黃柏 30 克、梔子仁 30 克、玉竹（湯浸去赤皮）15 克。

用法：上藥銼細，以水三大碗，煎至一碗，去滓，澄清，溫水洗眼，每日 5～7 次。

功效：清熱燥濕，瀉火解毒，養陰生津。

醫師點評：此方所治眼熱毒以致眼瞼腫垂遮睛，甚則眼閉不開。本方煎湯外洗，藥物直接作用於局部，更利於藥效發揮。但注意若局部已化膿者，不宜用本方，且及時切開排膿。

近　視

方1

組成：附子 3 克、北五味 3 克、熟地黃 30 克、玉竹

30 克、山茱萸 15 克。

用法：水煎服，每日 2 次。

醫師點評：本方主治近視。近視多由先天稟賦不足，後天失養，至肝腎陰虛，目失濡養，神氣衰微，致使光不能及遠而僅能視近，治當培補正氣，本方諸藥合用，補中寓清，清中有滋，先天充而腎精旺，後天足則陰液充，目有所養，則華光及遠。偏陰者加山藥、枸杞子，滋陰明目；脾胃熱者，加黃芪、茯苓、白朮健脾益氣以滋後天氣血生化之源。

方2

組成：磁石（火煅紅醋淬）30 克、甘菊花 30 克、石決明 30 克、肉蓯蓉（酒浸、切焙）30 克、菟絲子（酒浸一宿，火焙乾）30 克。

用法：用雄雀 15 隻，去毛、嘴、足、留肚腸，以清鹽 20 克，水 3 升同煮，令雄雀爛，水欲盡為度，取出先搗如膏，和藥末為丸，如梧桐子大小。每服 20 丸，空心溫酒送下，日 2 次。

功效：補養肝腎，療目昏花。

醫師點評：本方主治肝腎氣虛上攻，神氣衰弱，不能上養於目，證見眼目昏暗，遠視不明，眼內生黑花。諸藥和用，於補中以清瀉，使補而不滯，精血得充，目得濡養，則視物如常。見肝陽亢盛者加鉤藤，清熱平肝潛陽。本方有金石之品，不宜久服，脾胃虛弱者慎用。

目 癢

方1

組成：荊芥穗 45 克、當歸（切，焙）45 克、赤芍藥 45 克、黃連（去鬚）30 克。

用法：上藥搗為散。每服 6 克，水一碗半，煎至一碗濾去滓，熱洗淚出為度。

功效：清肝瀉火，去風止癢。

醫師點評：本方主治因肝氣壅滯，熱毒不得宣散於外，循經上炎於目，而發目癢，熱壅氣血運行不暢，證見目癢兼痛。熱毒為先，兼復肝用，使熱毒得以內清外散。諸藥配合，散中有補，清中有養，去邪而不傷正，使風熱毒得去，則目癢痛得止。加減：肝鬱有熱者加梔子、牡丹皮、香附等疏肝清熱。

方2

組成：川烏（熗，去皮尖）15 克、羌活 3 克、防風 3 克、川芎 9 克、荊芥 9 克。

用法：上為末。每服 6 克，食後薄荷湯調下。

功效：驅風止癢。

醫師點評：本方主治因風邪侵襲，邪氣滯於眼眦肌湊之間，而發為目癢。治宜祛風為主。

耳鳴、耳聾

方1

組成：柴胡 30 克、香附 30 克、川芎 15 克。

用法：上為細末。每服 9 克，開水調下，早晚各一次。

功效：疏肝理氣、活血通竅。

醫師點評：耳為宗脈所聚之處，諸經病變皆可影響及耳，尤以肝膽二經首當其衝。若起居失宜，猝受驚恐，氣血乘亂；或勞力閃挫，脈絡受損，血溢脈外，氣血淤阻，皆可導致耳部氣血運行障礙；竅絡阻閉發為耳聾。治宜行氣活血，通絡開竅。全方共成行氣活血之劑。適用於氣血淤滯而致的耳暴聾證。

方2

組成：香附子（炒）9克、茯神6克、黃連6克、桂心3克、甘菊花3克、燈心草10克。

用法：上為細末。每服5克，溫水調下。

功效：疏肝調氣，平肝瀉火。

醫師點評：本方主治怒氣上逆，上下不得宣通，遂成聾瞶。肝，喜條達，惡鬱怒，鬱則氣結化火，肝火上逆勢猛，擾於清竅，故發為暴聾，且耳有閉塞。如古人所說：由怒氣厥逆，氣壅於上而聾者。治宜清肝瀉火，開鬱通竅。全方配伍，清肝、疏肝使氣機宣通，而通閉開竅。肝火盛者加龍膽草3克。

方3

組成：人參（為末）10克、防風（去叉，為末）3克、磁石（搗碎，棉裹）60克、豬腎（去筋膜，細切）一對。

用法：先將磁石於銀器中，以水10升煮取3升，入豬腎及粳米0.5升，如常法煮粥，候熟入前兩味，更煮數沸，空腹服。

功效：補腎元，通耳竅。

醫師點評：本方屬食療範圍，用治元氣方虛，浮陽上擾所致之耳聾、耳鳴。方中人參大補元氣以治其本為君。磁石鹹寒滯重入肝腎，養腎益陰，平肝潛陽，而有聰耳明目之效；豬腎取「以臟補臟」之理，助人參補益腎元，均為臣藥；防風輕清升散，使補而不滯，為佐使；粳米能養胃防金石藥傷胃。全方如此配伍，作粥服，能補竅通利。

方4

組成：龜板膠、鹿角膠各等份。

用法：合煎，日2次。

功效：補腎精、益耳竅。

醫師點評：此方主治耳聾屬精脫者。方中鹿角膠，功能益精血，又伍以龜板膠，「補心、補腎、補血，皆以養陰也」兩藥相合，以血肉有情之品峻補陰陽，使腎精充上濡養耳竅。

方5

組成：熟地黃30克、生地黃30克、麥門冬30克、玄參30克、石菖蒲3克。

用法：水煎服。一劑而痛止，二劑而響息，三劑而痊癒。

功效：滋陰，降火，通竅。

醫師點評：本方主治腎水不足，腎火上沖，擾於清竅，而致耳聾；虛熱易傷氣耗津，阻滯脈絡，不通而痛。治宜滋陰降火。全方配伍，滋腎陰，清虛火，使虛火自降，耳聾則癒。本方較滋膩，脾虛便溏者慎用。亦可加知母、黃柏滋陰降火；加蔓荊子、薄荷清利頭目，散熱於外。

方6

組成：白芍 90 克、柴胡 9 克、梔子 9 克、熟地黃 90 克、山茱萸 90 克。

用法：水煎服，日 2 次。

功效：補腎平肝。

醫師點評：此方主治「腎水虧虛」，腎陰不足，又加怒則傷肝，肝膽之氣隨之上逆，犯於清竅，耳中聞螞蟻戰鬥之聲音。證為虛實夾雜，治宜扶正祛邪。方中熟地甘溫補腎，滋陰養血；柴胡疏肝解鬱，調暢氣機，兩藥共為君藥，滋腎平肝。山茱萸滋腎益肝，白芍養陰柔肝，共用可滋腎水，柔肝體，助肝用。梔子清肝瀉火。

耳癤耳瘡

組成：升麻 3 克、桔梗 1.5 克、昆布 6 克、連翹 6 克、龍膽草 3 克、射干 1.5 克。

用法：水煎服。

功效：疏散風熱。

醫師點評：此方主治風熱邪毒侵襲外耳道，傷及肌膚，阻滯經絡，氣血凝聚，故耳部腫痛，突起如椒目狀。治宜疏風清熱解毒。方中升麻疏散風熱，清熱解表，為君藥；連翹清熱解表，透散上焦之熱邪，為臣；佐龍膽草瀉肝膽之火，利濕消腫；昆布清熱散結，射干清熱解表，使以桔梗宣肺。

過敏性鼻炎

方 1

組成：紫草 10 克、甘草 10 克、徐長卿 10 克、旱蓮草 10 克、蟬蛻 3 克。

用法：水煎服，每日一劑，一日 2 次。

功效：治療過敏性鼻炎。

醫師點評：過敏性鼻炎是指感受風冷、異味氣體刺激導致突然和反覆發作的鼻癢、噴嚏、流清涕、鼻塞等為特徵的鼻病。此方治療各種類型的過敏性鼻炎，有報導在江蘇地區治驗 180 例，總有效率 97.8%，如涕多不止，加石榴皮、益智仁、訶子；體虛者加黃芪、百合；鼻癢、鼻塞重者可加地龍、烏梅。

方 2

組成：防風 30 克、白朮 60 克。

用法：上藥搗為末。每服 9 克，用水 300 毫升，加大棗 1 枚，煎至 200 毫升，去滓，飯後服，日兩次。

功效：衛氣固表。

醫師點評：本方治療證屬正虛而表衛不固，外邪乘虛而入所誘發的過敏性鼻炎。主要症狀：患者自汗、易於感冒、汗出怕風寒、面色萎白、舌質淡或苔薄白。

本方曾治療此類型過敏性鼻炎 225 例，結果痊癒 106 例，症狀控制 72 例，有效 38 例，無效 9 例，總有效率為 84.7%。又用本方加當歸、辛夷、五味子、石菖蒲各 10 克，白芍 15 克、細辛 3 克、蟬蛻、甘草各 6 克；伴黃涕加茯苓 10 克、敗醬草 20 克；食少納呆、周身無力者加茯苓

15 克、陳皮 10 克，治療本病 34 例，結果 26 例痊癒、好轉 7 例，總有效率為 97%。

鼻　淵

方 1

組成：辛夷 15 克、蒼耳子 7.5 克、香白芷 30 克、薄荷葉 1.5 克。

用法：上藥曬乾，研為細末。每次服 6 克，飯後用蔥、茶調下。

功效：疏風清熱。

醫師點評：鼻淵常以鼻流濁涕、量多不止為主要特徵，有急性、慢性之分，發病程度相當於急慢性鼻竇炎。本方所治鼻淵為急性鼻淵，臨床往往伴有鼻塞發作，嗅覺減退；鼻甲黏膜紅腫，頭痛，全身並見發熱惡寒、口渴；舌紅苔薄。本方通竅效優，但清肺之力不夠，臨床宜加菊花、桑葉、葛根疏散風熱，以及加石膏、黃芩、連翹清肺泄熱；頭痛者加蔓荊子、藁本、川芎，以疏風止痛。切忌：蒼耳子有毒應少用。

方 2

組成：鵝不食草 650 克、辛夷花 150 克。

用法：煎水 2 次，藥液混合，濃縮成 1.5 升，加鹽酸麻黃素粉 3.75 克，葡萄糖粉 15 克，過濾消毒，瓶裝備用，滴入鼻中。

功效：通宣鼻竅。

醫師點評：鼻淵為鼻科常見病、多發病，臨床表現除了鼻流量多、黃白黏涕以外，常伴有鼻塞時乍，嗅覺減

退，前額或顳部疼痛等症。採用本方滴鼻，以宣通鼻竅，不失一有效方法與途徑，必要時可配通鼻竅的內服方，以促進病癒。

方3

組成：辛夷 6 克、當歸 30 克、柴胡 3 克、炒梔子 9 克、玄參 30 克、貝母 3 克。

用法：水煎服，日 2 次，一劑涕減，再劑涕又減，三劑病痊癒。

功效：清泄膽熱，宜通鼻竅。

醫師點評：本方適應症的特點是鼻涕黃濁黏稠如膿，量多味臭鼻塞，不辨香臭，偏正頭痛，口苦咽乾，發熱目眩，舌紅苔黃，脈弦數。本方宜加龍膽草、黃連、黃芩、澤瀉、車前子清膽利濕之品，以增強療效；鼻塞重者宜加鵝不食草、白芷、細辛類宜鼻竅藥物，以加速病癒。

注意：鼻淵寒證，氣虛者忌用。

慢性咽炎

方1

組成：玄參 15 克、麥冬 15 克、薄荷 15 克、甘草 15 克。

用法：將以上各飲片消毒後分別碎成粗末、充分混合均勻後，分裝入棉筋紙的小袋內，每袋 6 克，袋口再縫製好即可。每日 2 次，每次 1～2 袋，用沸水沖泡代茶飲、15 天為 1 療程，飲用 1～2 療程。

功效：養陰潤肺，利咽潤喉。

醫師點評：患者自覺咽部乾痛、口乾鼻乾、吞咽不利。

伴煩熱，乾咳少痰，盜汗，氣短乏力，形體消瘦等，同時咽部有異物感。本方養陰清肺，利咽潤喉可治療此類咽炎，曾治療慢性咽炎80例，總有效率為97%。

方 2

組成：玄參6千克、南沙參4千克、青果3千克、生甘草3千克。

用法：以上四藥水煎2次，每次15小時，濾過濃縮，至稠膏狀（約6000毫升左右），冷後加入3倍量乙醇，沉澱24小時以上，傾取上清液蒸餾回收乙醇，再繼續濃縮至5000毫升左右，加入乾燥的糖粉和糊精混勻，篩製成顆粒，乾燥過濾後分裝成小袋，每袋15克、每次1袋，開水沖服，每日3次，15天為1療程。

功效：清咽利喉。

醫師點評：曾治療慢性咽喉類224例，男124例，女100例；結果患者咽及喉部有不適，灼熱、異物感以及咽喉痛、乾咳、聲音嘶啞等症狀消失為顯效，共120例，症狀消失共90例，以上症狀無好轉者無效4例。

喉　病

方

組成：青黛90克、芒硝60克、白僵蠶30克、甘草120克。

用法：上為製為細末，用臘月內牛膽汁兒有黃者盛為其中，蔭49日或更多。

功效：清熱，解毒，利咽。

醫師點評：急性單純性咽炎，中醫又稱為風濕喉痺，

以咽部紅腫疼痛為主要症狀，是風熱邪毒所致。咽喉部氣血淤滯，亦有傳染性。治宜清熱解毒。方中青黛清熱解毒，涼血消腫。黃膽亦清熱解毒之品，助青黛解咽喉部之熱毒，芒硝使邪熱從大便發，僵蠶以疏散風熱，甘草重用，即可清熱解毒又調和諸藥。腫熱重，加射干、山豆根解毒利咽。切忌：脾胃虛寒者禁用。

牙　痛

方1

組成：黃芩9克、石膏9克、生甘草6克、半夏9克、升麻6克、芍藥9克。

用法：水煎服，熱服，慢慢嚥，每日2次。

功效：清熱瀉火，散結消腫。

醫師點評：本方為主治熱盛牙齦腫的方劑。上藥共成清熱瀉火，散結消腫之劑。對於風火熱引起牙齦腫痛均可奏效。可加牡丹皮、生地黃增涼血消腫之功。熱盛生痰者，加枳實、黃連以辛開苦降，除痰熱內結。無實熱實火者慎用。

方2

組成：白附子6克、知母6克、細辛6克、川芎12克、高良薑12克。

用法：研為末，以棉裹少許著牙齒上，有汁吐出，一日2次。

醫師點評：本方主治齲齒及蟲病。齲齒牙痛多為濕熱，搏結於口齒之間，鬱久生腐，牙體受損所致。此方清熱除濕，辛散辟邪，祛風止痛之效，則濕熱解，而蟲痛自癒。

口　臭

方1

組成：省頭草9克、藿香9克、豆蔻3克（後下）。

用法：煎水代茶飲用。

功效：清謂化濕。

醫師點評：口臭是一種常見的胃熱之病。方中省頭草清胃熱，藿香、豆蔻化濕。一般3～7劑即可見效。

方2

組成：生石膏粉6克。

用法：沖開水，服上清液。

功效：清熱瀉火，除煩止渴。

醫師點評：石膏善清氣分實熱，尤善清胃瀉火。胃火得瀉則口臭無。此外，民間有將泡過的茶葉渣放在嘴裡嚼，每日2～3次，連用數日。

牙齦出血

方1

組成：槐花。

用法：將槐花略炒研末，以指頭蘸末塗牙關止血為度。

功效：清熱，涼血，止血。

醫師點評：槐花可治吐血、衄血、便血、痔血、尿血、崩漏。槐花炒用可止血。

方2

組成：生蒲黃12克、五靈脂10克、丹參18克、雞血藤18克、當歸12克、黃芪20克、山楂12克、白茅根20

克。

　　用法：水煎服。

　　功效：清熱，涼血，止血。

　　醫師點評：此方治療牙齦出血，採用了活血化淤的方法，臨床效果顯著。

各論　常見疾病特效驗方

第六章
皮膚科疾病

癬

方1

組成：絞股藍。

用法：視皮損範圍取 30～90 克新鮮絞股藍頭部較嫩莖葉，放於雙手掌面中間，合攏雙手用力揉搓，直到用兩手指對捏浸汁為宜，而後用紗布包裹，使液汁從布縫中浸出，再用力反覆塗擦患部，每天 3～5 次，一般 5～7 天即可痊癒。

功效：消炎解毒。

醫師點評：絞股藍又名七葉膽，具有抗腫瘤，降血脂，減肥，降血糖，治哮喘，抗潰瘍，鎮靜止痛，保肝，調理神經，強化補益，抗衰防老等廣泛生理活性。而且毒性低，副作用小，本品味苦，性寒，因其有消炎解毒之功能，故對脾胃有熱，血燥生風所致的手足癬有效。臨床證明凡屬淺部霉菌性皮膚病，本藥均有確切療效。

方2

組成：大黃、米醋。

用法：大黃 100 克，放入米醋 100 毫升中，浸泡 10

老中醫百病特效驗方

天。用該液浸泡患手，每次 20 分鐘（兒童 10～15 分鐘），每天 2 次，1 週為 1 療程。

功效：散淤滅癬。

醫師點評：手癬是發生於指間及手掌的皮膚癬菌感染，中醫謂之「鵝掌風」，以皮膚粗糙，變厚，乾裂為特徵。現代藥理研究表明，大黃對常見的致病真菌有抑制作用，上方以抑制致病真菌的大黃為主藥，輔以食醋之酸斂，以助其效力滲透至病所，故而用治手癬有效。為預防復發或再感染，必須徹底治好，家庭內其他人員患有該病者也要同時治好，並注意衛生，不用公共毛巾等。

方 3

組成：桑皮汁。

用法：在桑樹科植物桑樹的主桿上用小刀割一深痕，待有白色液汁流出，即取汁均勻地塗搽患處（亦可接在小瓶中備用，但以新鮮者效佳）。用藥後均用水沖洗，每天 1～2 次，10 天為 1 療程。

功效：清熱解毒。

醫師點評：桑皮汁為桑科植物桑樹皮中的白色液汁，味苦，可治小兒口瘡，外傷出血。《本草綱目》謂其能「解百毒氣」，具有消熱解毒之功。臨床上用於治療足癬、手癬、體癬、股癬療效顯著。

方 4

組成：麻黃。

用法：麻黃 15 克（成人量），清水 1 小碗，武火煎沸 5 分鐘，溫服，每天服 2 次，連續服至癢止停藥。

功效：疏風解表，發汗止癢。

各論　常見疾病特效驗方

醫師點評：頑癬每於夏季炎熱汗泄不暢而發，邪氣鬱於皮膚腠理之間，外不得透達，內不得疏泄，邪正交爭而致。麻黃可疏風解表，發汗止癢，通腠理，泄邪惡氣，使邪從汗而解，故獲效顯著。素有鼻出血及高血壓者忌用。

手脫皮

方

　　組成：夏枯草。

　　用法：取夏枯草 100 克，水煎 2 次，泡洗雙手，每天 2 次，每次 30 分鐘，連續 10～15 天。

　　功效：消肝火，解內熱，補肝血。

　　醫師點評：夏枯草有清火明目，散結消腫之功能，臨床上用其單方可治療脫皮，並認為此症乃氣血不能濡養肌膚所致。手脫皮一症，古今文獻鮮見，《中醫症狀鑒別診斷學》一書也有記載。此類患者常雙手脫皮，乾燥，每年春、秋各發病 1 次。其脫皮均為手掌面，但無瘙癢，故排除鵝掌風。臨證需注意鑒別。

帶狀疱疹

方 1

　　組成：地龍、白糖。

　　用法：取較大活地龍 10 條，用清水洗淨後置杯中，加白糖 60 克輕輕攪拌，放置 24 小時後製取黃色地龍浸出液備用。用時以棉籤將製取液塗去疱疹表面，每天 5～6 次，5 天為 1 療程。

　　功效：清熱解毒，通絡止痛。

老中醫百病特效驗方

醫師點評：西醫認為帶狀疱疹係水痘病毒沿周圍神經引起水疱，主要病變在皮膚和神經組織。中醫稱本病謂「纏腰火丹」，「蜘蛛瘡」，「蛇串疱」係肝脾內蘊濕熱，兼感邪毒所致。地龍外治帶狀疱疹，古今文獻均有記載，因其具有清熱解毒，通絡止痛的功能，且外治直接給藥能使藥力直達病所，故能取得較好的止痛消腫和促進皮損恢復的功效。

方2

組成：菟絲子。

用法：取菟絲子50～100克，焙乾後研成粉末，加小麻油調成膏狀。用藥前，先用生理鹽水棉球洗淨患處，遂將菟絲子膏塗上，每天早晚各塗藥1次。

功效：柔潤肌塊，收斂止痛。

醫師點評：菟絲子功能補腎固精，養肝明目，健脾止瀉。臨床認為本品具有收斂、止痛、抗病毒作用，故治療帶狀疱疹療程短，治癒率高。

方3

組成：新鮮海金沙莖葉。

用法：新鮮海金沙莖葉30～60克，用涼開水洗淨後搗爛，加適量燒酒，調敷患處，用布帶包好，每天1次。

功效：清熱解毒。

醫師點評：海金沙莖葉具有清利濕熱之功，且海金沙全草的清熱作用較其孢子為勝。鮮品搗敷患處，藥效更易發揮。《民間草藥驗方》用治纏腰火丹；鮮海金沙葉切碎搗爛，酌加麻油及米泔水，同擂成糊狀，塗抹患處。

組成：蚤休粉、食醋。

用法：取蚤休粉、食醋（無食醋用溫開水代）各適量，調勻備用。每日 2～4 次塗搽患部。7 日即可痊癒。

功效：清熱解毒。

醫師點評：中國醫學認為帶狀疱疹與外感濕熱邪毒有關，蚤休味苦，性微寒，小毒。歸心、肝經。具有清熱解毒作用，為瘡家之要藥。用於治療帶狀疱疹屬熱盛型。

蕁麻疹

方

組成：生艾葉、白酒。

用法：生艾葉 10 克，白酒 100 克，共煎至 50 克左右，頓服。每天 1 次，連服 3 天。

功效：溫經散寒，袪風除濕。

醫師點評：蕁麻疹俗稱「風疹塊」，屬中醫「癮疹」範疇，其特徵為皮膚瘙癢，搔之出現紅斑隆起，形如豆瓣，堆累成片，忽隱忽現，發無定處，消退後不留痕跡。西醫認為本病由變態反應所引起，它發生的原因是抗原物質的存在，內因是患者的過敏體質。

中醫臨證辨治可分為風寒、風熱及血虛風燥三類證候。艾葉味辛、苦，性溫，功能溫經散寒、袪風除濕，白酒辛熱升陽，以助艾葉溫散之力，對辨證屬風寒之蕁麻疹最適合。

老中醫百病特效驗方

濕　疹

方

組成：鮮烏桕葉。

用法：取鮮烏桕葉適量，搗碎取汁（或乾品50克，加水200毫升，煎汁濃縮後取藥液100毫升）直擦患部，每次2～3遍。若患處滲液較多，擦後用烏桕散（烏桕葉適量焙乾，研極細末）直接外撒；若患處乾燥結痂，有皸裂或鱗屑，則擦後用烏桕葉油（烏桕散30克，置100克香油中浸泡24小時後，以陶器存裝，文火煮沸15分鐘，冷卻備用）外塗。每天換藥1～3次，8天為1療程。

功效：清熱利濕，解毒消腫，收斂生肌。

醫師點評：烏桕葉味苦，性微溫，有水毒。本品治濕疹，古今文獻均有記載。為提高療效，治療前宜用溫開水洗淨患部，清除污濁，疏鬆汗腺，利於藥物吸收，同時控制飲酒，禁忌辛辣、油膩及魚腥食品，避免過度搔抓、洗拭及毛皮化纖織物等不良刺激，以防病情反覆加重。

神經性皮炎

方1

組成：食醋。

用法：取食醋（以瓶裝陳醋為佳）500克，放入鐵鍋內煮沸濃縮至50克，裝瓶備用。使用前去抓提患處皮膚（能疏鬆汗腺，便於藥力直達病所），再用溫開水（切忌用生冷水）將患處洗淨，然後用消毒棉球蘸濃縮食醋搽抹患處。每天早晚各1次。

功效：散淤，解毒，殺蟲。

醫師點評：醋乃食藥兩用之佳品，很多外用散劑多用醋調。功能散淤、止血、解毒、殺蟲。現代臨床已有用於預防流行性感冒及流行性腦脊髓膜炎，治療急慢性傳染性肝炎。濃食醋治療神經性皮炎臨床上應用效果頗佳。

方2

組成：白頭翁葉。

用法：新鮮白頭翁全草，用藥前取其葉子，沖洗乾淨，浸泡於清水中。先將皮損局部用熱水浸軟，然後將白頭翁鮮葉輕揉至有葉漿滲出，按皮損大小，將揉皺的葉子緊貼於患處，其上用二層紗布覆蓋後輕壓。一般貼敷 10～20 分鐘，以患處有灼痛感為止，然後將藥葉除去，局部勿需處理。一般 1～2 天後局部有水泡出現，癢感消失。如果不出現水泡，可重複貼敷。若貼敷後水泡較大，疼痛較重，可抽疱後用呋喃西林紗布包紮，以防感染。

醫師點評：神經性皮炎好發在頸部兩側（90%以上），以皮膚粗糙肥厚，劇烈瘙癢為特徵，中醫稱之謂「攝領瘡」。該病病程較長，藥物治療很難根治。藥理研究表明，白頭翁新鮮莖、葉榨取的液汁在體外對金黃色葡萄球菌、綠膿桿菌有抑制作用。

方3

組成：黃柏、食用醋精。

用法：將黃柏 50 克，放入食用醋精 200 毫升中，浸泡6～7 天，紗布過濾，濾液分裝在 5 毫升瓶中放置備用。用時將患處用溫水洗淨，用竹籤蘸藥液點搽患處。塗藥的患處可呈現灰白色，這是該藥高濃度的醋精脫水作用，使其

患部萎縮，加之角質剝脫溶解的協同作用，使患處苔蘚樣鱗屑脫落。

功效：清熱燥濕，解毒療瘡。

醫師點評：神經性皮炎的主症是瘙癢和苔蘚樣皮損，中醫多從濕毒診治。黃柏功能清熱燥濕，解毒療瘡。不僅對多種致病細菌有不同程度的抑制作用，且對若干常見的致病性真菌也有不同程度的抑菌作用，故用其治療神經性皮炎是合適的。

放射性皮炎

方

組成：首烏藤。

用法：鮮首烏藤適量，搗爛成糊狀，炎症局部清洗乾淨（禁用肥皂洗滌）將藥糊外敷，每晚1次，療程3～7天。避免日光及冷熱刺激，防止外傷及感染，適當增加營養，服用維生素類藥物。

功效：養血祛風。

醫師點評：首烏藤又名夜交藤，功能養血安神，祛風通絡。常用於失眠多夢，亦可治血虛身痛，風濕痹痛，外治皮膚瘙癢等病症。

現代實驗研究出現，鮮首烏藤外敷治療放射性皮炎的療效是確切的。癌症患者經放射治療後，每多出現血虛症等，表現為乾性脫屑者證屬風燥，表現為濕性脫屑者當屬風濕，一味首烏藤用於治療放射性皮炎非常適宜。

黃褐斑

方

組成：生山楂、雞蛋清。

用法：生山楂 300 克，研為細末備用。患者先用溫水洗面，毛巾揩汗，取藥粉 5 克，雞蛋清適量，調成糊狀，薄薄覆蓋於面部，保留 1 小時，早晚各 1 次。敷上藥糊後，可配合於按摩以助藥力吸收，60 次為 1 療程。

功效：行氣散淤。

醫師點評：山楂有消食健胃，行氣散淤之功能，臨床常用於肉食積滯，胃脘脹滿，瀉痢腹痛，產後淤阻，疝氣脹痛等病症。黃褐斑多由肝鬱氣滯血淤所致，山楂行氣散淤，擴張血管，故治之有效。

瘢痕疙瘩

組成：芙蓉葉。

用法：端午日採芙蓉葉，不拘多少，陰乾後研細末備用。用時以茶清調成糊狀塗患處，每天數次，次日需洗淨原藥痂再塗，少數患處塗藥後 3～24 小時局部有淡黃色黏液滲出，用乾棉球揉去即可，不妨礙用藥。

功效：清熱解毒，消腫。

醫師點評：皮膚的瘢痕樣病變中，增殖性瘢痕疙瘩兩者在診斷上易於混淆，前者為在燒傷或切口上的瘢痕的增殖不會超過原切口或創面的範圍。後者屬皮膚腫瘤，可向周圍增殖。芙蓉葉功能清熱解毒消腫，其所治療的瘢痕疙

瘩，應以有熱毒之邪蘊伏者為宜。

方2

組成：三七粉、食醋。

用法：三七粉，用食醋調成膏狀，外敷患處，每天2～3次，至癒為度。

功效：活血化淤，消腫定痛。

醫師點評：瘢痕疙瘩屬於皮膚腫瘤，可向周圍增殖。三七活血消腫臨床上用於治療瘢痕疙瘩療效顯著。

扁平疣、尋常疣

方1

組成：生薏苡仁。

用法：取生薏苡仁900克，粉碎後過80目篩備用。每次用溫開水送服15克，每天早晚各1次，1個月為1療程。孕婦忌服。

功效：清肺消疣。

醫師點評：薏苡仁味甘，性涼，歸脾、胃、肺經。功能健脾滲濕，除痺止瀉，清肺排膿。因其藥性緩和，故為臨床常用。

方2

組成：蒼耳子、酒精。

用法：取蒼耳子10克，置於75%酒精500毫升內，密閉浸泡7天，濾渣取液備用，或此藥仍浸泡藥液內，用棉球沾藥液塗抹患處，每天數次，尋常疣10天即可，扁平疣7天即可，停藥15～20天後，其疣自行脫落。

功效：散風祛濕。

各論 常見疾病特效驗方

醫師點評：蒼耳子功能散風濕，通鼻竅。傳統用於風寒頭痛，鼻淵流涕，風疹瘙癢，濕痺拘攣等病症。現代引伸應用於慢性氣管炎、腮腺炎、下肢潰瘍、腰腿痛等。本品用治尋常疣、扁平疣，古今文獻未見記載，考尋常疣與扁平疣多係風熱與濕熱蘊結於肌膚為患，蒼耳子有散風祛濕之功，故治有佳效，唯本品有毒，故慎用。

方3

組成：骨碎補、甘油、酒精。

用法：骨碎補 20 克，甘油 20 毫升，75%酒精 80 毫升，先將骨碎補搗碎，裝於大口瓶內，加入甘油，酒精密封後振搖數十次，放置 1 週後即可使用。每晚用藥棉浸骨碎補液抹患處 1 次，15 天為 1 療程。治療期間不能用香皂或肥皂洗患處，並停用其他藥物。

功效：逐淤破血，消疣。

醫師點評：骨碎補味苦，性溫，歸腎、肝經。功能補腎強骨，續傷止痛，臨床用於治療尋常疣效佳。

方4

組成：三七粉。

用法：三七粉 16 克，每服 2 克，每天 2 次，白開水送服。

功效：祛淤消疣。

醫師點評：三七治療，除與其活血祛淤功能相關處，係與三七的抗病毒作用有關，因尋常疣乃病毒性疾患，而現代藥理研究表明，三七確有抗病毒作用。

老中醫百病特效驗方

腳濕氣

方

組成：木瓜。

用法：取木瓜 100 克，加水 4 升，煎去大半，待藥溫降至約 37℃ 時，泡洗患處，每天洗 2～3 次。每劑可連續用 2 天。

功效：疏化濕熱。

醫師點評：木瓜味酸，性溫，歸肝、脾經。功能平肝舒筋，和胃化濕。一般用治濕痺拘攣，腰膝酸痛，吐瀉轉筋病症。本品治腳氣，古今文獻均有記載，1990 年版《中國藥典》已予收載。腳氣又稱腳濕氣，多由濕熱下注所致，木瓜氣味酸澀，可疏濕熱，故用之有效。

雞　眼

方

組成：蓖麻子。

用法：蓖麻子 1 枚，去外殼，灰火內埋燒，以爆脹為度，患處以熱水泡澆，刮去表皮，蓖麻子用於捏軟，即乘熱敷於患處，外以膠布固定，3～5 天換藥 1 次。

功效：軟堅化腐。

醫師點評：蓖麻子功能消腫拔毒，瀉下通滯，傳統用於疽癤腫毒、喉痺、瘰癧、難產、面癱等病症，近有用治胃下垂、宮頸癌、皮膚癌的報導。臨床一般以外用為多。本品有軟堅化腐之功，故用治雞眼能收佳效。惟本品有毒，使用上方時務必嚴格保管好藥物，切不可隨便放置，

以防兒童取食中毒。據報導 4～7 歲兒童服蓖麻子 2～7
粒，即可引起中毒、致死，成人 20 粒可致死。故應慎用。

老中醫百病特效驗方

第七章
其　他

美白靚膚

方 1

組成：胡蘿蔔、蘋果各半個，香菜 20 克，檸檬少許。

用法：將上述食品洗淨，放壓榨機榨汁，飲用。

功效：駐顏美白。長期服用可使油性皮膚白皙細嫩。

方 2

組成：薏苡仁 500 克、蜂蜜適量。

用法：將薏苡仁研成粉末，裝瓶。每次飲前半小時至 1 小時內，取 10 克煮成茶，加適量蜂蜜服用。連續服用 6 個月以上。

功效：嫩膚美白。可使粗糙皮膚細膩，容貌嬌嫩。

方 3

組成：嫩母雞 1 隻（約 500 克）、鮮牛奶 500 克、白糖 50 克、薑 2 片。

用法：將雞開膛去內臟雜物，洗淨，切成塊，放入鍋內，下薑片，注入牛奶，加蓋隔水燉約 3 小時，加糖調味，吃肉飲湯。

349

各論　常見疾病特效驗方

功效：補虛扶羸，嫩膚美白。常食不僅有美顏潤膚的作用，而且有補虛損，益肺胃，生津潤腸之功。秋冬進補，最為適宜。

方4

組成：白僵蠶、白芷、細辛各等份。

用法：將上藥研為細末，牛乳調和，儲瓶備用。每晚臨臥塗搽面部，次晨用溫水洗去。

功效：祛散風邪，潤膚白面。

方5

組成：天門冬不拘多少。

用法：和蜜搗爛，儲瓶備用。每夜臨睡時塗搽。

功效：潤膚，悅顏，白面。

祛痘滅斑

方1

組成：硫黃 3 克、密陀僧 3 克、乳香 3 克、白僵蠶 3 克、杏仁 3 克。

用法：杏仁湯浸去皮，研如膏。上藥同研如粉，加牛酥混勻，稀稠得所。

功效：治粉刺效佳。

方2

組成：丹參 10 克、羊脂 10 克。

用法：先將丹參細切，然後取羊脂熬油去渣，投入丹參，煎至質枯，撈去丹參。濾淨，待冷自然凝結。每次取適量藥物，塗敷患處。15 天為 1 療程。

功效：滅瘢神妙。

方 3

組成：朱砂。

用法：研細如粉，和白蜜合勻。

功效：治雀斑，面不淨。

方 4

組成：梅肉、櫻桃枝、豬牙皂角、紫背浮萍等份。

用法：先用熱水洗臉，然後倒些藥粉在手中，加水後在掌中調勻，或直接將藥粉撒在濕毛巾上，輕輕地揉擦面部，等到微有熱感，即可停止，用乾毛巾擦淨後，在塗面脂，不塗也無妨。15 天為 1 療程。

功效：治面生雀斑，其斑自去。

方 5

組成：大黃 20 克、硫磺 20 克。

用法：將大黃、硫磺搗碎，研成細末，用水調成糊狀。每晚塗面部，20 分鐘後用清水洗去。

功效：祛除粉刺。

方 6

組成：滑石粉、杏仁等量蛋清適量。

用法：將杏仁搗碎，加入滑石粉，用蛋清調勻。每晚塗面部，20 分鐘後用清水洗去。

功效：潔面祛痘。

祛　皺

組成：新鮮雞蛋 3 個、好酒適量。

用法：將雞蛋浸於小酒罐內，密封罐口。15 天後取出雞蛋。每晚臨臥前，以雞蛋清敷面。

功效：潤膚白面，除皺美容。

方2

組成：新鮮檸檬汁 50 毫升、麵粉 3 匙。

用法：將新鮮檸檬汁加 1 倍量的礦泉水，和麵粉調成膏狀。洗淨面部，將此膏塗敷面部，40 分鐘後輕輕擦掉。

功效：潤膚白面，除皺美容。

方3

組成：豬蹄 4 個。

用法：洗淨豬蹄，加水適量煎煮，待湯如膠狀即可。去豬蹄，取液體儲於瓷器中備用。每晚臨臥時塗面，次晨溫水洗去。

功效：滋潤皮膚，消除皺紋。

方4

組成：新鮮雞蛋 1 個、蜂蜜 1 匙。

用法：將雞蛋清攪動，直至全部起泡，加入蜂蜜，攪勻即成。用乾淨的軟刷子刷於皮膚上，讓風慢慢吹乾，再用清潔的水洗淨，每週 2 次。

功效：潤膚除皺。若是油性皮膚的人，可在本方中加 1 食匙檸檬汁使用，有去油膩的作用。

方5

組成：杏仁、雞蛋清適量。

用法：杏仁熱水泡去皮尖，搗碎，和以雞蛋清，密儲瓶中備用。每晚臨臥時，用此液塗面，次晨以溫水洗去。

功效：祛風，潤膚，減皺。

嫩膚美顏

方 1

組成：桃花不拘多少。

用法：3 月桃花將開時採收，陰乾；搗細為散。每次服 6～9 克，以粥飲調下，每日 3 次。

功效：美顏活血，靚膚澤面。

方 2

組成：草莓 3～5 個，鮮奶油少許、蜂蜜 1 匙。

用法：將草莓弄碎，加鮮奶油及蜂蜜調糊，洗臉後塗於面部，20 分鐘後再用浸有鮮奶的脫脂棉球拭淨。

功效：嫩膚美容。適用於乾性皮膚。

方 3

組成：胡蘿蔔 2 個，藕粉、生蛋黃各適量。

用法：將胡蘿蔔磨碎，加藕粉及生蛋黃一起攪勻，塗於面部，20 分鐘後先用溫水再用清水沖淨。

功效：靚膚美顏。

方 4

組成：蛋白 1 個、優酪乳 3 匙、蜂蜜 1 匙。

用法：將三味調勻，塗面，10 分鐘後用清水洗去。

功效：潔膚美容。用於油性皮膚美容。

方 5

組成：生雞蛋黃半個、維生素 E 5 粒。

用法：將蛋黃與維生素 E 油調勻，敷面 10～20 分鐘後，清水洗淨。

功效：潤膚美顏。用於乾性皮膚美容。

353

各論　常見疾病特效驗方

生髮固髮

方1

組成：鮮側柏葉、60%酒精各適量。

用法：將上料浸泡數天，以浸液塗搽患部。

功效：生髮固髮。

方2

組成：乾薑適量、75%酒精。

用法：將乾薑浸入70%酒精內1週，用棉籤蘸乾薑酒塗於患處，每天2次。

功效：生髮，治斑禿。

方3

組成：砂糖500克，黑芝麻、核桃仁各250克。

用法：將砂糖加水文火煎稠，加入炒熟的黑芝麻、核桃仁，調勻停火，趁熱倒在表面塗上食油的大搪瓷盤中，稍冷壓平。刀劃小塊冷卻即成。隨食。

功效：健腦補腎，生髮。

方4

組成：尖辣椒5個、老百乾酒1杯。

用法：將尖辣椒洗淨，浸入酒中，泡7日，用棉籤蘸辣椒酒塗患處。

功效：治脫髮、斑禿。

烏髮秀髮

方1

組成：何首烏、女貞子各15克，桑葚、黑芝麻各20

克。

　　用法：上藥共煎湯服。可常服。

　　功效：補肝腎，烏頭髮。

　　方 2

　　組成：黑豆 120 克、米醋 500 克。

　　用法：以醋煮黑豆（不加水）如稀糊狀，過濾去滓，用牙刷蘸醋液刷毛髮，每日 1 次。

　　功效：烏髮澤髮。適於各種非遺傳性白髮症。頭部有皮膚病患者禁用。

　　方 3

　　組成：何首烏 30 克、雞蛋 2 個。

　　用法：先將雞蛋刷洗乾淨，沙鍋內放入清水，把雞蛋連皮同何首烏共煮半小時，待蛋熟後去殼再放入沙鍋內煮半小時即成。先吃蛋，後飲湯。

　　功效：滋陰養血，烏髮固髮。

　　方 4

　　組成：黑芝麻 500 克、海帶粉末 250 克、蜂蜜少許。

　　用法：將黑芝麻炒香，同海帶粉末調和，加適量蜂蜜，每日服 1～2 匙，可經常食用。

　　功效：益血潤髮。能使頭髮滋潤髮亮。

　　方 5

　　組成：核桃仁 150 克、蠶蛹 50 克。

　　用法：先將蠶蛹略炒，與核桃仁隔水燉服，每日吃 1 次，連吃半月。

　　功效：通經脈，潤血脈，烏鬚髮。能使皮膚細膩光滑。

方6

組成：製何首烏 30 克、粳米 60 克、紅棗 5 枚、紅糖適量。

用法：用竹刀刮去何首烏皮，切成片，煎取濃汁，去渣；同粳米、紅棗入砂鍋內煮粥，粥將成時，放入紅糖少許以調味，再煮一二沸即可。早晚空腹食用，可隨意食。

功效：補氣血，益肝腎，黑鬚髮，美容顏。

健身益壽

方1

組成：烏龍茶 35 克。

用法：沸水沖泡，連續沖泡 4～5 次，隨斟隨飲。

功效：可防治冠心病，清脂減肥。

醫師點評：烏龍茶的最初含意很可能是以產地命名，並非泛指青茶。烏龍茶的治療保健價值，也受到越來越高的評價，減肥、降脂、健美、降壓、抗癌等功效已得到了證實與肯定。

方2

組成：綠茶、杜仲各 6 克。

用法：沸水沖泡，加蓋 5 分鐘，每日 1 劑，飲服。

功效：補肝腎，強筋骨，降血壓。適用於原發性高血壓合併心臟病患者常用。

方3

組成：綠茶 10 克、荷葉 10 克。

用法：放置杯中，沸水沖泡，代茶頻頻飲服。

功效：降脂減肥，清熱解暑，用於治療高血脂及減肥。

方4

組成：茶葉 3 克、白芝麻適量。

用法：先將芝麻焙黃，與茶葉共煎，飲服，並可嚼食之。

功效：補虛，可治毛髮乾枯脫落，皮膚粗糙。

醫師點評：茶葉中含有泛酸，由於泛酸缺乏導致皮膚炎、毛髮脫色乾枯，有治療作用。茶葉中含有脫氨酸，脫氨酸有促進毛髮生長的作用。芝麻為滋養強身藥，有補血潤腸，生津，養髮，通乳等功效，對於身體虛弱，氣血不足，鬚髮早白有治療作用，但芝麻性緩，需多服，久服方可奏效。

方5

組成：茶葉 5 克、紅棗 10 枚、白糖 10 克。

用法：茶葉開水沖泡取汁，紅棗洗淨，與白糖加清水共煮至棗爛兌入茶汁，飲茶，食棗。

功效：有補血養精，健脾和胃之功效。用治貧血，並可防治維生素缺乏症。適用於身體虛弱，食慾不振者服用。

方6

組成：草決明 30 克、野菊花 12 克。

用法：草決明研碎，加菊花，沸水共泡，代茶飲。

功效：有平肝、潛陽、降壓之功效，對高血壓、頭痛有明顯療效。

醫師點評：野菊花具有清熱解毒、降低血壓的作用；草決明具有消炎和瀉下作用，故能祛風熱明目，通便。

各論　常見疾病特效驗方

方 7

組成：茶葉、珍珠各適量。

用法：珍珠研成極細粉，瓷罐封存備用。取珍珠粉 2～3 克，用溫茶水送服，每隔 10 天服 1 次。

功效：對潤肌澤膚，葆青春，美容顏有良好作用。能防止面部、肌體皮損衰老。

方 8

組成：龍眼肉 5～10 枚。

用法：隔水蒸熟後，沸水沖泡，代茶飲服。

功效：有益心脾、補氣血、安神之功效，無病長飲能使人聰明，益壽延年。

方 9

組成：黑芝麻 60 克、黑木耳 240 克。

用法：上藥各分兩份，一份炒熟，一份生用。生熟合之，每次取 10～15 克，沸水沖泡，代茶頻飲。

功效：有涼血止血，潤腸通便，生髮，抗癌等功效，可治腸風下血，痔瘡，便血等症。

方 10

組成：熟附片 10 克、山藥 20 克、大米 80 克。

用法：① 上二味藥分別搗為細末，待用。② 將大米淘洗乾淨，入鍋內，加水煮沸，放入藥末，用文火煮至熟，即成。每日早晚溫熱食用。

功效：補脾益腎，消炎止瀉。

方 11

組成：茶葉 60 克、鯽魚 500 克。

用法：鯽魚去鱗和內臟，洗淨，腹中塞入茶葉，入籠蒸

熟，食魚肉。

功效：可治療全身水腫，利尿。

醫師點評：鯽魚味甘性溫，有健脾利濕之功效，可治療脾虛食少，浮腫乏力，小便不利之症，茶葉中的咖啡因、茶葉鹼、可可鹼等，可興奮血液運動中樞，直接舒張腎血管，增加腎臟血流量，從而增加了腎小球的過濾率，這對治療心臟性水腫有特效。

方 12

組成：何首烏 6 克。

用法：切片，沸水沖泡，代茶飲服。

功效：有止心痛、益氣血、黑鬢髮、悅顏色之功效。久服長筋骨，益精髓，延年不老。冠心病、高血脂患者宜久服。

方 13

組成：橘皮 10 克。

用法：切絲，沸水沖泡，代茶飲服，常服。

功效：有理氣和胃，行氣化痰之功效。適於慢性支氣管炎，胸悶脹滿，咳嗽痰多等症。

方 14

組成：鮮山楂 30 克。

用法：將山楂壓扁置杯中，沸水沖泡，悶 20 分鐘，代茶頻飲至味淡。

功效：有提神醒腦，軟化血管，降低血壓，增進食慾等功效。宜於原發性高血壓、高血脂患者及老年性心臟衰弱，冠心病患者常年久服。

注意：胃酸過多，有吞酸吐酸者慎用山楂，胃潰瘍患者

各論　常見疾病特效驗方

慎用。

方 15

組成：補骨脂 180 克、核桃肉 120 克。

用法：將補骨脂淘淨焙乾研末，核桃肉浸去皮研如泥，混合均勻煉蜜丸如桐子大。每服 30 丸，溫酒或鹽湯送下，空心臨臥時服，漸加至 50 丸。

醫師點評：方用補骨脂、核桃，味少而力專，屬溫補之劑而又有滋潤之性，故可常服。

方 16

組成：川烏 30 克、小茴香 90 克、（炒）蒼朮 60 克。

用法：川烏去皮以鹽 15 克同炒黃色，與其他藥共研細末，酒糊為丸，如桐子大。每服 50 丸，每日 2 次，空心食前溫酒或鹽湯下，忌食諸種血。

功效：暖下元，理脾胃，聰耳目。

增強免疫力

方 1

組成：黨參 30 克、紫蘇 12 克、前胡 12 克。

用法：水煎服，每日 1 劑，分 2 次服。也可泡茶飲。

功效：益氣固表。

醫師點評：黨參能增強網狀內皮系統的吞噬功能，提高機體抗病能力，與紫蘇、前胡配伍，增強了免疫功能和補氣抗感冒的效力。臨床用於治療氣虛感冒有一定的療效。

方 2

組成：黨參 32 克、炒白朮 18 克。

用法：水煎服，每日 1 劑，分 2 次溫服。

功效：健脾益氣。

醫師點評：藥理實驗證明，黨參、白朮均能刺激造血系統，促進紅系造血細胞生長，使紅細胞和血紅蛋白升高。二藥配伍，對化療、放療所致的白細胞和血小板減少有升高作用，並能促進細胞的免疫功能，提高機體的抗病能力，在臨床上取得很好的療效。

方3

組成：淫羊藿 48 克。

用法：把淫羊藿放入容器，用白酒 800 毫升浸泡後密封，1 週後，去藥渣，服藥酒，每日 2 次，每次 20 毫升，不勝酒力者減量。

功效：溫腎壯陽。

醫師點評：藥理實驗證明，淫羊藿能促進男女性腺的功能，提高腎虛病人的淋巴細胞轉化率。臨床用於治療腎陽虛衰，陽痿，遺精，腰膝酸軟，神疲體倦，以及尿頻等，具有很好的療效。

方4

組成：女貞子 36 克、旱蓮草 18 克。

用法：水煎服，每日 1 劑，分 2 次服。

功效：養陰益腎，抗衰老。

醫師點評：藥理實驗證明，女貞子有促進健康人淋巴細胞母細胞軟化作用，並能使溶血空斑形成細胞數增多，與旱蓮草配伍使用，增強了免疫功能。臨床用於治療早期衰老症，症見肝腎陰虛，頭昏目眩，視物不清，腰膝酸軟，鬚髮早白，牙齒鬆動等證，有很好的效果。

方5

組成：紫河車。

用法：每次 2～4 克研細末裝膠囊吞服，每日 2～3 次。重症者，用量加倍。如用鮮胎盤，每次半個或 1 個水煮服食，每週 2～3 次。

功效：補腎益精，益氣養血。

醫師點評：藥理實驗證明，紫河車含有多種抗體，可增強人的機體抵抗力和免疫力。臨床常用於預防麻疹和肝炎，有著確切的療效。

老中醫百病特效驗方

參考文獻

1. 李諍，柳長華‧男科病實用方[M]‧北京：人民衛生出版社，1999‧

2. 趙伯智，吳幼波‧肝病雜病論[M]‧西安：世界圖書出版公司，1994‧

3. 董自強‧實用單方驗方大全[M]‧北京：科學技術出版社，1991‧

4. 吳靜，陳宇飛‧民間祖傳秘方大全[M]‧北京：科學技術出版社，1993‧

5. 王國柱‧中華名家偏房集萃[M]‧北京：科學技術出版社，1994‧

6. 吳瑞賢、楊帆、柴力‧兒童藥膳[M]‧北京：外文出版社，1990‧

7. 李明河、李登洲‧食物藥效方千例[M]‧北京：中國醫藥科技出版社，1993‧

8. 申卻驕、姚鳴春‧中醫營養學[M]‧北京：中醫古籍出版社，1990‧

9. 王國棟、晉天春、王占雲‧經濟實效談治病叢書‧腎炎[M]‧北京：中國醫藥科技出版社，1996‧

10. 洪欽國、湯水福‧中西醫結合腎臟病診斷治療學[M]‧廣州：廣東科技出版社，2001‧

11. 周鳳龍、王志國、翟志強‧腎病綜合徵[M]‧北京：中國中醫藥出版社，1993‧

12. 魏練波、劉冠賢，葉任高‧腎臟病臨床備要[M]‧北京：

人民衛生出版社，1997．

13. 郭兆安·慢性腎功能衰竭的中西醫治療[M]·北京：中國中醫藥出版社，1996．

14. 葉任高·中西醫結合腎臟病學[M]·北京：人民衛生出版社，2003．

15. 李浩、馬丙祥·中華藥膳防治血液疾病[M]·北京：科學技術文獻出版社，2000．

16. 周昕·藥茶－健康長壽之寶[M]·北京：中國建材工業出版社，1993．

17. 高一聰·中華進補大全[M]·杭州：浙江科學技術出版社，1994．

18. 梅虎、陳樹章·民間驗方精選[M]·北京：科學技術文獻出版社，1989

19. 陳秘水、萬增智·中醫實用養生方[M]·天津古籍出版社，1997．

20. 王再漠、傅茉周、唐辛全·現代中藥臨床應用[M]·北京：人民衛生出版社，2005．

21. 黃泰康·五官科疾病[M]·北京：中國醫藥科技出版社，1999．

22. 王德鑒·中醫耳鼻喉科學[M]·北京：人民衛生出版社，1987．

23. 陳秘水、劉怡·實用中醫美容方[M]·天津：古籍出版社，1997．

24. 趙章光·美髮生髮古驗方[M]·北京：中醫古籍出版社，1989．

25. 米一鶚·首批國家級名老中醫效驗秘方精選[M]·北京：今日中國出版社，1999．

老中醫百病特效驗方

26. 劉學文·古今效方臨床應用[M]·瀋陽：遼寧科學技術出版社，1999·

27. 劉豔驕、高榮林·中醫睡眠醫學[M]·北京：人民衛生出版社，2003·

28. .柳長華·婦科常見病實用方[M]·北京：人民衛生出版社，1999·

29. 龐寧海·無師自成醫——家庭效驗方偏方薈萃[M]·北京：光明日報出版社，1993·

30. 張伯臾·中醫內科學[M]第六版·上海：上海科學技術出版社，1985·

31. 許濟群·方劑學[M]第五版·上海：上海科學技術出版社，1985·

32. 孫文堂、郝志新、常青·內科病中醫及中西醫結合醫案[M]·上海：中醫古籍出版社，2001·

33. 何清湖、潘遠根·中醫藥膳學[M]·北京：中國中醫藥出版社，1997·

34. 彭承開、蕭森茂·百家驗案辨證心法[M]·北京：中國中醫藥出版社，1998·

35. 單書健、陳子華·古今名醫臨證金鑒·中風卷[M]·北京：中國中醫藥出版社，1999·

36. 鮑相·驗方新編[M]·北京：中國中醫藥出版社，1994·

37. 朱兆佑·甘麥飲的製備及臨床療效觀察[J]中藥材，1992；15（4）：45·

38. 張建華·利咽沖劑治療慢性咽喉炎224例察[J]·實用中西醫結合雜誌，1991；4（8）：490·

39. 奚彩莨·活血化淤法治療牙齦出血[J]·江南中醫雜誌1984（3）：21·

參考文獻

導引養生功

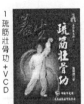
1 疏筋壯骨功＋VCD
定價350元

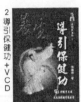
2 導引保健功＋VCD
定價350元

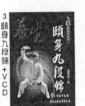
3 頤身九段錦＋VCD
定價350元

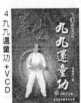
4 九九還童功＋VCD
定價350元

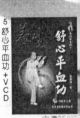
5 舒心平血功＋VCD
定價350元

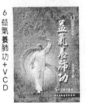
6 益氣養肺功＋VCD
定價350元

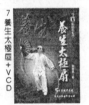
7 養生太極扇＋VCD
定價350元

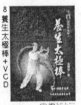
8 養生太極棒＋VCD
定價350元

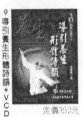
9 導引養生形體詩韻＋VCD
定價350元

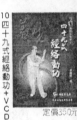
10 四十九式經絡動功＋VCD
定價350元

張廣德養生著作　每冊定價350元

全系列為彩色圖解附教學光碟

輕鬆學武術

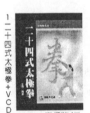
1 二十四式太極拳＋VCD
定價250元

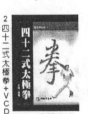
2 四十二式太極拳＋VCD
定價250元

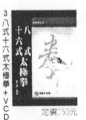
3 八式十六式太極拳＋VCD
定價250元

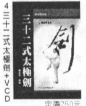
4 三十二式太極劍＋VCD
定價250元

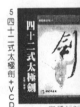
5 四十二式太極劍＋VCD
定價250元

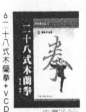
6 二十八式木蘭拳＋VCD
定價250元

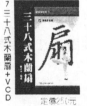
7 三十八式木蘭扇＋VCD
定價250元

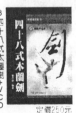
8 四十八式太極劍＋VCD
定價250元

彩色圖解太極武術

1 太極功夫扇
定價220元

2 武當太極劍
定價220元

3 楊式太極劍 56式
定價220元

4 楊式太極刀
定價220元

5 二十四式太極拳+VCD
定價350元

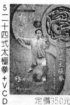

6 三十二式太極劍+VCD
定價350元

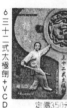

7 四十二式太極劍+VCD
定價350元

8 四十二式太極拳+VCD
定價350元

9 楊式十八式太極劍
定價350元

10 楊氏二十八式太極拳+VCD
定價350元

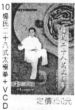

11 楊式太極拳四十式+VCD
定價350元

12 陳式太極拳五十六式+VCD
定價350元

13 吳式太極拳五十六式+VCD
定價350元

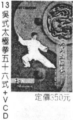

14 精簡陳式太極拳八式十六式
定價220元

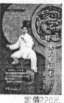

15 精簡吳式太極拳三十八式 拳架·推手
定價220元

 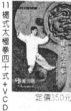 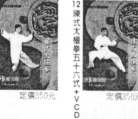

16 夕陽美功夫扇
定價220元

17 綜合四十八式太極拳+VCD
定價350元

18 三十二式太極拳 四段
定價220元

19 楊式三十七式太極拳+VCD
定價350元

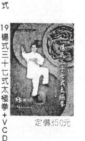

20 楊氏五十一式太極劍+VCD
定價350元

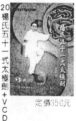

21 嫡傳楊家太極拳精練二十八式
定價220元

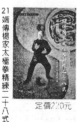 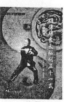

22 嫡傳楊家太極劍五十一式
定價220元

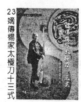

23 嫡傳楊家太極刀十三式
定價220元

國家圖書館出版品預行編目資料

老中醫百病特效驗方 / 李　浩　張豔玲　崔玉琴　主編
——初版，——臺北市，大展，2009〔民98.08〕
面；21公分，——（中醫保健站；24）
ISBN　978－957－468－697－1（平裝）

1.驗方　2.中藥方劑學

414.65　　　　　　　　　　　　　　　　98009779

老中醫百病特效驗方　　ISBN 978－957－468－697－1

主　　編/李　浩　張豔玲　崔玉琴
責任編輯/壽亞荷
發 行 人/蔡森明
出 版 者/大展出版社有限公司
社　　址/台北市北投區（石牌）致遠一路2段12巷1號
電　　話/（02）28236031・28236033・28233123
傳　　眞/（02）28272069
郵政劃撥/01669551
網　　址/ www.dah-jaan.com.tw
E - mail / service@dah-jaan.com.tw
登 記 證/局版臺業字第2171號
承 印 者/傳興印刷有限公司
裝　　訂/建鑫裝訂有限公司
排 版 者/弘益電腦排版有限公司
授 權 者/遼寧科學技術出版社
初版1刷/2009年（民98年）8月

定　價/330元

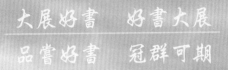

大展好書　好書大展
品嘗好書　冠群可期

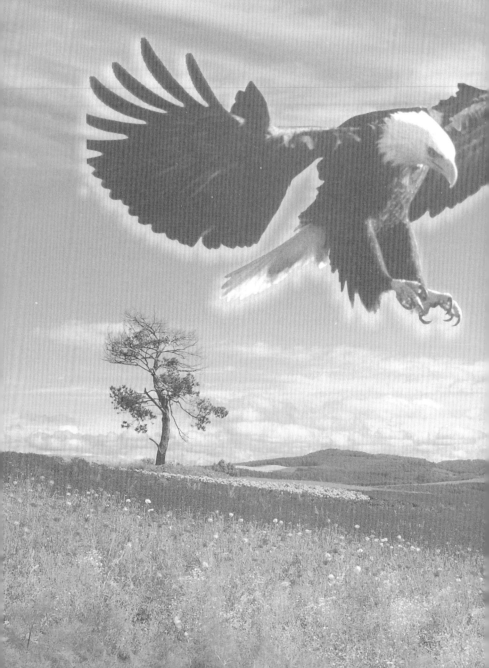

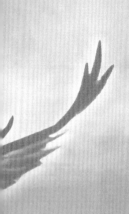

大展好書　好書大展
品嘗好書　冠群可期